✦ DAS 4 WOCHEN ✦
LOW CARB
PROGRAMM

Das 28 Tage Programm zum gesunden Abnehmen

Sandra & Mirco Stupning

Bestseller Programm
BESTSELLER
zum Abnehmen

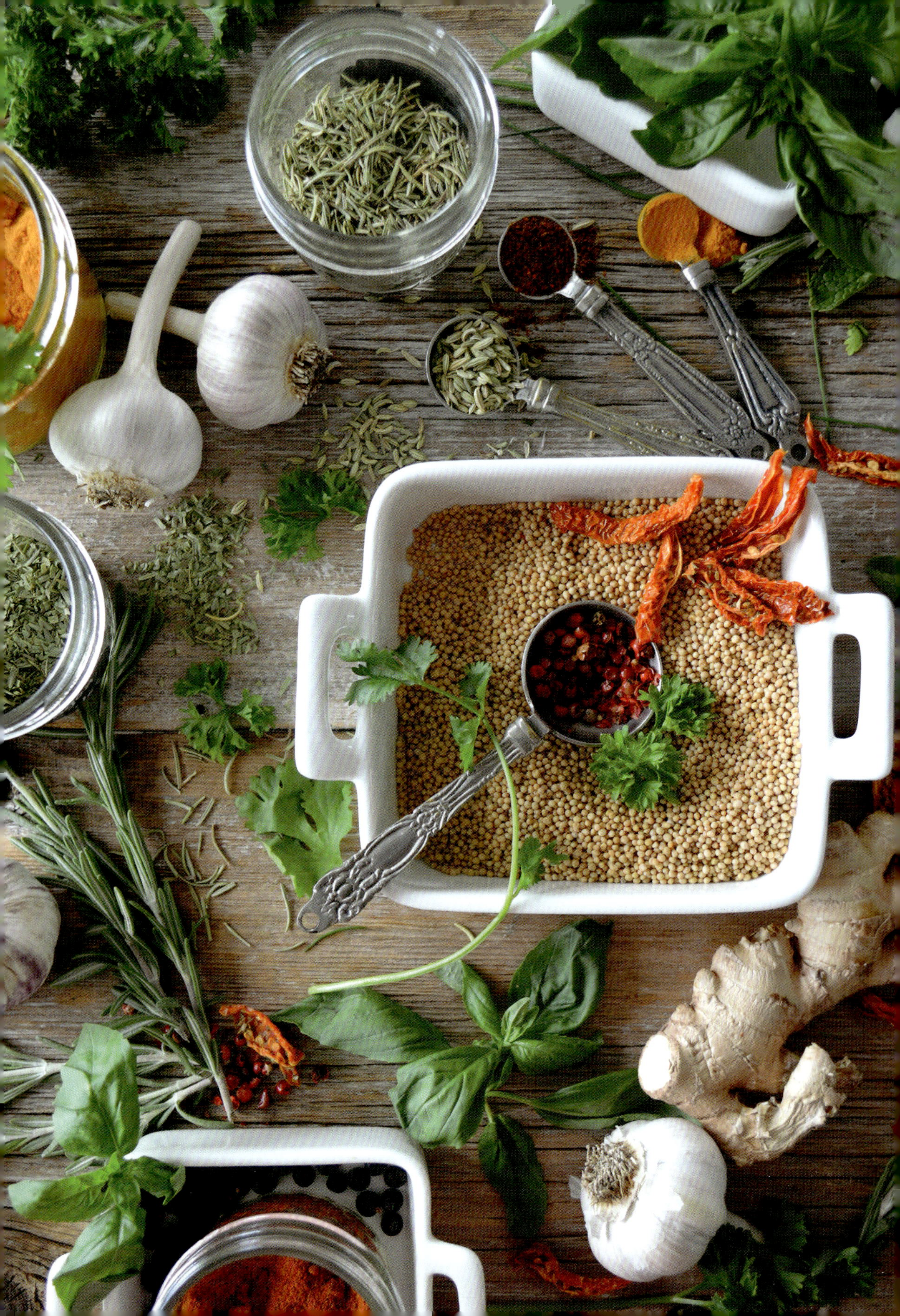

VORWORT

Hallo liebe Freunde der Low Carb Küche,

wir freuen uns, dass ihr euch entschieden habt, in den nächsten 4 Wochen mit uns gemeinsam die Vielfalt der leckeren, kohlenhydratarmen Ernährung kennenzulernen. Auf euch warten 80 tolle Low Carb Rezepte, die wir abwechslungsreich in einem Plan zusammengestellt haben.

In erster Linie ist es uns wichtig, dass ihr Freude und Spaß in der Küche habt. Nur so kann es gelingen, die Ernährung dauerhaft auf ein gesünderes Level zu bringen. Mahlzeiten im Plan, die nicht zu euch passen, können jederzeit nach den eigenen Vorlieben mit anderen Low Carb Rezepten ausgetauscht werden. Orientiert euch dabei an den vorgegebenen Nährwerten, dann klappt ein Austausch ohne Probleme. Denn nur, wenn es auch tatsächlich schmeckt, bleibt man voller Motivation dabei.

Wir lieben frische Zutaten in unseren Gerichten - frisch geerntet schmecken Obst und Gemüse immer noch am besten. Aber viele Menschen wissen gar nicht mehr, wann welche Lebensmittel hierzulande eigentlich Saison haben. Denn eine Vielzahl an frischen Produkten bekommen wir nahezu das ganze Jahr über in den Supermärkten zu kaufen, teilweise bleibt der Geschmack dabei jedoch auf der Strecke. Den Gang zum Wochenmarkt finden wir daher immer sehr lohnenswert. Bei Zutaten, die nicht immer verfügbar sind - etwa Erdbeeren und andere regionale Früchte - könnt ihr jederzeit mit aktuell vorhandenen Lebensmitteln tauschen.

Unsere Low Carb Rezepte unterstützen euch bei einer gesunden Lebensweise, fördern die Vitalität und helfen beim Abnehmen. Wir wünschen euch viel Freude und Erfolg mit unserem Plan.

Sandra & Mirco

WARUM GESUNDE ERNÄHRUNG SO WICHTIG IST

Um im Alltag konzentriert und leistungsfähig agieren zu können, ist es wichtig, dass wir einen gesunden und gut funktionierenden Körper haben. Nur wer gesund ist, kann dauerhaft alle großen und kleinen Aufgaben des Tages erfüllen und ein zufriedenes Leben führen.

Das, was wir Essen, hat einen großen Einfluss auf unsere Gesundheit. Es gibt keine Maßnahme zur Vorbeugung gegen Krankheiten, die wirkungsvoller und kostengünstiger wäre als richtige Ernährung. Und das Beste ist, jeder kann dieses Potential für sich ganz einfach nutzen.

Es lohnt sich also immer, die eigene Ernährung einmal näher unter die Lupe zu nehmen und schlechte Angewohnheiten durch bessere und gesündere Alternativen zu ersetzen. Wir sollten nicht warten, bis der Körper uns mit Schmerzen zum Umdenken zwingt, sondern bereits vorher alles dafür tun, um gesund zu bleiben.

✦ Lebensmittel sind MITTEL zum LEBEN ✦

Besonders Lebensmittel, die einfach und unverarbeitet sind, tragen einen Großteil für unsere Gesundheit und unser Wohlbefinden bei. Dazu zählen vor allem Obst und Gemüse - idealerweise aus kontrolliertem, biologischem Anbau, wo es ohne Chemikalien wachsen kann - das frisch in die täglichen Mahlzeiten integriert wird.

Alle Nahrungsmittel, die vor dem Verzehren durch Fabriken und Konzerne weiterverarbeitet werden, enthalten auch zusätzliche Stoffe, die unser Körper nicht zwingend benötigt und womit er mehr Arbeit hat, als mit Lebensmitteln, die aus der Natur kommen und denen nichts hinzugefügt wird.

Die Hauptzutaten in deiner Ernährung sollten daher aus Lebensmitteln bestehen, die echt und natürlich sind. Frisches Obst und Gemüse, Fleisch, Fisch und tierische Produkte aus artgerechter Weidehaltung und Wildfang, vollwertiges Getreide und naturbelassene Nüsse, Kerne und Samen sowie deren Öle gehören zu den echten Lebensmitteln, die unserem Körper gut tun.

!

- Wähle UNVERARBEITETE Lebensmittel und NATÜRLICHE Zutaten
- Iss täglich ausreichend GEMÜSE und OBST
- Achte auf die richtige Verteilung der Makro- & Mikronährstoffe

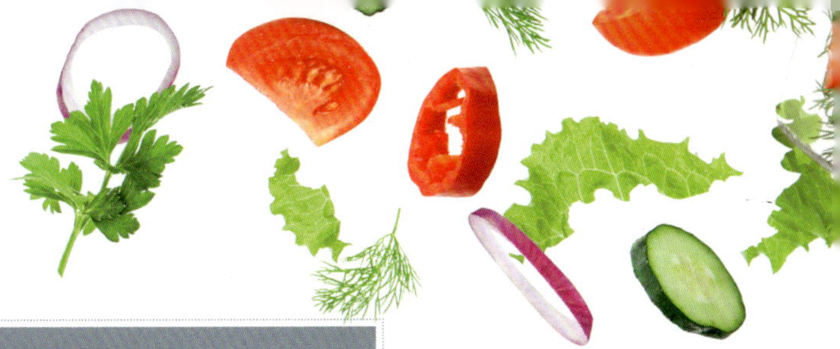

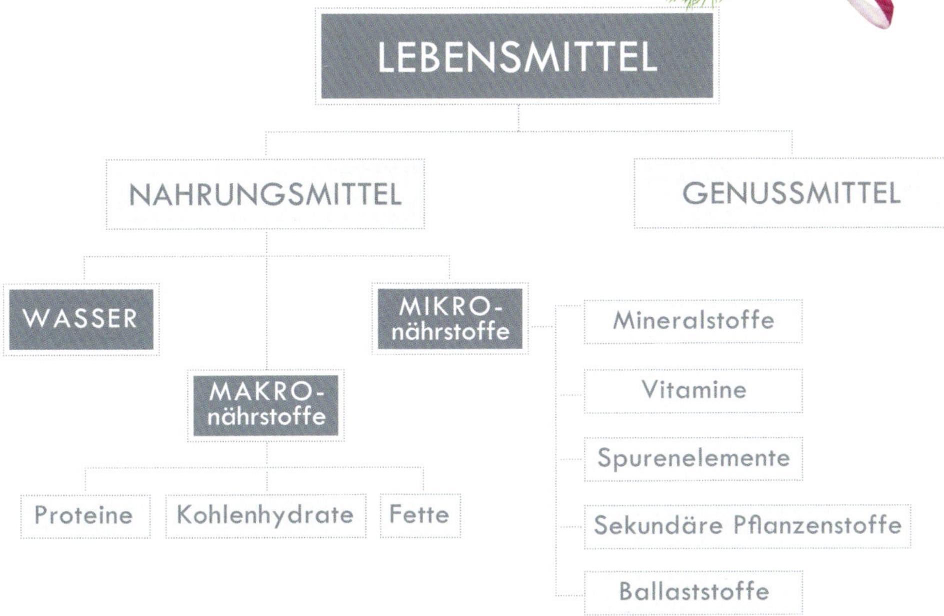

VERTEILUNG DER NÄHRSTOFFE IN UNSEREM ESSEN

Vereinfacht gesagt besteht die Ernährung des Menschen aus 7 Grundkomponenten, dazu gehören 6 Nährstoffgruppen und Wasser, die verschiedene Aufgaben erfüllen. Weiterhin gibt es Nährstoffe, die für den Körper ebenfalls eine wichtige Rolle spielen und nicht außer Acht gelassen werden sollten, dazu gehören Ballaststoffe und sekundäre Pflanzenstoffe.

KURZ UND KNAPP ERKLÄRT

Kohlenhydrate und Fette stellen die wichtigsten Energiequellen für den Körper dar, aber auch Proteine gehören zu den energieliefernden Komponenten in unserer Ernährung.

Proteine, Vitamine, Mineralstoffe und Spurenelemente sind für das Wachstum und die Entwicklung von Gewebe von entscheidender Bedeutung.

Proteine, Vitamine und Wasser werden auch für den Stoffwechsel und dessen Regulation benötigt. Wasser ist das Transportmittel überhaupt im Körper und muss ausreichend zur Verfügung stehen.

Ballaststoffe und sekundäre Pflanzenstoffe sind ausschließlich in pflanzlicher Nahrung zu finden. Sekundäre Pflanzenstoffe stärken das Immunsystem, fördern die Verdauung und wirken entzündungshemmend. Ballaststoffe kann der Körper nicht verwerten, dennoch sind sie ein wichtiger Bestandteil der Ernährung. Sie regulieren den Blutzuckerspiegel und die Darmtätigkeit, sorgen für ein schnelleres Sättigungsgefühl, geregelten Stuhlgang und nehmen positiven Einfluss auf im Dickdarm vorkommende Bakterien.

SCHAUEN WIR UNS EINIGE NÄHRSTOFFE NUN NOCH GENAUER AN

KOHLENHYDRATE

Kohlenhydrate haben, je nach Aufbau, eine unterschiedliche Wirkung auf den Blutzuckerspiegel des Menschen. Die Grundbausteine der Kohlenhydrate sind Einfachzucker. Sie können aber auch aus zwei bis hin zu mehreren hundert Einfachzuckern bestehen.

Kohlenhydrate, die aus langen Zuckerketten bestehen, werden als komplexe Kohlenhydrate bezeichnet. Sie sind für den Organismus ernährungsphysiologisch günstiger, da sie zu einem längeren und moderaten Anstieg des Blutzuckerspiegels führen und für die Zerlegung weniger Insulin im Körper ausgeschüttet werden muss. Man nennt diese Kohlenhydrate auch gute Kohlenhydrate und sollte sie in die tägliche Ernährung einbinden.

GUTE KOHLENHYDRATQUELLEN SIND

- Haferflocken
- Obst
- Quinoa
- Vollkornprodukte
- Gemüse
- Nüsse

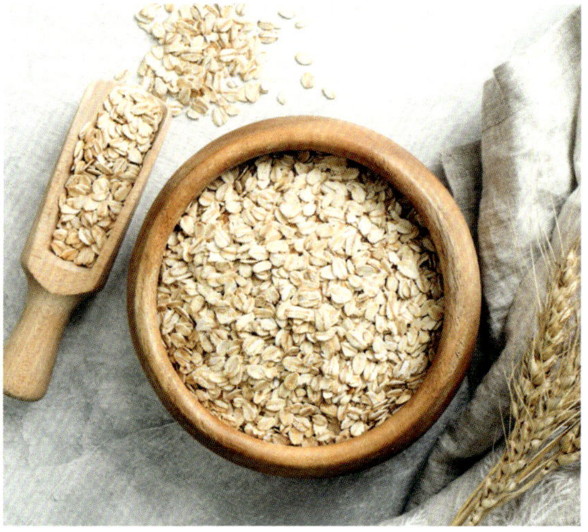

FETTE

Fette sind Energieträger und Energiespeicher. Sie erfüllen im Körper Schutzfunktionen, etwa als Wärme- oder Stoßschutz und Strukturfunktion in den Zellmembranen. Sie sind das Transportmittel der fettlöslichen Vitamine A, D, E und K und die Vorstufe von Hormonen und Gallensäure. Fette verlangsamen die Verdauung und sorgen für ein besseres Sättigungsgefühl.

Bei Fetten kommt es in erster Linie auf eine gute Qualität an und darauf, welche Fette wir zu uns nehmen.

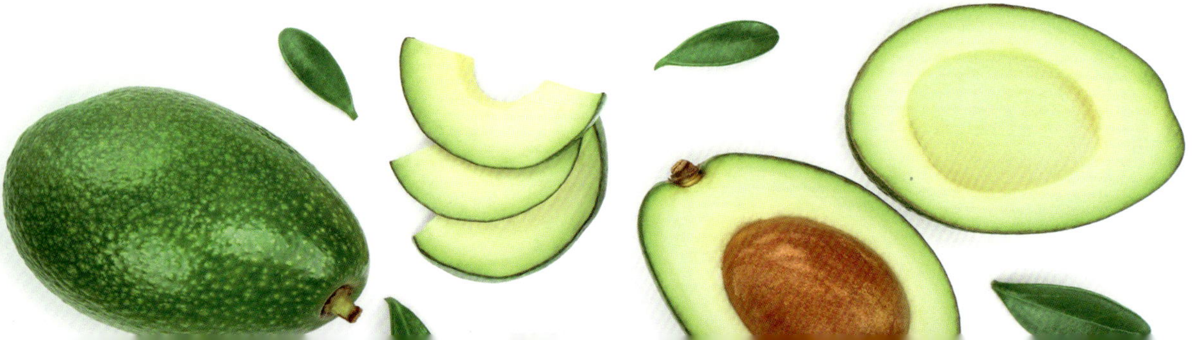

Fette bestehen aus verschiedenen Fettsäuren. Sie werden unterteilt in gesättigte Fettsäuren, einfach ungesättigte Fettsäuren und mehrfach ungesättigte Fettsäuren.

Die mehrfach ungesättigten Fettsäuren werden unterschieden in Omega-3-Fettsäuren und Omega-6-Fettsäuren. Die Omega-3-Fettsäuren wirken entzündungshemmend im Körper, die Omega-6-Fettsäuren dagegen entzündungsfördernd. Von den Omega-6-Fettsäuren nehmen wir i.d.R. ausreichend mit der Nahrung auf.

Fokussieren sollten wir uns daher mehr auf die Omega-3-Fettsäuren, wovon wir meist zu wenig mit den täglichen Mahlzeiten aufnehmen. Warum? Sie hemmen u.a. die Bildung von Enzymen, die Zucker in Fett umwandeln, bremsen die Einlagerung von Fett und sorgen dafür, dass Nährstoffe vorzugsweise über deinen Fettstoffwechsel verbraucht werden - richtige Fettverbrennungshelfer also. Gute Lieferanten für Omega-3-Fettsäuren sind fettreiche Fische wie Lachs, Makrele oder Hering aber auch Walnüsse, Leinsamen und deren Öle.

Das richtige Verhältnis ist entscheidend, da beide Fettsäuren für viele Prozesse, etwa Zellwachstum und Gewebereparatur benötigt werden.

Gesättigte Fettsäuren	Einfach ungesättigte Fettsäuren	Mehrfach ungesättigte Fettsäuren
Kokosöl	Olivenöl	Lachs
Butter	Avocado	Thunfisch
Käse	Mandeln	Leinsamen
Fleisch	Cashewkerne	Walnüsse

PROTEINE / EIWEISSE

Eiweiße sind die grundlegenden Bestandteile aller lebenden Zellen. Die Bausteine von Eiweißen bilden die Aminosäuren, die in drei Formen klassifiziert werden: die essentiellen Aminosäuren (unentbehrlich für den Körper und müssen mit der Nahrung zugeführt werden), die semi-essentiellen Aminosäuren (bedingt entbehrlich für den Körper) und die nicht essentiellen Aminosäuren (entbehrlich für den Körper, da er diese selbst synthetisieren kann). Eiweiße sind am Aufbau von Körpergewebe während des Wachstums und der Entwicklung beteiligt und unentbehrlich für den Erhalt und die Erneuerung von Körpergewebe. Sie sind wichtig für die Muskeln, den Transport von Fetten, fettlöslichen Vitaminen und Mineralstoffen.

GUTE EIWEISSQUELLEN SIND

- Fleisch
- Eier
- Fisch
- Hülsenfrüchte
- Milchprodukte
- Nüsse

Um deine Grundversorgung an Eiweißen sicherzustellen, wird empfohlen pro Kilogramm Körpergewicht 0,8 - 1 g Eiweiß täglich mit der Nahrung aufzunehmen. Um Muskeln aufzubauen oder im Fettabbau zu erhalten wird eine Anzahl von 1,8 - 2,2 g pro Kilogramm Körpergewicht empfohlen.

GESUND LOW CARB ESSEN - WAS IST DAMIT GEMEINT?

Das Ziel der gesunden Low Carb Ernährung ist es, die Zufuhr an schlechten und stark kohlenhydratreichen Nahrungsmitteln so gut wie möglich zu reduzieren. Der Fokus liegt auf den natürlichen Lebensmitteln, die von Natur aus gute Kohlenhydrate sowie Nähr- und Vitalstoffe enthalten. Ein Verzicht auf alle Kohlenhydrate in den Mahlzeiten führt zu keiner gesunden Ernährungsweise.

Gute Kohlenhydrate bedeutet, dass diese eine komplexe Struktur haben, im Körper den Blutzucker lange konstant halten und gut verstoffwechselt werden. Gute Kohlenhydrate sind beispielsweise in natürlichen Lebensmitteln wie Gemüse, Obst, Beeren, Salat, Nüssen, Vollkorngetreide, Hülsenfrüchten enthalten.

Schlechte Kohlenhydrate hingegen werden vom Körper schneller verarbeitet und lassen den Blutzuckerspiegel erst schnell ansteigen und dann wieder schnell abfallen, was zu keinem langen Sättigungsgefühl führt und somit dazu beiträgt, dass viel mehr gegessen wird. Zu den Lebensmitteln mit schlechten Kohlenhydraten zählen insbesondere verarbeitete Produkte, die mit Zucker und Weißmehl hergestellt werden, wie z. B. Weißmehlbackwaren, Süßkeiten. Diese Zutaten enthalten kaum Nährstoffe und werden mit vielen weiteren, oft fragwürdigen, Stoffen vermischt. Besonders auch Fertigprodukte, Softdrinks und Fast Food zählen zu den schlechten Kohlenhydraten.

Das gezielte Auseinandersetzen mit den verschiedenen Lebensmitteln und deren Nährwerten führt dazu, dass du dich immer besser mit Nahrungsmitteln auskennen wirst. Und nicht nur zur Gewichtsreduktion, auch als vorbeugende Maßnahme gegen viele Volkskrankheiten ist die Low Carb Ernährung eine gute Wahl und als dauerhafte Ernährungsform geeignet.

ES KOMMT NICHT NUR DARAUF AN, WIE VIELE KOHLENHYDRATE DU ISST

Bei der Low Carb Ernährung gewinnt der Körper seine Energie weniger aus Kohlenhydraten, dafür vermehrt aus Fetten und Eiweißen. Daher ist diese Ernährungsform vorteilhaft, wenn man Gewicht verlieren möchte, denn der Körper geht auch an die eigenen Fettreserven, um Energie zu gewinnen. Doch nur wenig Kohlenhydrate zu essen, ist nicht allein der Schlüssel zum dauerhaften Erfolg. Um Gewicht zu verlieren, ist es auch wichtig, die Anzahl der Kalorien zu reduzieren. Wer Nahrungsmittel mit wenig Kohlenhydraten in den Speiseplan integriert, aber insgesamt zu viele Kalorien am Tag zu sich nimmt, wird beim Abnehmen nicht den gewünschten Erfolg haben.

Erst wenn der Körper mehr verbrauchen muss, als er mit der Nahrung zugeführt bekommt, kann eine Gewichtsreduktion eintreten.

WIE SOLLTE EIN TAG MIT LOW CARB REZEPTEN AUSSEHEN?

Jeder Tag sollte so abwechslungsreich wie möglich mit Low Carb Rezepten ausgestattet sein. Je mehr Abwechslung in unseren Mahlzeiten herrscht, desto mehr verschiedene Stoffe bekommt unser Körper und desto mehr hat er zur Verfügung für alle Tätigkeiten, die anstehen.

WIE VIELE MAHLZEITEN SOLLTEN PRO TAG AUF DEM SPEISEPLAN STEHEN?

Die Empfehlung lautet, sich auf drei Hauptmahlzeiten zu beschränken. Denn wenn nicht ständig neues Essen in die Verdauungsorgane gelangt, kann der Körper am besten arbeiten. Gerade für die Abnehmphase ist der Verzicht auf Snacks und weitere Zwischenmahlzeiten ein entscheidender Faktor und kann erhebliche Unterschiede bei der Gewichtsreduktion ausmachen.

WAS ESSE ICH WANN UND WARUM?

Idealerweise werden die meisten Kohlenhydrate in der ersten Tageshälfte verzehrt. Der Körper benötigt für die Verrichtung vieler Tätigkeiten nach dem Aufstehen Energie und kann so die aufgenommene Kohlenhydratmenge gut verarbeiten.

Um gut in den Tag zu starten, sollte das Frühstück also auf keinen Fall ausgelassen werden. Obst enthält neben einer guten Portion Kohlenhydrate auch viele Nähr-, Vital-, Ballaststoffe und sekundäre Pflanzenstoffe und sollte nach Möglichkeit immer in das Frühstück integriert werden. Verarbeite dein Obst zu einem Smoothie oder esse es mit Quark, Joghurt oder Müsli.

Zur Mittagszeit sollte es Low Carb Rezepte geben, die satt, aber nicht träge machen. Salate und Suppen sind hier - auch zum Mitnehmen - besonders empfehlenswert. Gemüse solltest du so viel es geht in deine Mahlzeiten integrieren. Es enthält nicht nur viele Nährstoffe, sondern sorgt auch für ein gutes Sättigungsgefühl.

Zum Abendessen sollten wenig Kohlenhydrate gegessen werden. Die letzte Mahlzeit sollte 4 - 5 Stunden vor dem Schlafengehen gegessen werden, denn abends nimmt die Verdauungsleistung im Körper rapide ab. Mit dieser größeren Zeitspanne ist gewährleistet, dass das Essen in den Verdauungsorganen genügend Zeit hat, in seine Einzelteile zerlegt zu werden. Die empfohlene Uhrzeit für das Abendessen liegt zwischen 18.00 und 19.00 Uhr.

! **Deine persönliche Aktivität, berufliche Tätigkeit und körperlichen Voraussetzungen sind ausschlaggebend dafür, wie viele Kohlenhydrate und Kalorien du täglich zu dir nehmen solltest. Empfehlenswert zum Abnehmen ist eine Ernährung mit 50 g - 100 g Kohlenhydraten pro Tag. Nicht weniger.**

WARUM BEWEGUNG SO WICHTIG IST

Für deine Gesundheit ist die Ernährung der wohl wichtigste Faktor, doch auch die tägliche Bewegung sollte in einer gesunden Lebensweise nicht zu kurz kommen. Lasse öfter mal das Auto stehen und gehe zu Fuß. Steige eine Bahnstation früher aus und nutze die letzte Strecke als Bewegungseinheit. Hilfreich kann auch ein Schrittzähler sein, mit dem du erst einmal feststellen kannst, wie viele Schritte du überhaupt pro Tag zurücklegst und wie viele Schritte du am besten täglich noch tun solltest.

Den größeren Abnehmerfolg wirst du erzielen, wenn du Sport als feste Komponente in deinen Alltag integrierst. Dabei ist die Kombination aus Ausdauer- und Kraftsport am effektivsten.

Beginne also eine Ausdauersportart, die dir zusagt und die du in deine Woche gut integrieren kannst. Etwa Laufen, Radfahren, Schwimmen, Inlinern. Zusätzlich empfehlen wir dir, Muskeln mit Kraftsport aufzubauen. Das kannst du entweder im Fitnessstudio an Geräten machen oder mit Gewichten zu Hause. Wer mehr Muskeln hat, verbrennt automatisch auch mehr Energie und hat somit einen höheren Kalorienverbrauch. Ein weiterer Pluspunkt beim Abnehmen.

ZEIT RICHTIG NUTZEN

Zeit ist ebenfalls ein wichtiges Thema, wenn es ums Essen geht. Vielen ist es nach einem vollgepackten Arbeitstag einfach schlichtweg zu viel, dann noch lange in der Küche zu stehen. Deshalb ist es wichtig, gesunde Gerichte in kurzer Zeit zubereiten zu können. Und das ist tatsächlich nicht schwer. Viele unserer Rezepte lassen sich ohne großen Aufwand zubereiten und versorgen dich mit allem, was du brauchst.

ZÄHNE ZUSAMMENBEISSEN

Zeitmangel herrscht bei vielen Menschen aber nicht nur beim Zubereiten der Speisen, sondern auch beim Essen und Kauen. Gerade das richtige Kauen der Mahlzeit ist entscheidend, stellt es doch den ersten Verdauungsschritt im Körper dar. Empfehlenswert ist es also, sich Zeit für die Nahrungsaufnahme zu nehmen und das Essen nicht einfach nebenbei herunter zu schlingen. Ein längeres Kauen und damit langsameres Essen hat zudem zur Folge, dass man automatisch weniger isst.

SCHLANK IM SCHLAF

Für deine Gesundheit ist es auch entscheidend, ausreichend zu schlafen und Ruhephasen in deinen Alltag zu integrieren. Nur wenn dein Körper Zeit

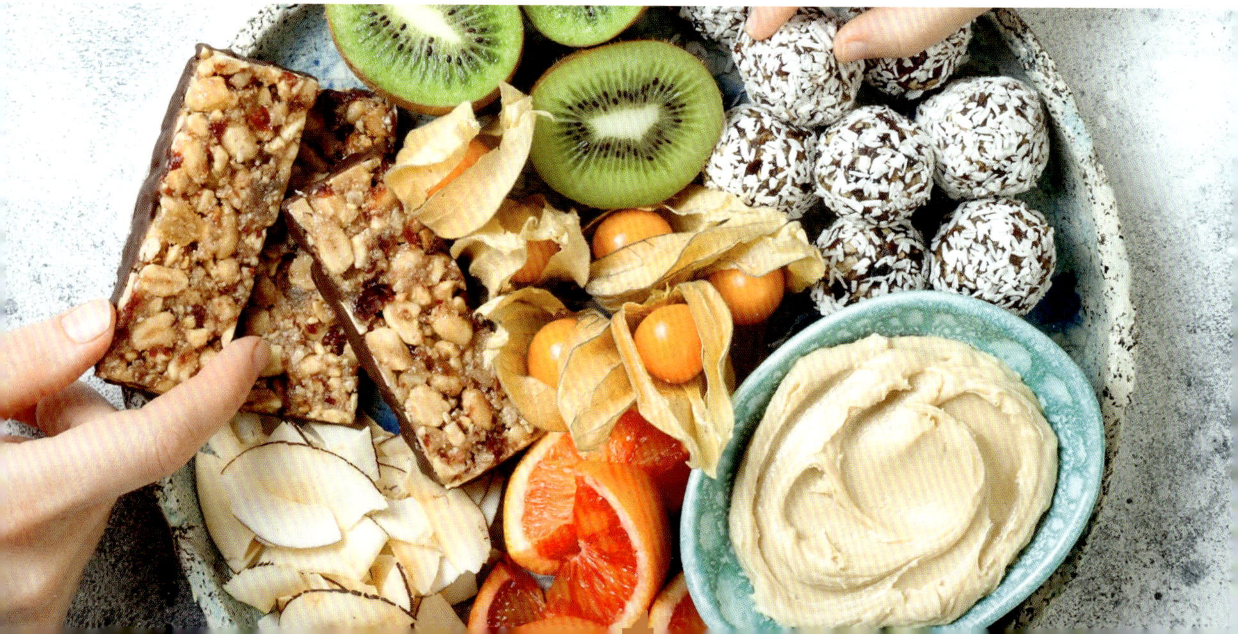

zum Regenerieren hat, kann es dir auch wirklich gut gehen. Dass du lange genug schläfst, ist auch beim Abnehmen wichtig. Denn während der nächtlichen Ruhephase verbrennt dein Körper Energie. Je länger du schläfst, desto mehr Zeit hat dein Körper, die notwendigen Aufgaben zu erfüllen. Wer zu wenig schläft, hat oftmals beim Abnehmen auch geringere Erfolge als Menschen, die ausreichend schlafen.

EINE ÄNDERUNG DES ESSVERHALTENS BRAUCHT ZEIT

Jeder Mensch entwickelt von klein an im täglichen Training in der Familie, im Kindergarten und in der Schule ein in die Gewohnheit übergehendes, individuelles Essverhalten, das im Erwachsenenalter als das normale Essverhalten erlebt wird. Daher ist es nur verständlich, dass eine Veränderung dieses sehr stabilen Verhaltens nicht in kurzer Zeit erfolgen kann und viel Disziplin erfordert.

Eine Ernährungsumstellung sollte daher immer über einen längeren Zeitraum erfolgen. Hilfreich ist hier ein genauer Plan, der dich bei der Umstellung unterstützt und den richtigen Weg anzeigt.

6 Tipps für deinen Abnehmerfolg

1. ISS NATÜRLICHE DINGE

Selber kochen hilft dir dabei, dich gesünder und bewusster zu ernähren. Dabei bekommst du auch ein gutes Gefühl für echte Lebensmittel und ihren natürlichen Geschmack.

2. LASS DIR ZEIT BEIM ESSEN

Verdauung fängt schon beim Kauen an - wer lange und ausreichend kaut, bereitet seine Nahrung optimal für die Verdauung im Darm vor.

3. TRINKE AUSREICHEND

Das hast du bestimmt schon öfter gehört. Aber man kann es nicht oft genug erwähnen. Trinke ausreichend Wasser oder ungesüßten Kräuter Tee. Empfehlenswert sind etwa 30 - 40 Milliliter pro Kilogramm Körpergewicht - das macht ca. 2 - 3 Liter am Tag.

4. SCHLAF DICH SCHLANK UND GESUND

Jeder Mensch hat ein individuelles Schlafbedürfnis, im Schnitt sollte man 7 - 8 Stunden schlafen, um erholt aufzustehen und Defiziten im Körper entgegen zu wirken. Wichtig ist auch, nicht zu spät ins Bett zu gehen. Schalte öfter mal den Fehrnseher ab und gönne dir eine Mütze mehr Schlaf.

5. VERBIETE DIR NICHTS

Gönne dir ruhig mal die ein oder andere kleine Nascherei. Am besten direkt nach einer Hauptmahlzeit. So steigt der Blutzuckerspiegel nicht so stark an. Oder nutze einen Cheat-Day. So behälst du die Motivation.

6. BEWEGE DICH

Mach Sport (3 - 4 mal die Woche sind empfehlenswert), nutze öfter mal die Treppe statt den Fahrstuhl, lass dein Auto stehen und geh zu Fuß oder fahre mit dem Rad. Dir fallen bestimmt noch viele Sachen ein, wie du zu mehr Bewegung kommst. Nutze deine Möglichkeiten.

FRÜHSTÜCK

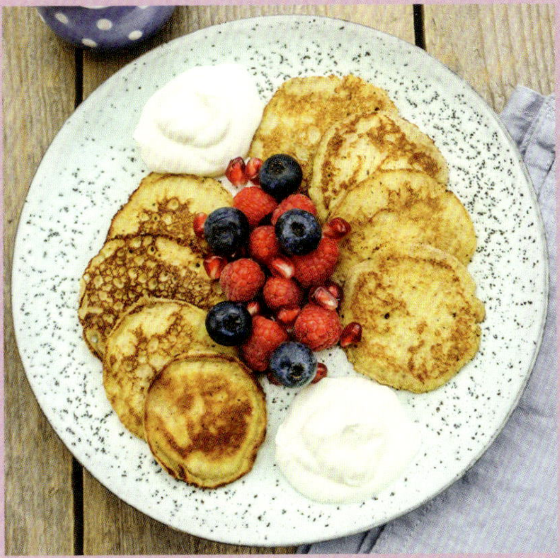
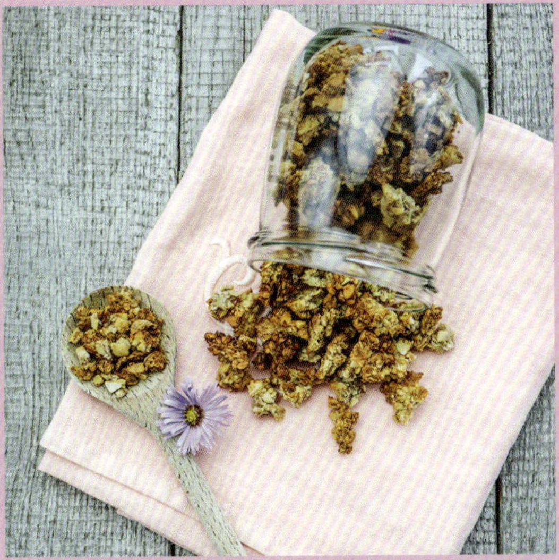
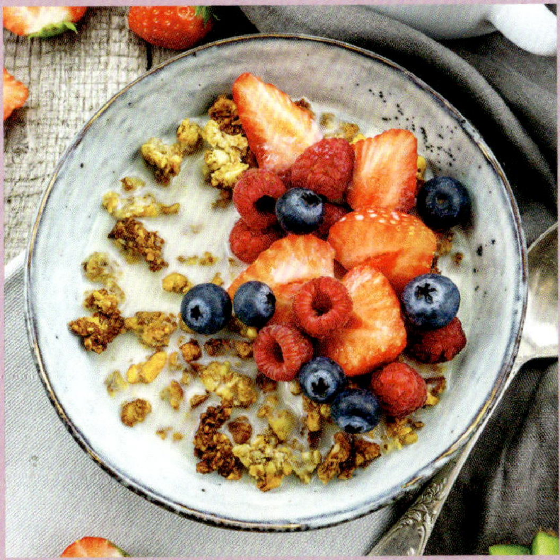
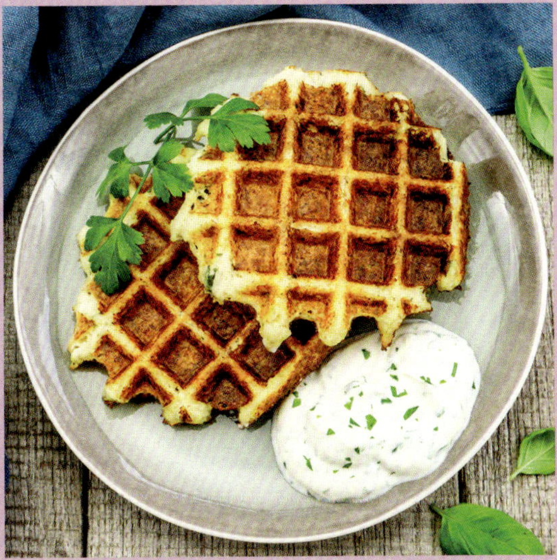
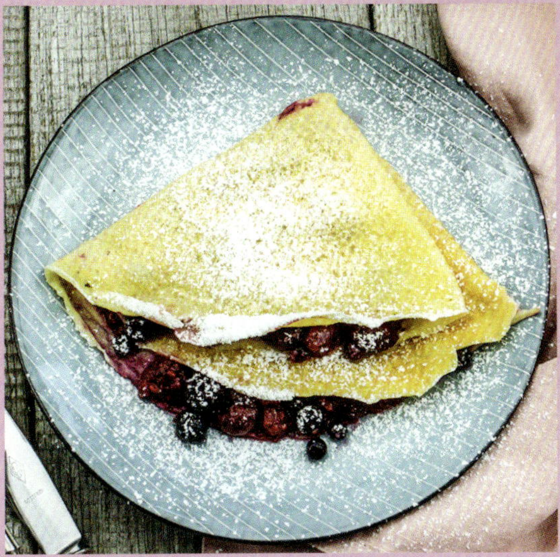
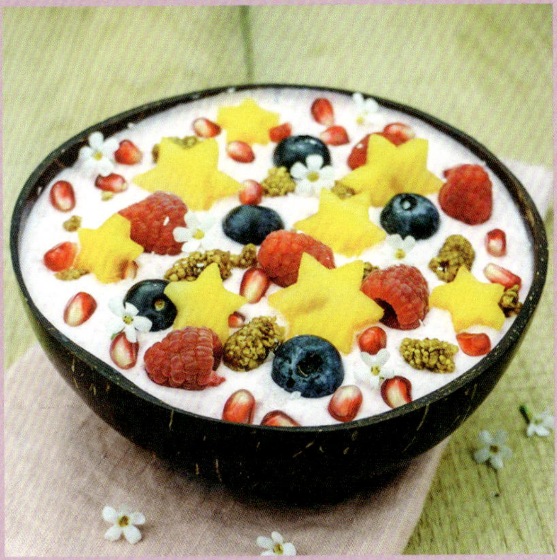

PIMP DEIN FRÜHSTÜCK

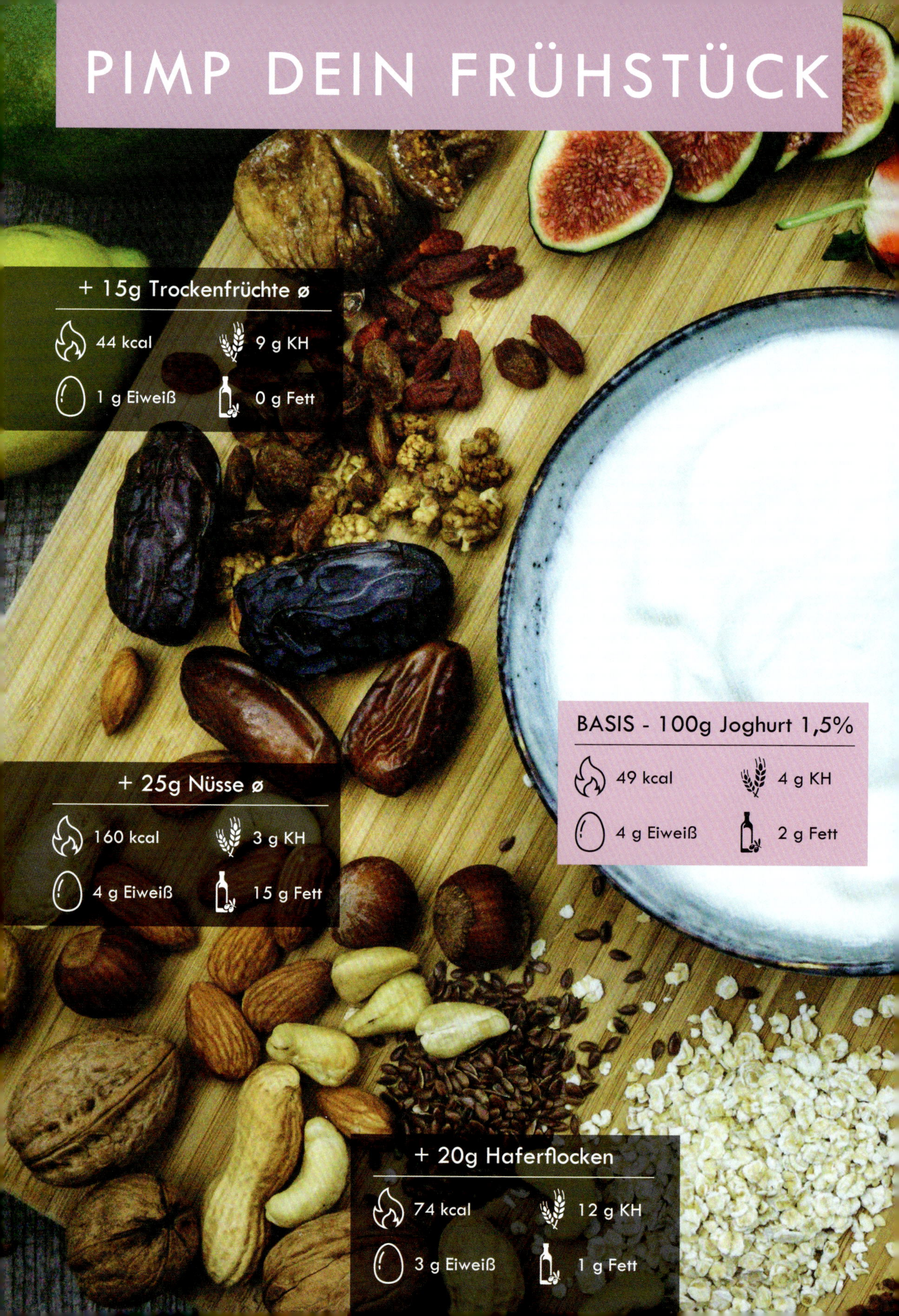

BASIS - 100g Joghurt 1,5%

- 49 kcal
- 4 g KH
- 4 g Eiweiß
- 2 g Fett

+ 15g Trockenfrüchte ø

- 44 kcal
- 9 g KH
- 1 g Eiweiß
- 0 g Fett

+ 25g Nüsse ø

- 160 kcal
- 3 g KH
- 4 g Eiweiß
- 15 g Fett

+ 20g Haferflocken

- 74 kcal
- 12 g KH
- 3 g Eiweiß
- 1 g Fett

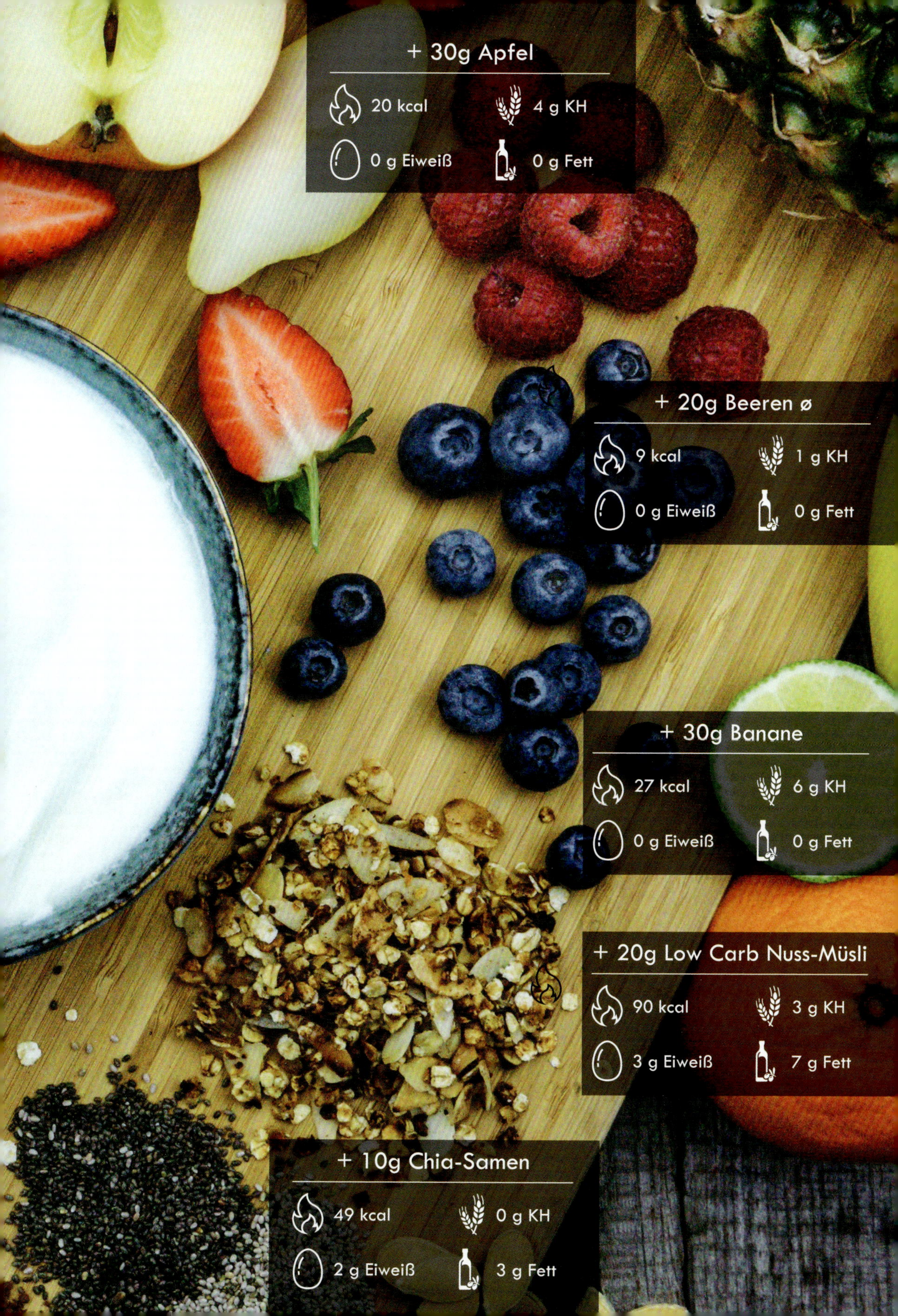

+ 30g Apfel

20 kcal	4 g KH
0 g Eiweiß	0 g Fett

+ 20g Beeren ø

9 kcal	1 g KH
0 g Eiweiß	0 g Fett

+ 30g Banane

27 kcal	6 g KH
0 g Eiweiß	0 g Fett

+ 20g Low Carb Nuss-Müsli

90 kcal	3 g KH
3 g Eiweiß	7 g Fett

+ 10g Chia-Samen

49 kcal	0 g KH
2 g Eiweiß	3 g Fett

PIMP DEIN FRÜHSTÜCK

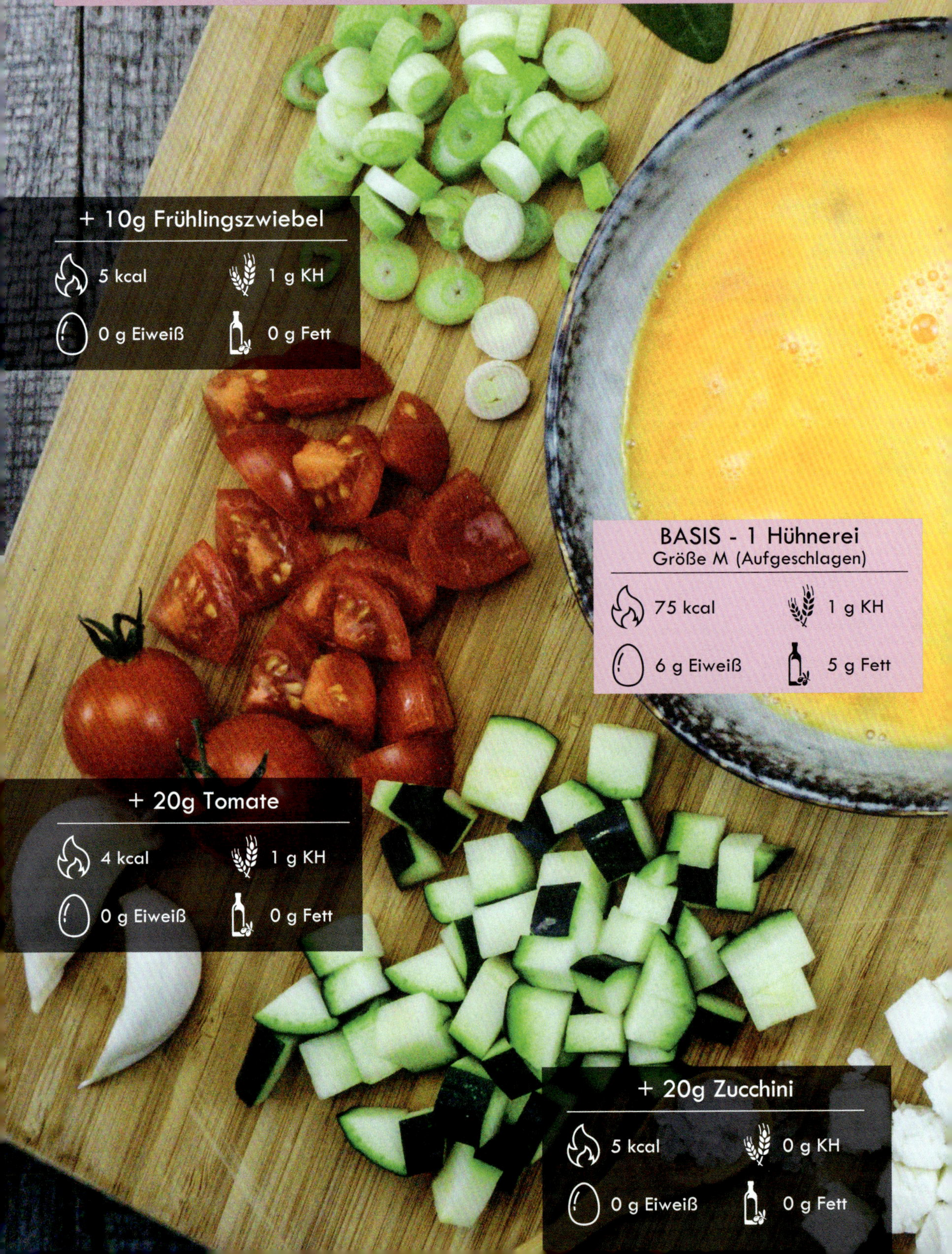

+ 10g Frühlingszwiebel

5 kcal | 1 g KH
0 g Eiweiß | 0 g Fett

BASIS - 1 Hühnerei
Größe M (Aufgeschlagen)

75 kcal | 1 g KH
6 g Eiweiß | 5 g Fett

+ 20g Tomate

4 kcal | 1 g KH
0 g Eiweiß | 0 g Fett

+ 20g Zucchini

5 kcal | 0 g KH
0 g Eiweiß | 0 g Fett

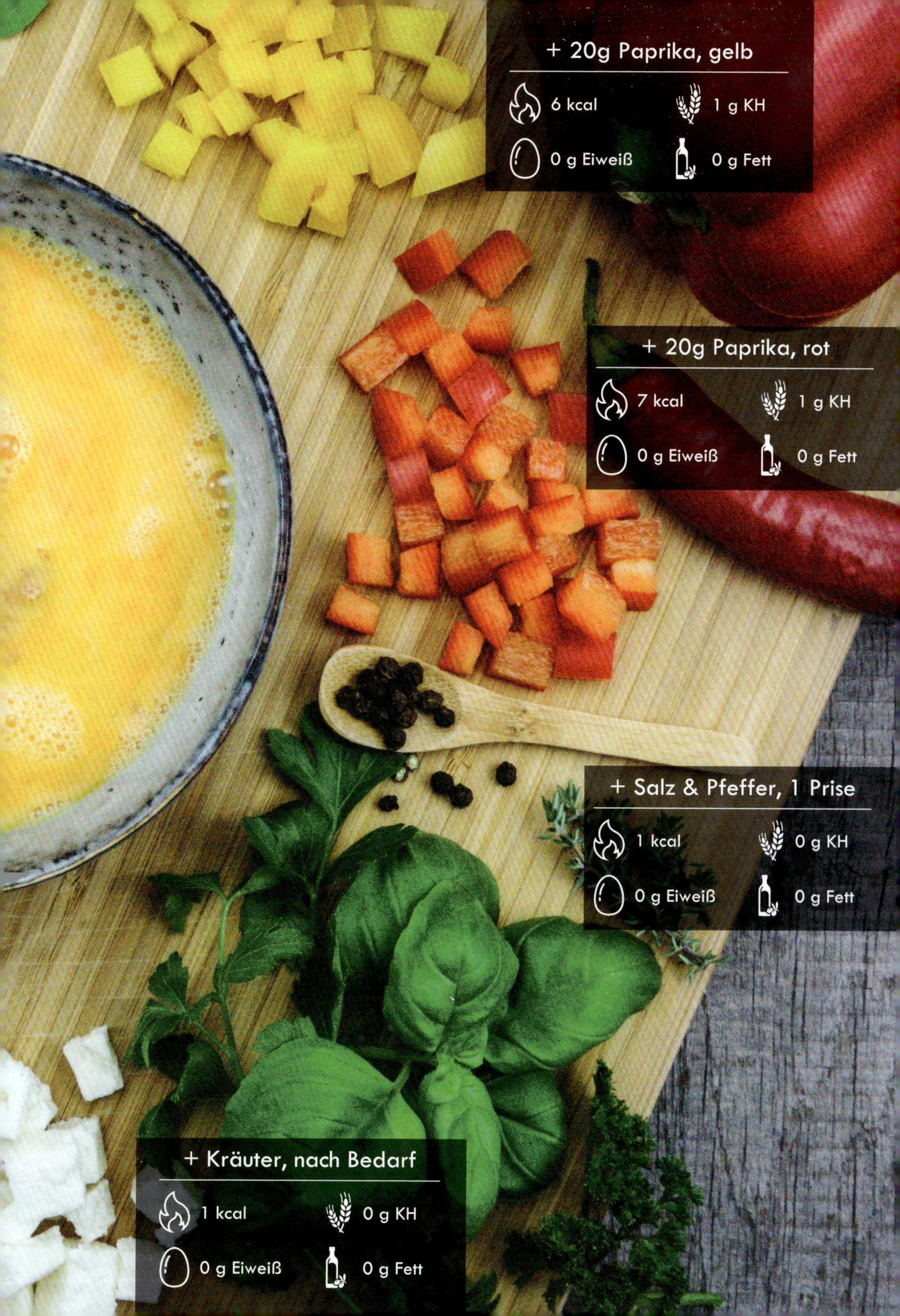

+ 20g Paprika, gelb

6 kcal | 1 g KH
0 g Eiweiß | 0 g Fett

+ 20g Paprika, rot

7 kcal | 1 g KH
0 g Eiweiß | 0 g Fett

+ Salz & Pfeffer, 1 Prise

1 kcal | 0 g KH
0 g Eiweiß | 0 g Fett

+ Kräuter, nach Bedarf

1 kcal | 0 g KH
0 g Eiweiß | 0 g Fett

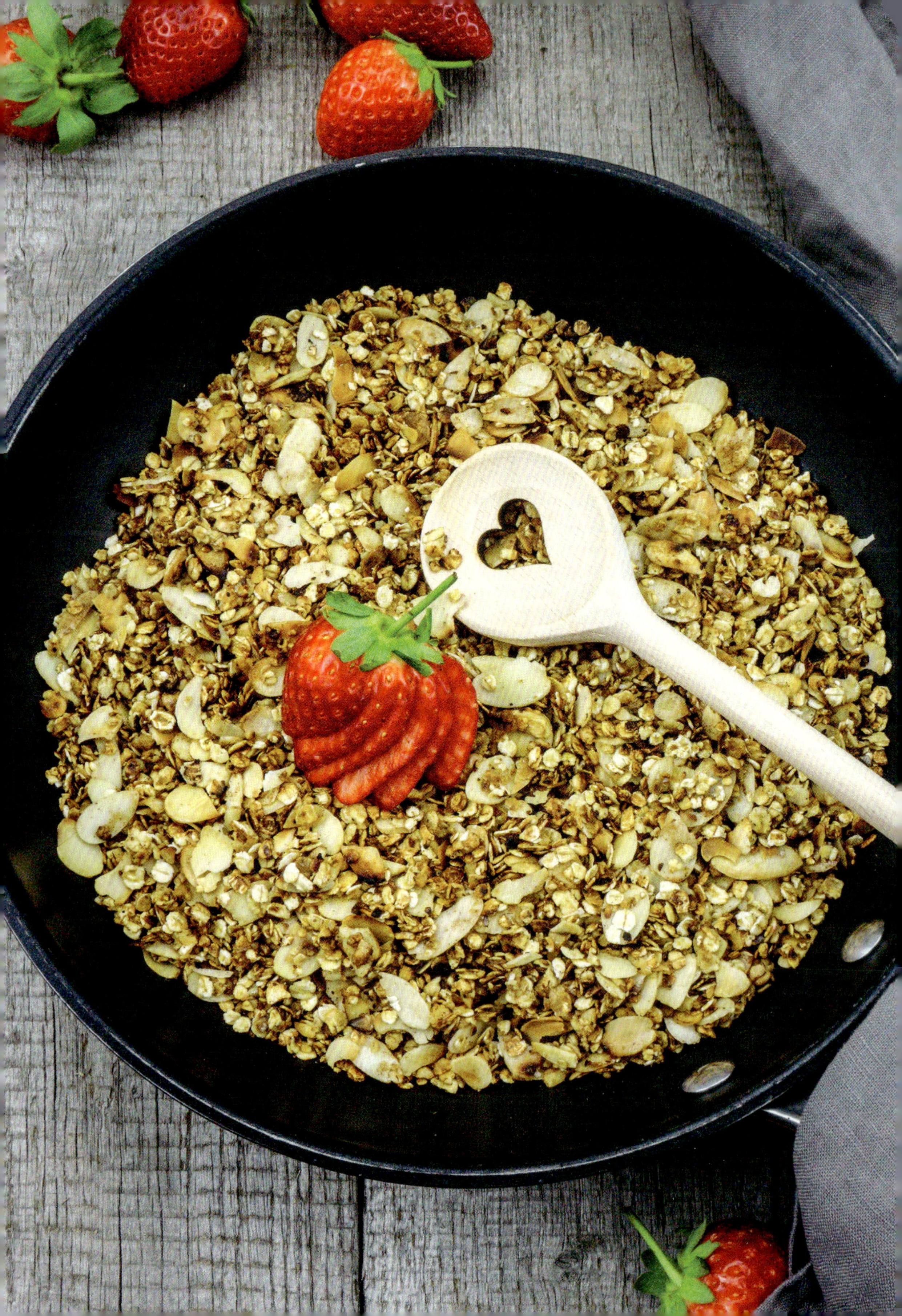

Schnelles Pfannen-Müsli

leicht und einfach zubereitet

Zeit	Portionen	Kalorien	Eiweiß	Kohlenhydrate	Fett
10 min	4	239 kcal	7 g	25 g	12 g

100 g Haferflocken, fein

50 g Mandeln, gehobelt

20 g Walnusskerne, gehackt

50 ml Ahornsirup oder ein anderes Süßungsmittel

1 TL Zimt

Eine beschichtete Pfanne erhitzen und die Haferflocken, Mandeln und Walnusskerne ohne Fett hineingeben • Alles unter Rühren goldbraun anrösten • Zimt und Ahornsirup dazugeben und alles gut durchmischen • Pfannen-Müsli direkt verzehren oder abkühlen lassen und luftdicht verschlossen lagern.

TIPP

In wenigen Minuten kannst du dir so ein köstliches Müsli zubereiten, schmeckt auch warm auf Joghurt & Co.

Chia-Joghurt

mit Granatapfelkernen

Zeit	Portionen	Kalorien	Eiweiß	Kohlenhydrate	Fett
15 min	1	127 kcal	6 g	8 g	6 g

15 g Chia-Samen

50 ml Wasser

60 g Joghurt, natur

20 g Granatapfelkerne

15 g Mangofruchtfleisch

1 Stängel Minze

Süßungsmittel nach Belieben

Chia-Samen mit Wasser in einer Schüssel mischen und mindestens 10 Minuten quellen lassen • Zwischendurch mehrmals das Chia-Gel durchrühren, so dass sich keine Klümpchen bilden • Chia-Gel nach Belieben etwas süßen und in ein Glas geben.

Mango in Stücke schneiden • Minze waschen und trocken schütteln, dann die Blätter abzupfen • Joghurt zum Chia-Gel geben und darauf die Granatapfelkerne anrichten • Mango und Minze dazugeben.

TIPP

Chia-Samen enthalten hochwertige Proteine und Fette. Schon die Mayas und Azteken schätzten die kleinen sattmachenden Samen.

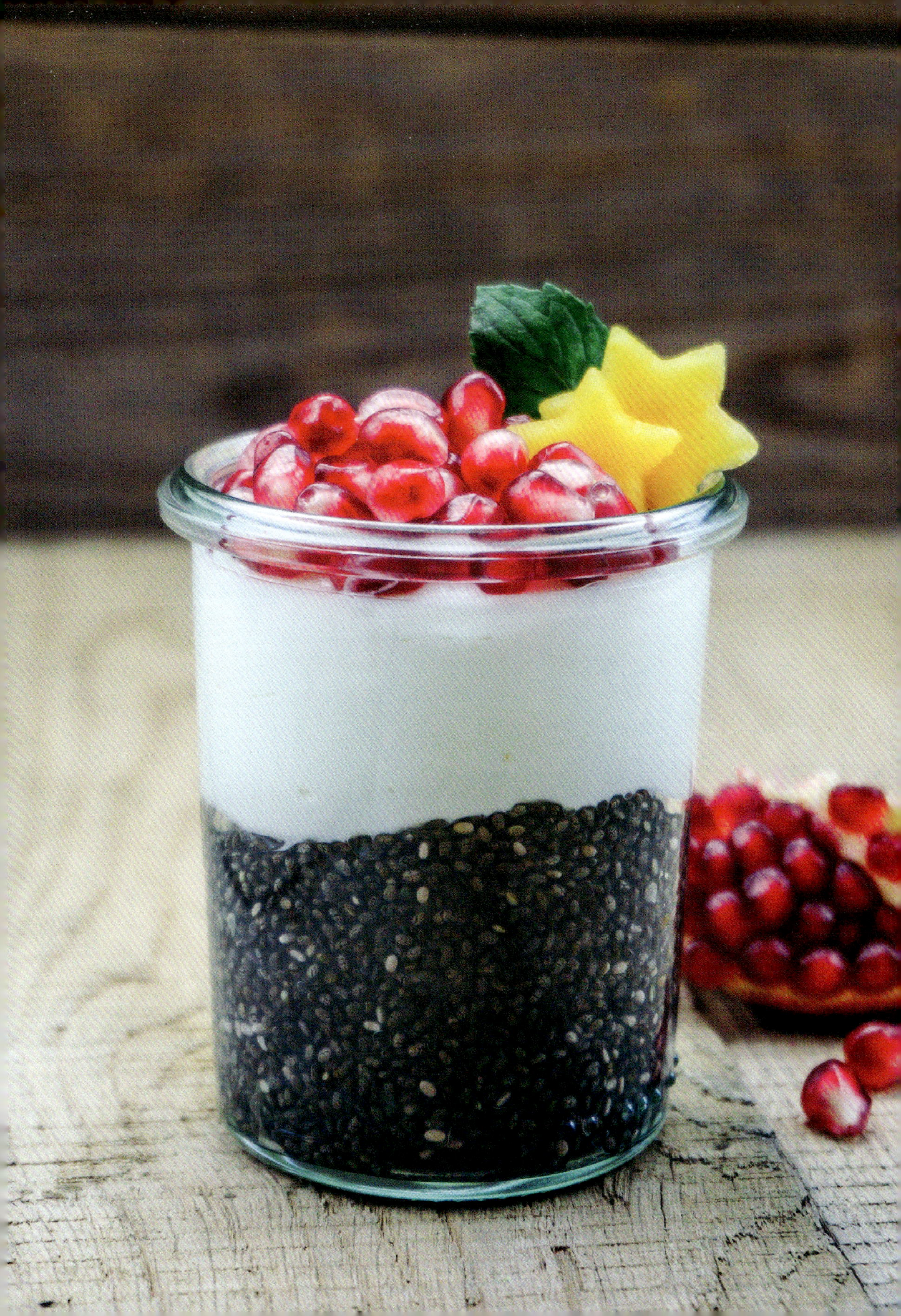

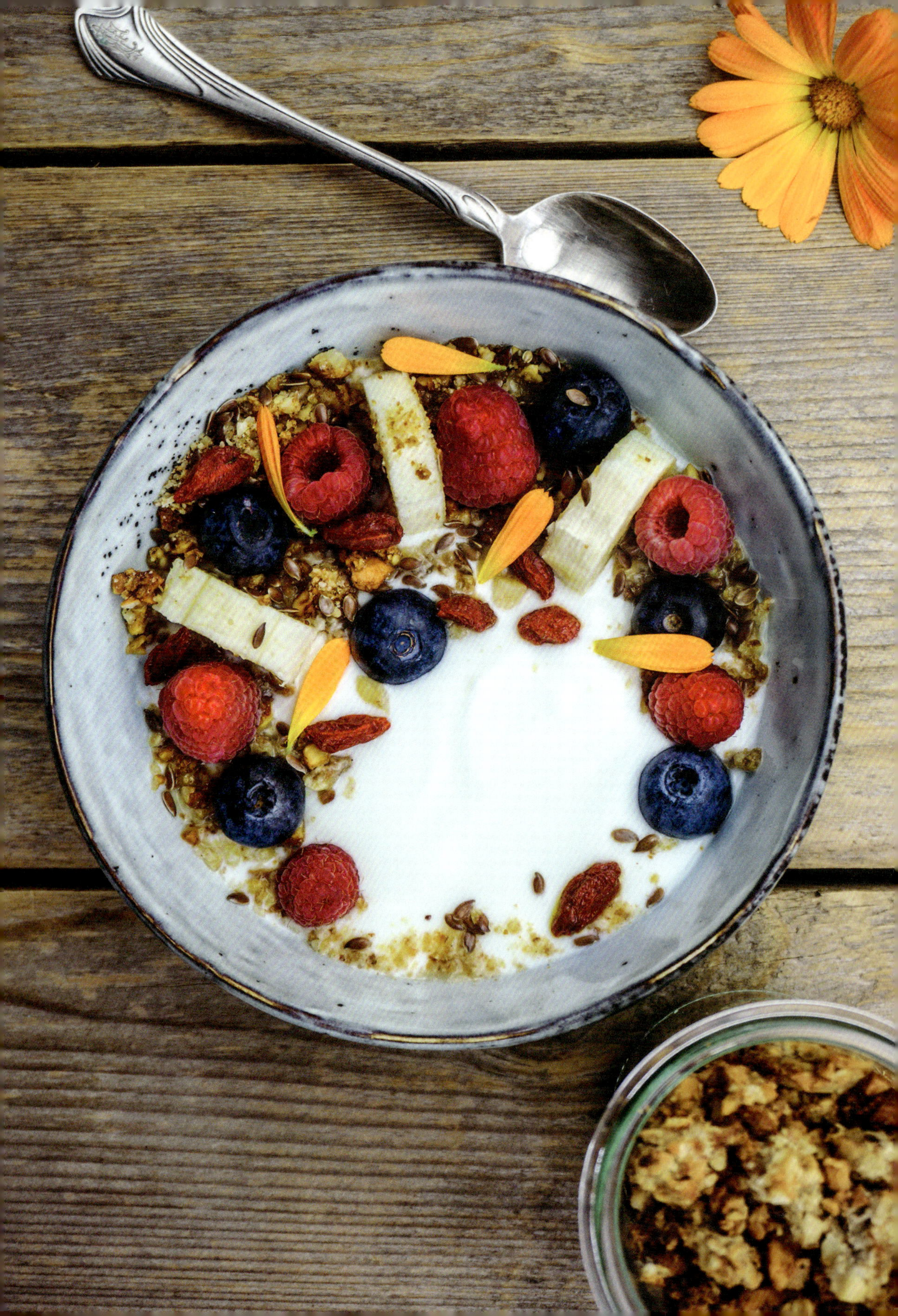

Müsli mit Joghurt

und Früchten

Zeit	Portionen	Kalorien	Eiweiß	Kohlenhydrate	Fett
5 min	1	145 kcal	7 g	12 g	7 g

100 g Joghurt, natur

20 g Banane

15 g Heidelbeeren

15 g Himbeeren

10 g Nuss-Müsli
(SIEHE REZEPT S.30)

1 TL Leinsamen

Joghurt in eine Schüssel geben • Banane schälen und in Scheiben schneiden • Beeren waschen und abtropfen lassen • Müsli und Leinsamen auf den Joghurt geben • Banane und Beeren dazugeben und servieren.

TIPP

Zum Frühstück können auch andere Früchte der Saison gewählt werden.

Frucht Shakes

wenn es schnell gehen muss

Zeit 5 min | Portionen 1

MANGO-PAPAYA SHAKE

50 g Mangofruchtfleisch

50 g Papayafruchtfleisch

150 ml Soja Drink oder eine andere Milch

ERDBEER-GRANATAPFEL SHAKE

60 g Erdbeeren

15 g Granatapfelkerne

150 ml Soja Drink oder eine andere Milch

HIMBEER-BANANEN SHAKE

50 g Himbeeren

50 g Banane, geschält

150 ml Soja Drink oder eine andere Milch

Früchte waschen bzw. schälen und in Stücke schneiden • Die vorbereiteten Früchte mit der Flüssigkeit in den Mixbecher geben und mit dem Stabmixer fein pürieren • Den Shake in ein Glas füllen und servieren oder in eine Flasche füllen und mitnehmen.

	Kalorien	Eiweiß	Kohlenhydrate	Fett
MANGO-PAPAYA	103 kcal	5 g	13 g	3 g
ERDBEER-GRANATAPFEL	88 kcal	5 g	10 g	3 g
HIMBEER-BANANEN	119 kcal	6 g	16 g	3 g

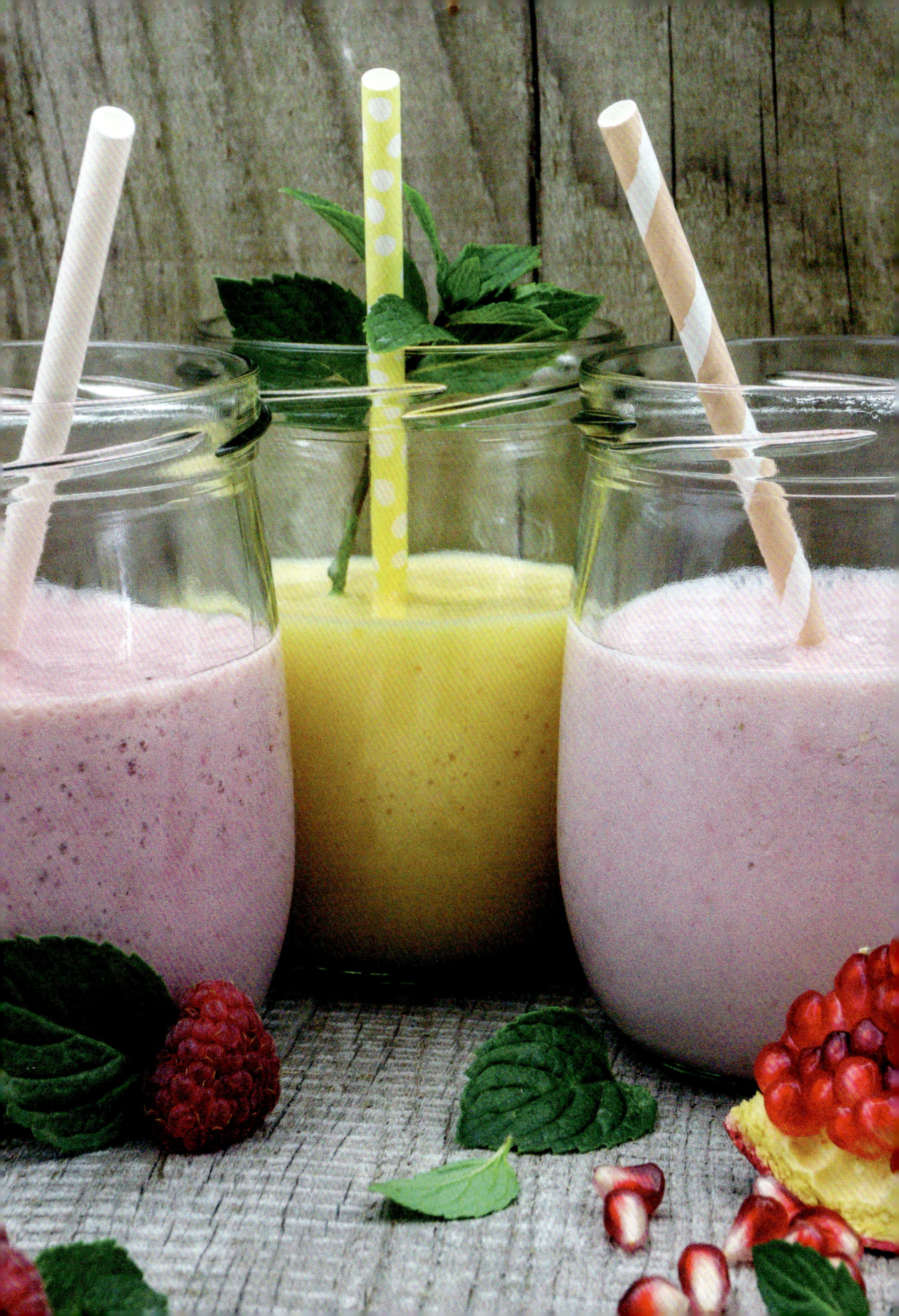

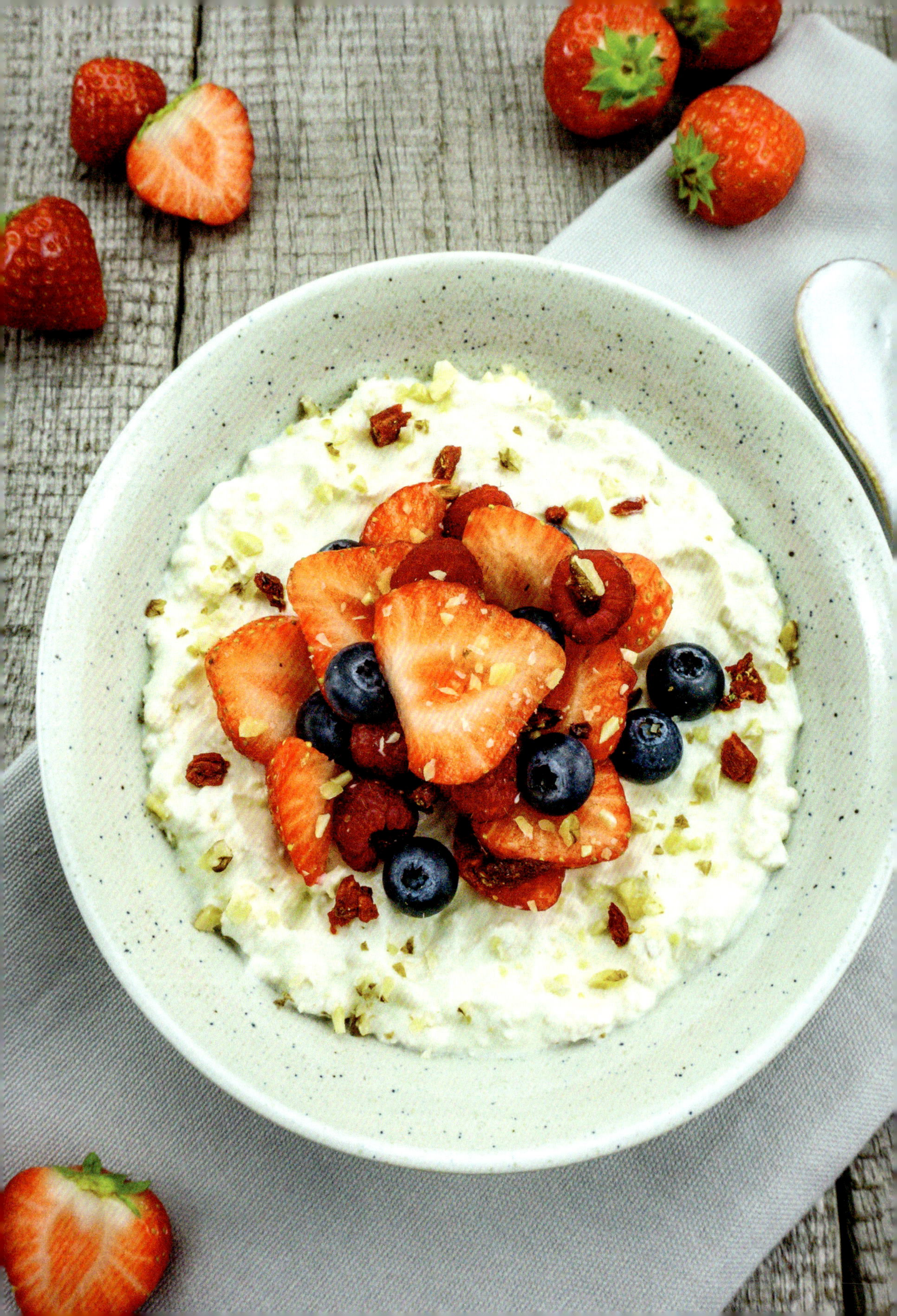

Joghurt mit Haferflocken

und Beeren

Zeit	Portionen	Kalorien	Eiweiß	Kohlenhydrate	Fett
10 min	1	281 kcal	14 g	35 g	8 g

200 g Joghurt, natur

30 g Haferflocken

1 EL Heidelbeeren

1 EL Himbeeren

2 EL Erdbeeren

1 TL Goji-Beeren, getrocknet

1 TL Mandeln

Joghurt und Haferflocken in einer Schüssel mischen • Beeren waschen und abtropfen lassen, Erdbeeren vom Grün befreien und halbieren • Goji-Beeren und Mandeln mit dem Messer grob hacken • Die frischen Früchte, Goji-Beeren und Mandeln auf dem Joghurt anrichten.

Nuss-Müsli

nussig & knackig

Zeit	Portionen	Kalorien	Eiweiß	Kohlenhydrate	Fett
60 min	5	224 kcal	8 g	7 g	17 g

65 g Mandeln

65 g Cashewkerne

80 g reife Banane

35 g Mandeln, gemahlen

5 g Kokosraspeln

1 EL Zitronensaft, frisch gepresst

1 Prise Zimt

Mandeln und Cashewkerne grob hacken • Banane schälen und mit der Gabel zerdrücken • Zitronensaft, Zimt und Bananenmus in einer Schüssel mischen • Die gehackten Nüsse, gemahlenen Mandeln und Kokosraspeln dazugeben und alles mit einem Löffel vermischen.

Die Müsli-Masse so auf ein mit Backpapier ausgelegtes Backblech geben, dass die Masse möglichst flächig zusammenbleibt und dann im vorgeheizten Backofen bei 150°C Umluft 25 Minuten backen.

Dann das Backblech herausnehmen und das Müsli mit einem Löffel in kleine Stücke teilen bzw. brechen und einmal durchmischen • Das Müsli nun für weitere 20 Minuten fertig backen • Das Nuss-Müsli abkühlen lassen und luftdicht verschlossen lagern.

TIPP

Das Müsli hält sich luftdicht verschlossen bis zu mehreren Wochen und kann gut auf Vorrat zubereitet werden.

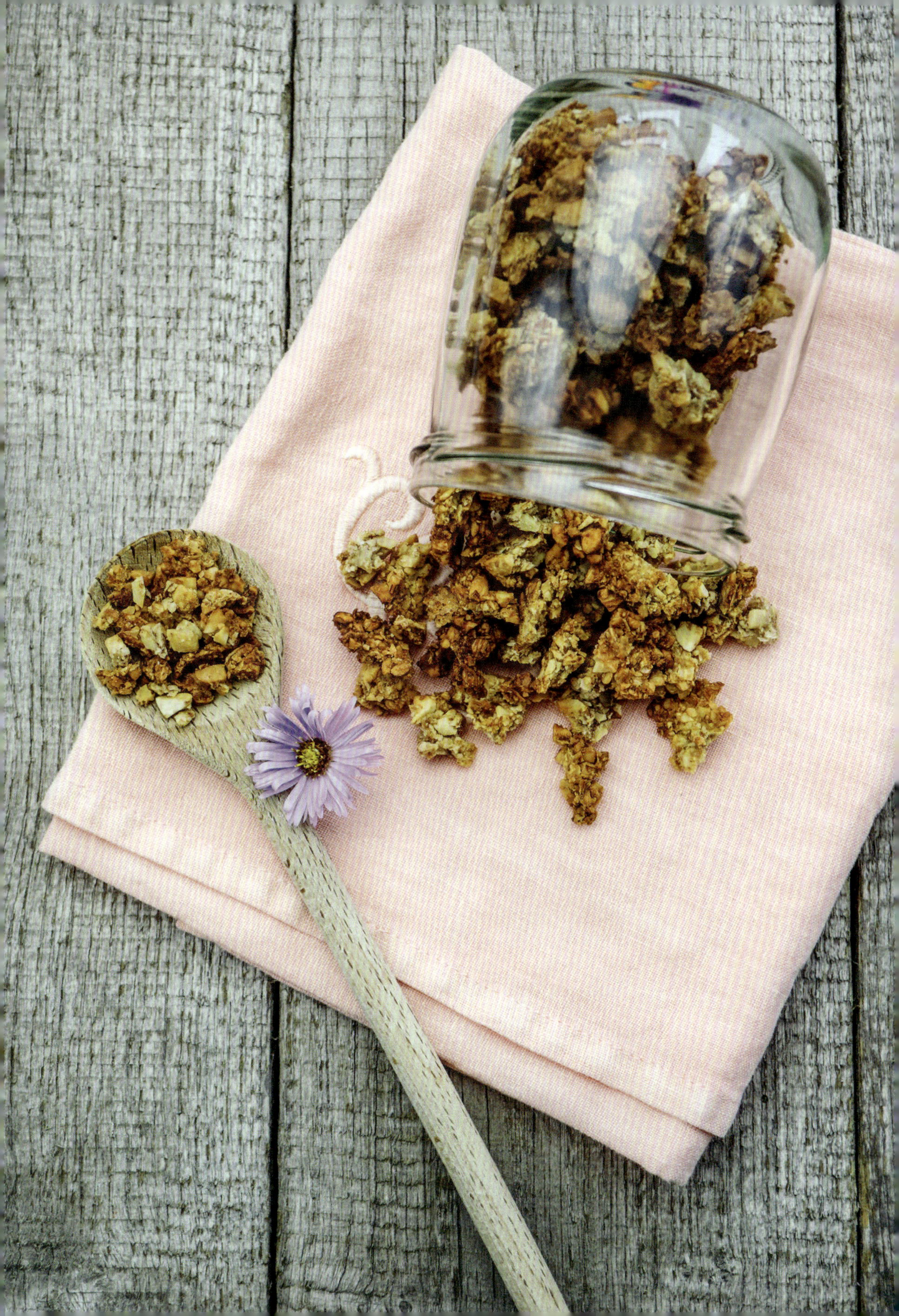

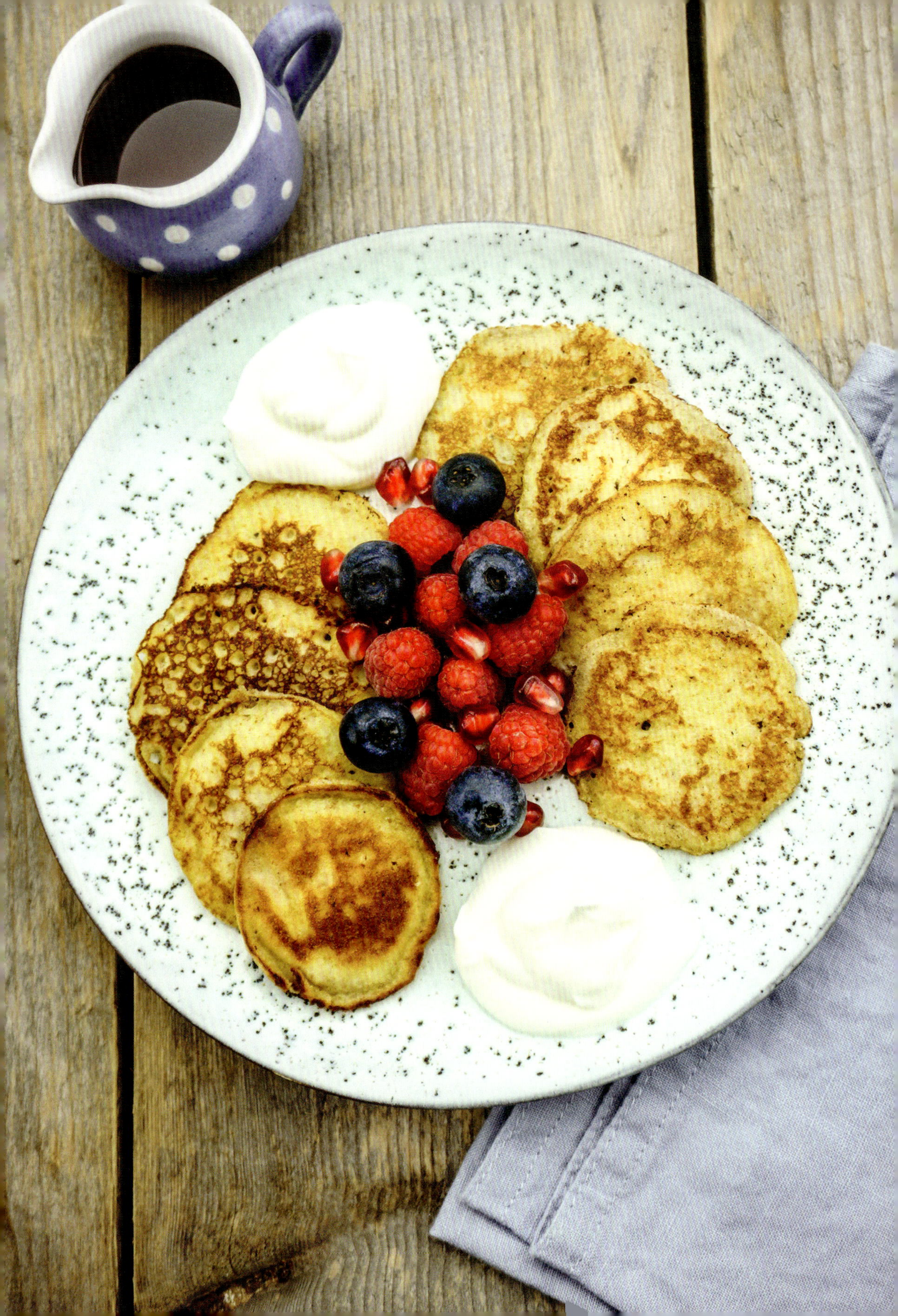

Low Carb Pancakes

so lecker, du wirst sie lieben

Zeit	Portionen	Kalorien	Eiweiß	Kohlenhydrate	Fett
30 min	2	556 kcal	19 g	14 g	42 g

FÜR DIE PANCAKES

45 g Quark (40 % Fett i. Tr.)

45 g Butter, weich

40-50 ml Milch

35 g Mandeln, gemahlen

35 g Xucker

15 g Mandelmehl

2 Eier, Größe M

1 Msp. Johannisbrotkernmehl

1 TL Butter zum Braten

FÜR DAS TOPPING

60 g Joghurt

60 g Beerenobst

20 ml Ahornsirup

Butter und Xucker in einer Schüssel mit einem Handrührgerät aufschlagen • Milch, Quark und Eier dazugeben und verrühren • Mandeln, Mandelmehl und Johannisbrotkernmehl dazugeben und mit dem Rührgerät zu einem glatten Teig verarbeiten.

Etwas Butter in der Pfanne erhitzen und kleine Pancakes auf mittlerer Hitze (nicht zu heiß!) backen • Pancakes mehrere Minuten pro Seite braten, dann erst wenden • Den Vorgang solange wiederholen, bis der Teig verbraucht ist • Der Teig ergibt etwa 16 kleine Pancakes.

Zu den kleinen Low Carb Pancakes passen Joghurt oder Quark mit Beeren besonders gut, auch Ahornsirup in kleinen Mengen kann dazu kombiniert werden.

TIPP

Die Low Carb Pancakes schmecken auch prima kalt als Snack - sie sind im Kühlschrank gut verschlossen mindestens 2 Tage haltbar.

Beeren-Bowl

mit Apfel und Cashewkernen

Zeit	Portionen	Kalorien	Eiweiß	Kohlenhydrate	Fett
5 min	1	228 kcal	11 g	20 g	11 g

FÜR DEN JOGHURT

200 g Joghurt, natur

50 g Beeren, frisch oder tiefgekühlt

Agavendicksaft oder ein anderes Süßungsmittel

FÜR DAS TOPPING

20 g Apfel

1 EL Cashewkerne

2 EL Heidelbeeren

Frische Beeren waschen und abtropfen lassen, gefrorene Beeren können unaufgetaut weiterverarbeitet werden • Beeren und Joghurt in den Mixbecher geben und mit dem Stabmixer pürieren • Beerenjoghurt nach Belieben etwas süßen und in eine Schüssel geben.

Für das Topping die Beeren waschen und abtropfen lassen • Apfel vierteln und das Kerngehäuse entfernen, dann in schmale Spalten schneiden • Cashewkerne grob hacken • Beeren, Apfel und Cashewkerne auf dem Joghurt verteilen.

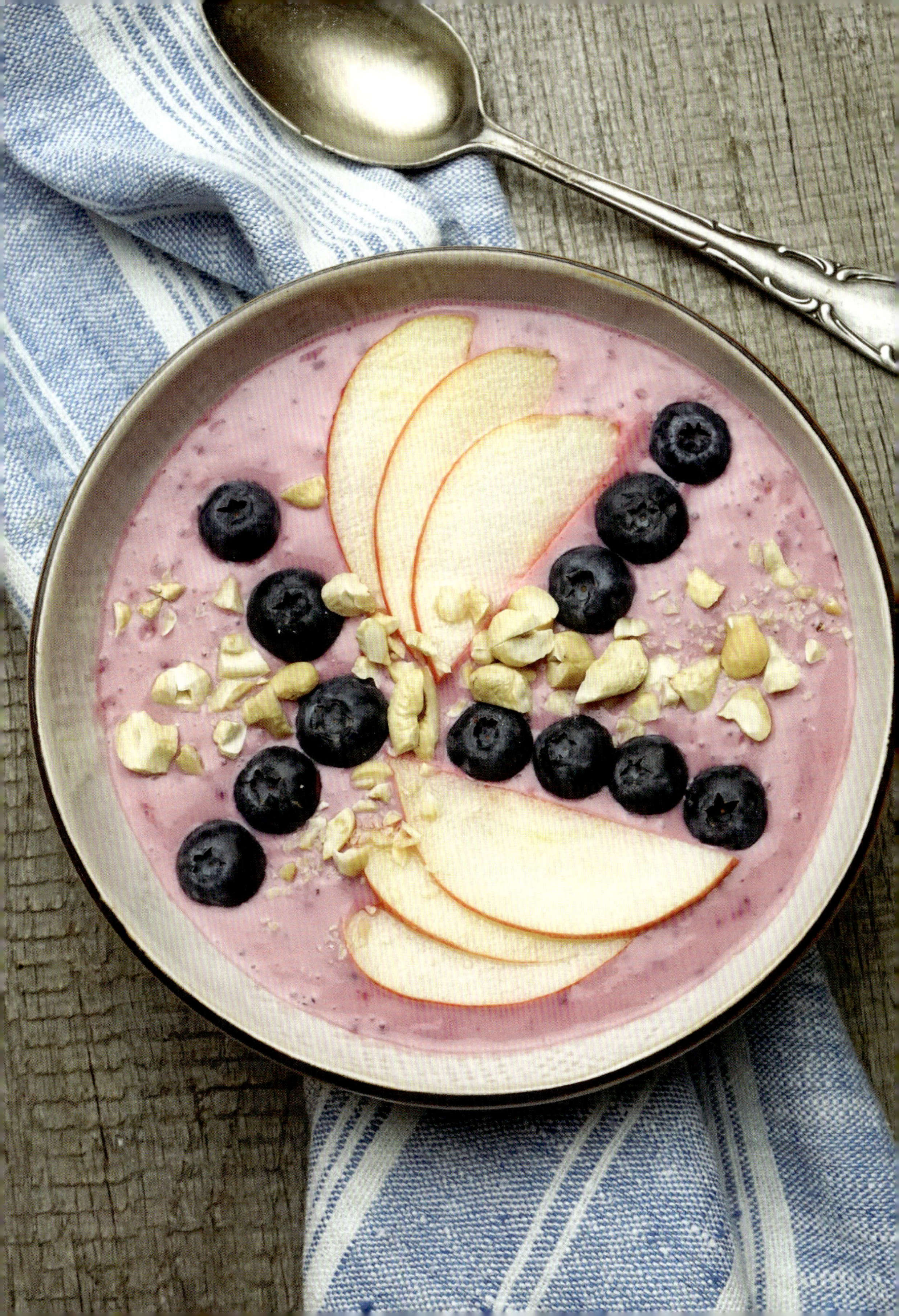

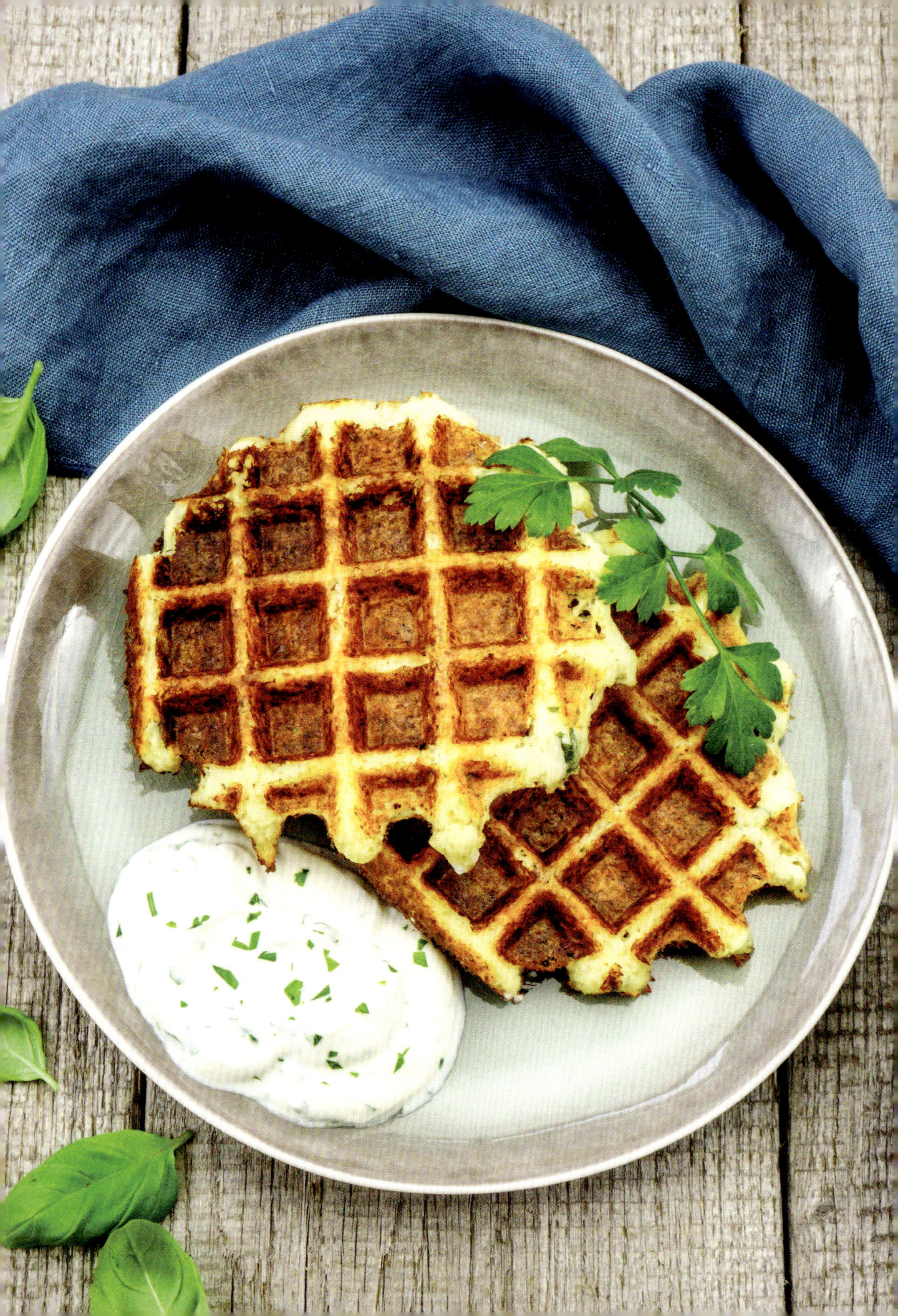

Herzhafte Waffeln

die deftige Alternative

Zeit	Portionen	Kalorien	Eiweiß	Kohlenhydrate	Fett
30 min	2	299 kcal	20 g	8 g	19 g

FÜR DIE WAFFELN

1 Ei, Größe M

65 ml Milch

75 g Quark (40 % Fett i. Tr.)

25 g Mandelmehl, teilentölt

30 g Parmesan, gerieben

2 Stängel Basilikum

½ TL Weinsteinbackpulver

etwas Meersalz

Olivenöl zum Bepinseln für das Waffeleisen

FÜR DEN DIP

100 g Joghurt, natur

etwas Limettensaft, frisch gepresst

2 Stängel Petersilie

Agavendicksaft oder ein anderes Süßungsmittel

Meersalz

Pfeffer

Das Ei in einer großen Schüssel mit der Milch verquirlen • Quark dazugeben und mit dem Schneebesen unterrühren.

Basilikum waschen, trocken schütteln, die Blätter abzupfen und hacken • Mandelmehl, Parmesan, Backpulver, Basilikum und etwas Salz zur Ei-Mischung geben und alles zu einem glatten Teig verrühren.

Das Waffeleisen erhitzen und mit Olivenöl bepinseln • Jeweils mit der Kelle etwas Teig auf das Eisen geben und die Waffeln für mehrere Minuten backen • Den Vorgang wiederholen, bis der Teig verbraucht ist • Der Teig ergibt 4 Waffeln • Fertige Waffeln können im Backofen bei 50°C warm gehalten werden.

Für den Dip die Petersilie waschen und trocken schütteln, dann die Blätter abzupfen und fein hacken • Joghurt mit Petersilie, etwas Limettensaft, Agavendicksaft, Salz und Pfeffer verrühren und abschmecken • Die Waffeln mit dem Dip zusammen servieren, sie schmecken am besten, wenn sie direkt heiß aus dem Waffeleisen kommen.

TIPP

Nicht zu viel Teig in das Waffeleisen geben, dann lassen sich die gebackenen Waffeln leichter herausnehmen und kleben nicht in den Ecken fest.

Exotisches Frühstück

mit Kaki, Orange und Physalis

Zeit	Portionen	Kalorien	Eiweiß	Kohlenhydrate	Fett
10 min	1	477 kcal	18 g	43 g	25 g

150 g Joghurt, griechischer Art

80 g Quark, (40 % Fett i.Tr.)

30 g Haferflocken

1 Orange

30 g Kakifruchtfleisch

4 Physalis

1 TL Amaranth, gepufft

Joghurt, Quark und Haferflocken in einer Schüssel mischen • Wer es etwas lockerer und weniger fest mag, fügt noch etwas Wasser hinzu und rührt noch einmal gut durch.

Die Orange filetieren, also die Schale samt dem Weißen mit einem Messer rundherum abschneiden • Dann die einzelnen Stücke zwischen den Trennwänden herausschneiden • Die Orangenfilets in Stücke schneiden • Kaki schälen und in Stücke schneiden oder mit einem Ausstecher Figuren ausstechen • Physalis waschen und halbieren.

Die Joghurt-Quark-Mischung in ein Schälchen geben und darauf das Obst anrichten • Die gepufften Amaranthkörnchen darüberstreuen und servieren.

TIPP

Der Rest der filetierten Orange enthält noch ein wenig Fruchtsaft, dieser kann mit den Händen herausgepresst und unter den Joghurt gerührt werden.

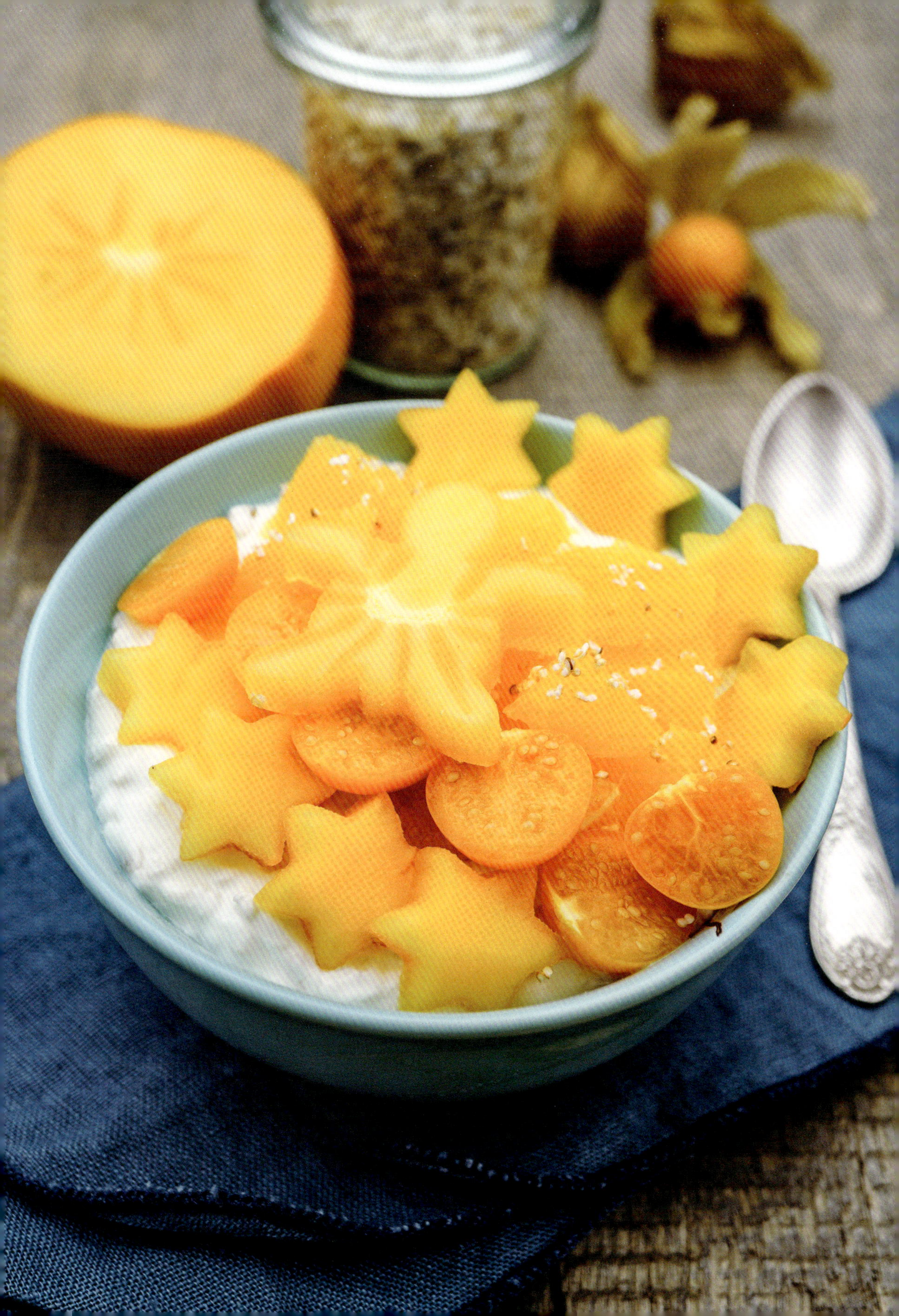

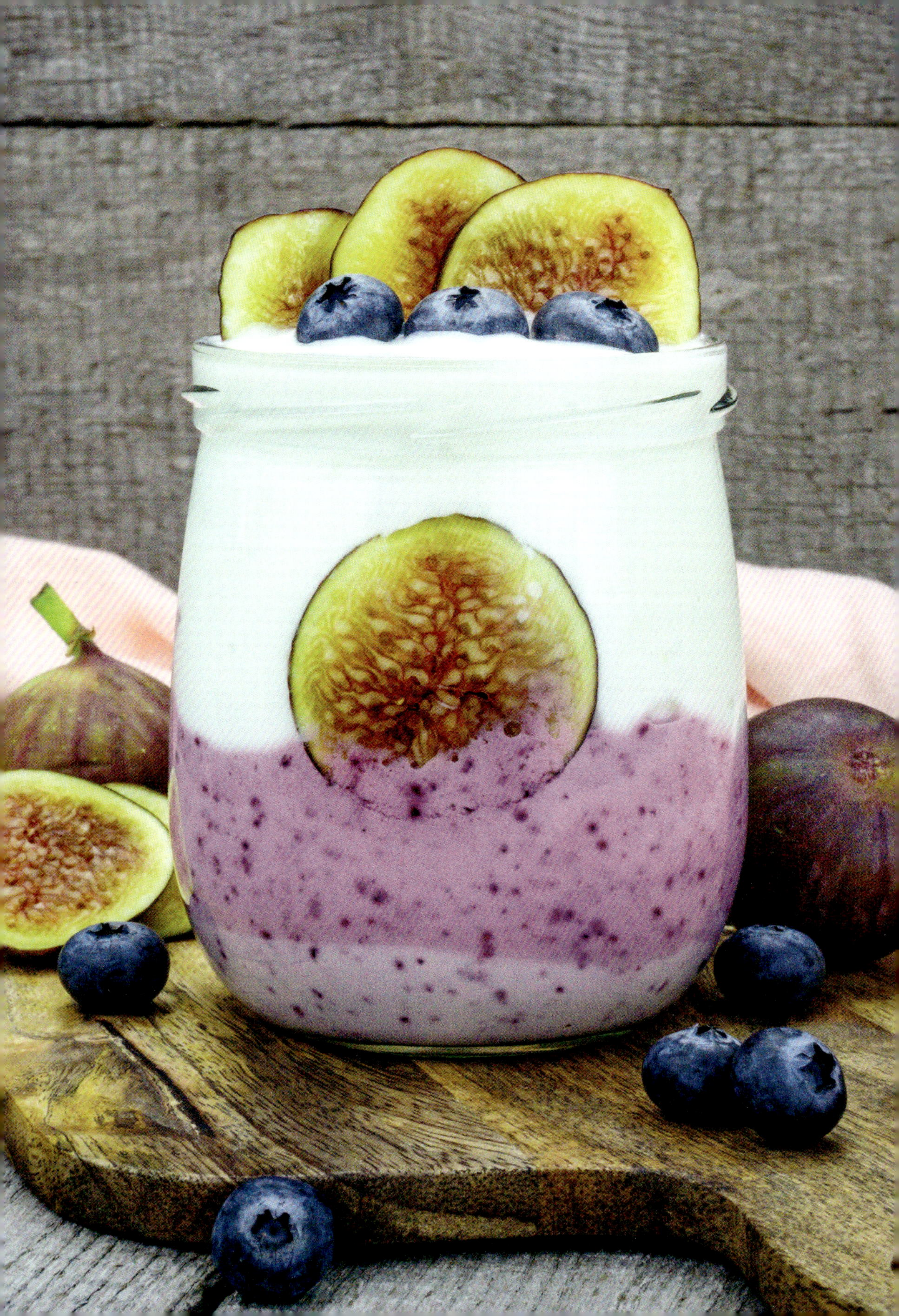

Joghurt mit Heidelbeeren

und Feigen

Zeit	Portionen	Kalorien	Eiweiß	Kohlenhydrate	Fett
10 min	1	209 kcal	10 g	18 g	10 g

250 g Joghurt, natur

30 g Heidelbeeren

1 Feige

Süßungsmittel nach Belieben

Heidelbeeren waschen und abtropfen lassen • Ein paar Beeren für das Topping beiseite legen, den Rest mit 150 g Joghurt in einen Mixbecher geben und mit dem Stabmixer pürieren • Beerenjoghurt nach Belieben etwas süßen und in ein Glas füllen.

Feige waschen und trocknen, dann in Scheiben oder Stücke schneiden • Etwas Feige für das Topping beiseite legen, die anderen Stücke mit dem restlichen Joghurt mischen und zum Beerenjoghurt ins Glas geben • Mit den übrigen Beeren und der restlichen Feige dekorieren.

Oopsies

die beliebte Brotalternative

Zeit	Portionen	Kalorien	Eiweiß	Kohlenhydrate	Fett
30 min	4	218 kcal	11 g	4 g	18 g

FÜR DIE OOPSIES

3 Eier, Größe M

100 g Frischkäse (Doppelrahmstufe)

eine Prise Meersalz

FÜR DEN BELAG

50 g Avocado

20 g Himbeeren

2 Erdbeeren

½ Feige

1 EL Heidelbeeren

1 EL Granatapfelkerne

1 Scheibe Käse

Eier trennen • Eiweiße in einer Schüssel mit den Quirlen des Handrührgeräts steif schlagen • In einer zweiten Schüssel Frischkäse und Eigelbe verrühren und etwas salzen • Zum Schluss den Eischnee vorsichtig mit dem Schneebesen oder Teigspatel von Hand unterheben.

Zwei Backbleche mit Backpapier auslegen • Aus dem Teig sofort mithilfe einer Schöpfkelle jeweils vier Teigkleckse auf ein Backblech setzen - dabei die Teigkleckse nicht zu dicht setzen, da die Oopsies sonst zusammenlaufen • Oopsies im vorgeheizten Backofen bei 190°C Umluft auf der unteren und mittleren Schiene etwa 15-20 Minuten backen • Oopsies von Blech nehmen und auf einem Kuchengitter abkühlen lassen.

Die Oopsies können nun ganz nach dem eigenem Geschmack mit Joghurt und Früchten, mit Aufstrichen, Käse oder anders herzhaft belegt werden.

TIPP

Oopsies eignen sich auch gut als Buns für Low Carb Burger und Sandwiches

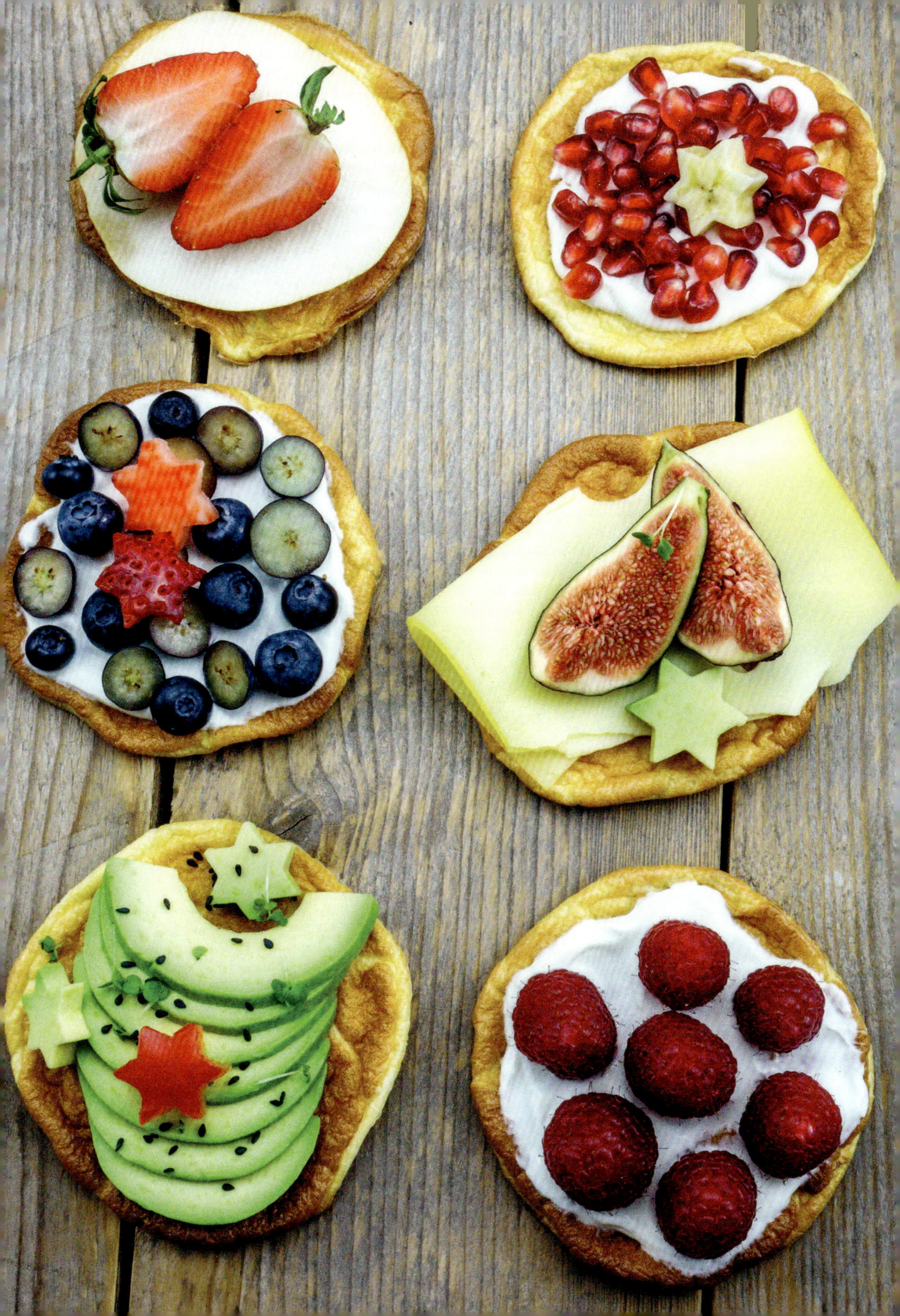

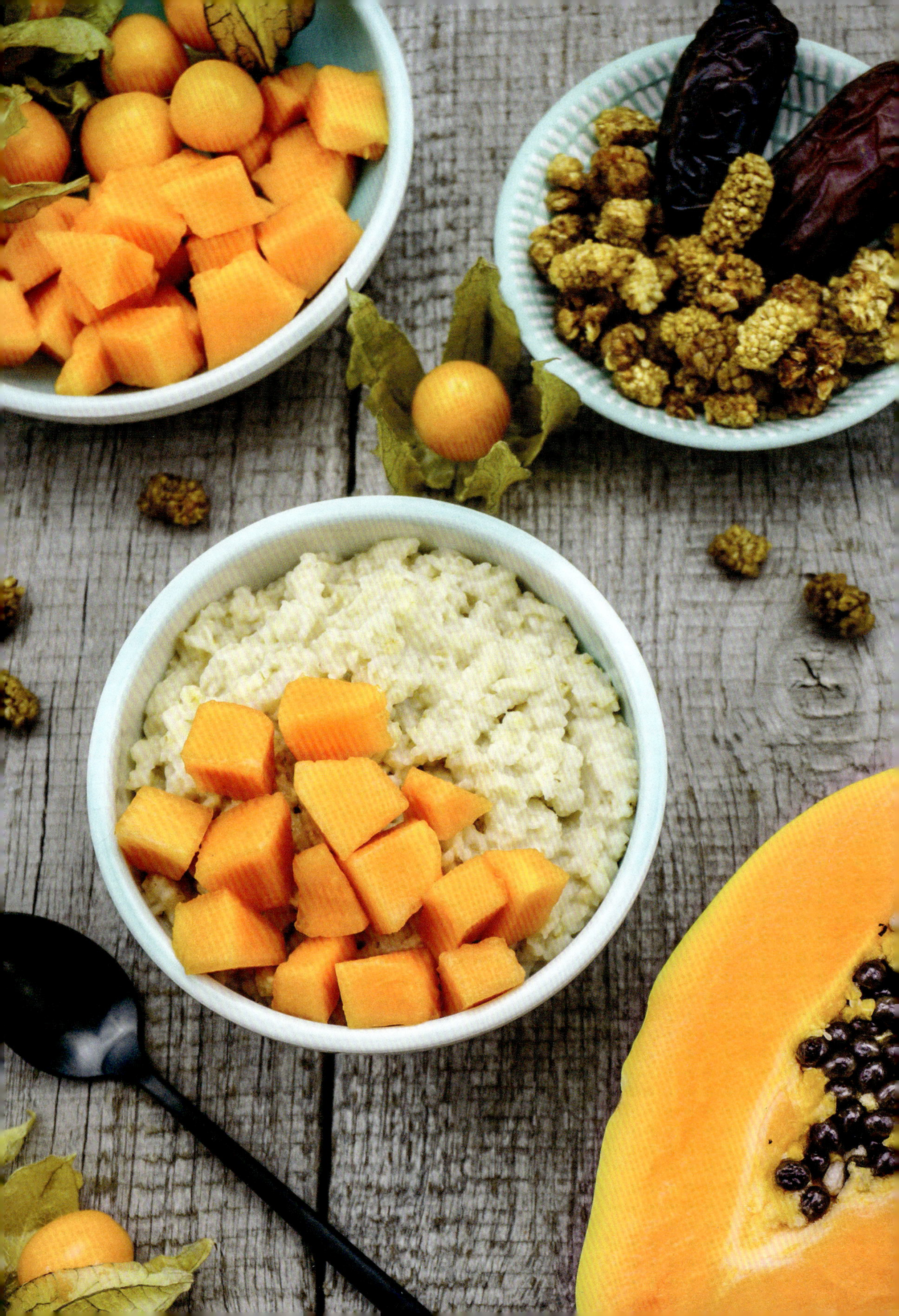

Overnight-Oats

mit Papaya

Zeit	Portionen	Kalorien	Eiweiß	Kohlenhydrate	Fett
10 min	1	231 kcal	8 g	35 g	6 g

30 g Haferflocken

100 ml Milch

50 g Papayafrucht-fleisch

4 Physalis

½ Medjool Dattel, entsteint

1 EL Maulbeeren, getrocknet

Das Grundrezept für die Zubereitung von Overnight-Oats ist sehr einfach, es besteht aus Haferflocken und Flüssigkeit, die im Verhältnis 1:2 gemischt werden • Das Ganze kann dann über Nacht einweichen.

Nach eigenem Belieben kann die Konsistenz der Overnight-Oats dann am Morgen noch einmal angepasst werden • Wer die Overnight-Oats cremiger mag, fügt vor dem Essen noch etwas Flüssigkeit hinzu und rührt alles noch einmal gut durch.

Das Papayafruchtfleisch in Würfel schneiden • Die Physalis von der Hülle befreien und kurz unter kaltem Wasser abspülen • Die Medjool Dattel in Stücke schneiden.

Die Overnight-Oats in ein Schälchen geben und Papaya, Physalis, Dattel und Maulbeeren darauf schichten.

TIPP

Für die Zubereitung von Overnight-Oats kannst du auch jede beliebige Pflanzenmilch, Wasser, Joghurt, Fruchtsaft oder Fruchtmus nehmen.

Obst-Bowl

für den natürlichen Energie-Schub

Zeit	Portionen	Kalorien	Eiweiß	Kohlenhydrate	Fett
10 min	1	194 kcal	3 g	42 g	1 g

70 g Erdbeeren

70 g Mangofrucht-fleisch

70 g Pampelmuse

70 g Birne

45 g Banane

40 g Kiwi

Erdbeeren waschen und abtropfen lassen, dann das Grüne entfernen und die Beeren halbieren • Banane schälen und in Scheiben schneiden • Pampelmuse filetieren und in Stücke schneiden.

Birne waschen, vierteln und das Kerngehäuse entfernen, dann in Stücke schneiden • Mango schälen und das Fruchtfleisch vom Kern schneiden, dann in kleine Würfel schneiden • Kiwi halbieren oder nach Belieben schälen und in Stücke schneiden.

Alle vorbereiteten Früchte portionsweise in einer Schüssel anrichten.

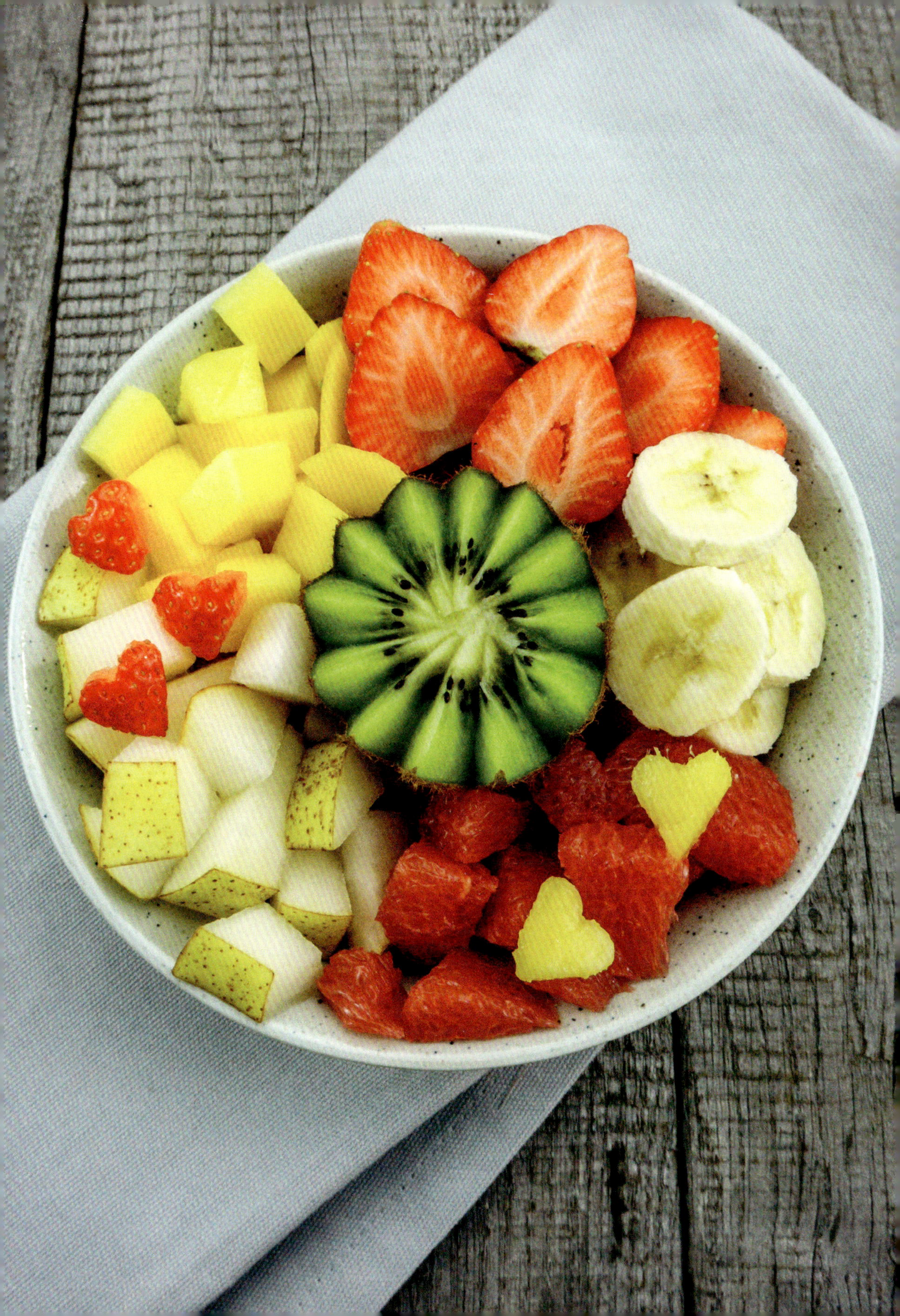

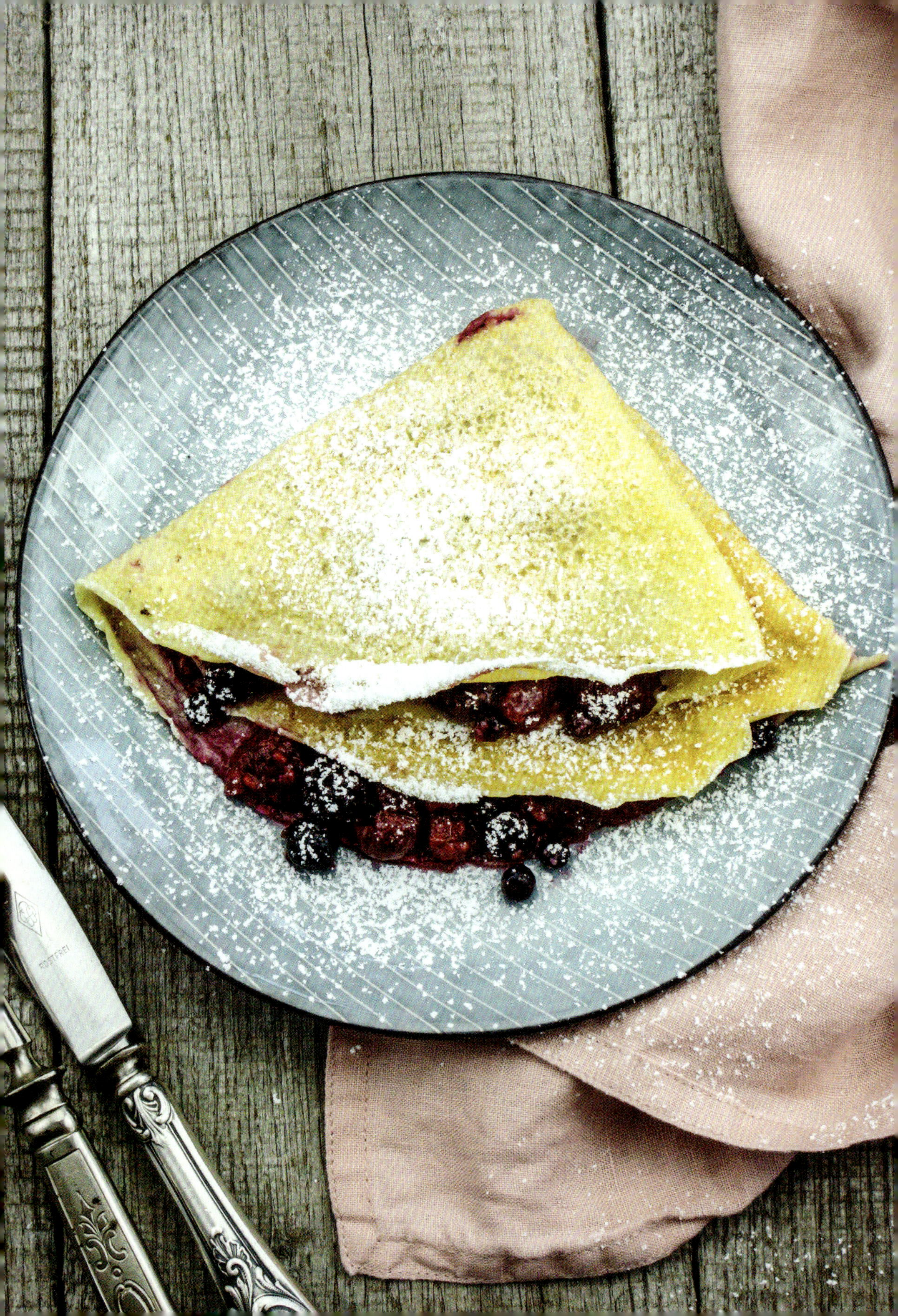
ROSTFREI

Low Carb Pfannkuchen

mit Beeren

Zeit	Portionen	Kalorien	Eiweiß	Kohlenhydrate	Fett
30 min	4	144 kcal	8 g	15 g	5 g

125 g Magerquark

1 Ei, Größe M

150 ml kohlensäure-haltiges Mineralwasser

60 g Dinkelmehl, Typ 1050

15 g Kokosmehl

1 EL Sonnenblumenöl

200 g Beeren, frisch oder tiefgekühlt

Puderxucker zum Bestäuben

Quark, Ei, Mineralwasser, Dinkel- und Kokosmehl in einer Schüssel zu einem glatten Teig verrühren • Eine große Pfanne erhitzen und mit Sonnenblumenöl ausstreichen • Eine Kelle Teig in die Pfanne geben, diesen durch Schwenken gleichmäßig verteilen und den Pfannkuchen bei kleiner Hitze mehrere Minuten backen, sobald er sich vom Pfannenböden lösen lässt, wenden.

Achtung: Unbedingt Geduld haben und die Pfannkuchen nur bei kleiner Hitze backen, sonst verbrennen sie oder gehen beim Wenden kaputt.

Mit dem restlichen Teig in der gleichen Weise verfahren • Die fertigen Pfannkuchen übereinander stapeln, so bleiben sie weich und trocknen nicht aus • Je nach Pfannengröße bekommt man aus dem Teig etwa 4 Low Carb Pfannkuchen.

Währenddessen die Pfannkuchen backen, die gewaschenen frischen Beeren mit etwas Wasser bzw. die gefrorene Beerenmischung in einen Topf geben und bei kleiner Hitze erwärmen • Jeweils etwas von den Beeren auf die fertigen Pfannkuchen geben und diese zusammenklappen • Pfannkuchen mit Puderxucker bestäuben und servieren.

TIPP

Am besten schmecken die Low Carb Pfannkuchen direkt aus der Pfanne mit warmen Beeren. Besonders am Wochenende sind sie die Sensation am Frühstückstisch.

Erdbeer-Quark

mit Chia- und Leinsamen

Zeit	Portionen	Kalorien	Eiweiß	Kohlenhydrate	Fett
5 min	1	425 kcal	23 g	23 g	26 g

FÜR DEN QUARK

100 g Erdbeeren, frisch oder tiefgefroren

200 g Quark (40 % Fett i. Tr.)

Agavendicksaft oder ein anderes Süßungsmittel

FÜR DAS TOPPING

1 EL Haferflocken

1 EL Heidelbeeren

2 Erdbeeren

1 TL Leinsamen, geschrotet

1 TL Chia-Samen

Frische Erdbeeren waschen und das Grüne entfernen • Gefrorene Erdbeeren auftauen lassen.

Erdbeeren in einen Mixbecher geben und mit dem Stabmixer fein pürieren • Erdbeeren und Quark in einer Schüssel mischen, bei Bedarf den Erdbeer-Quark mit Agavendicksaft oder einem anderen Süßungsmittel süßen.

Erdbeer-Quark in ein Schälchen geben und darauf die Haferflocken, Chia- und Leinsamen geben • Die zwei Erdbeeren für das Topping in Scheiben schneiden und mit den Heidelbeeren auf dem Erdbeer-Quark anrichten.

Wer vergessen hat, die Beeren rechtzeitig aus dem Gefrierschrank zu nehmen, kann diese auch mit etwas Wasser in einem kleinen Topf erwärmen • Mit einem leistungsstarken Mixer können die Erdbeeren natürlich auch einfach gefroren weiterverarbeitet werden.

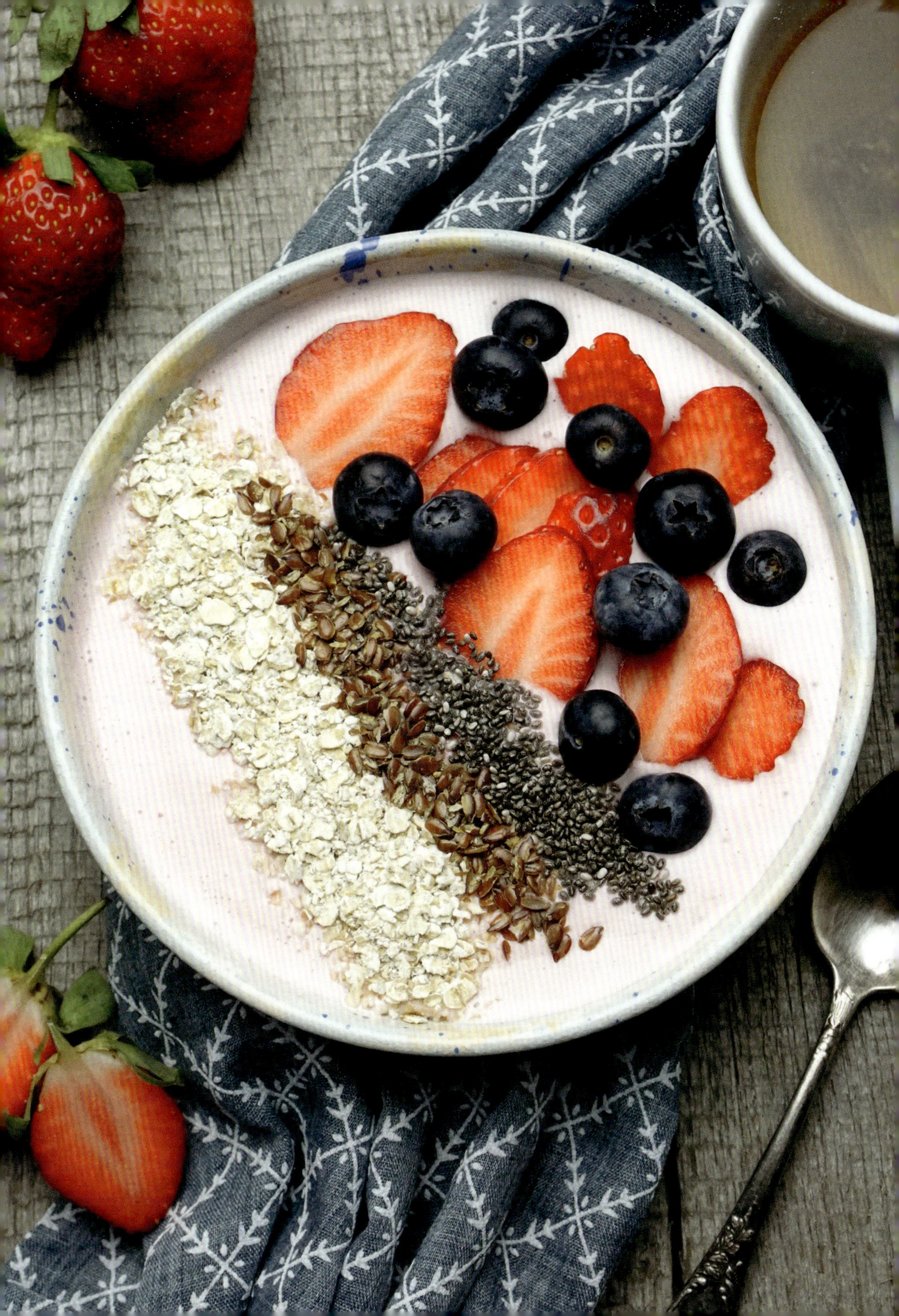

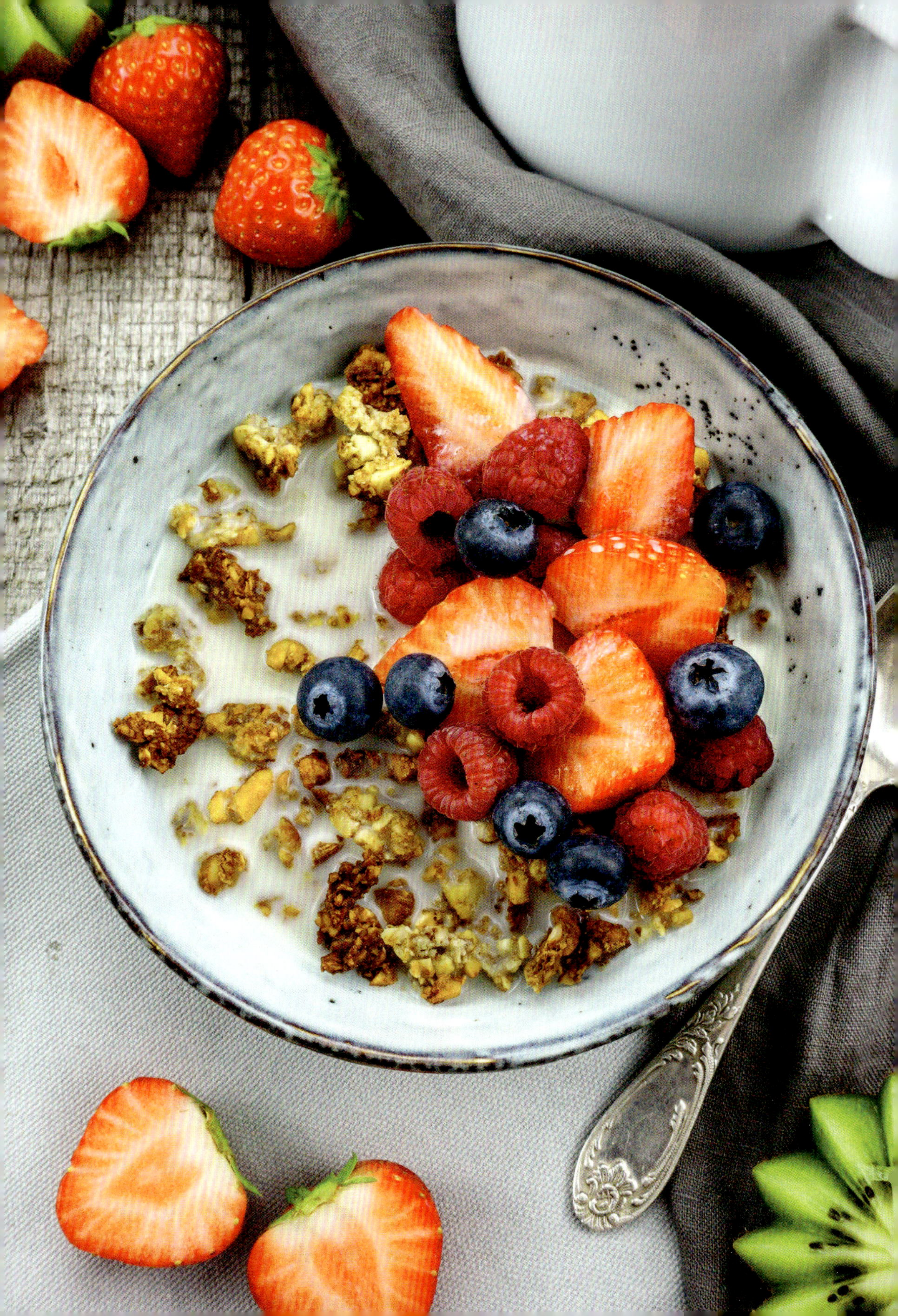

Müsli mit Beeren

und Milch

Zeit	Portionen	Kalorien	Eiweiß	Kohlenhydrate	Fett
5 min	1	374 kcal	15 g	21 g	25 g

50 g Nuss-Müsli (SIEHE REZEPT S.30)

200 ml Milch

1 EL Heidelbeeren

1 EL Himbeeren

2 EL Erdbeeren

Beeren waschen und abtropfen lassen • Erdbeeren vom Grün befreien und in Stücke schneiden • Müsli mit Milch und Beeren in ein Schälchen geben und servieren.

Himbeer-Quark

mit Früchten

Zeit	Portionen	Kalorien	Eiweiß	Kohlenhydrate	Fett
10 min	1	231 kcal	11 g	17 g	12 g

100 g Quark (40 % Fett i. Tr.)

60 g Himbeeren, frisch oder tiefgekühlt

20 g Granatapfelkerne

20 g Kakifruchtfleisch

60 g Beeren, gemischt

1 EL Maulbeeren, getrocknet

1 TL Kokosflocken

Himbeeren mit 2 EL Quark in einen Mixbecher geben und mit dem Stabmixer fein pürieren • Den restlichen Quark dann mit einem Löffel unterrühren und alles in eine Schüssel geben.

Die gemischten Beeren waschen und abtropfen lassen • Kaki in Stücke schneiden oder mit einem Ausstecher ausstechen • Beeren, Kaki, Granatapfelkerne, Kokosflocken und Maulbeeren auf dem Himbeer-Quark anrichten.

TIPP

Wer den Himbeer-Quark ohne die Kerne der Himbeeren genießen möchte, lässt die Beeren zuerst auftauen, püriert diese und gibt das Püree durch ein feines Sieb. Erst dann das feine Himbeermus mit dem Quark verrühren.

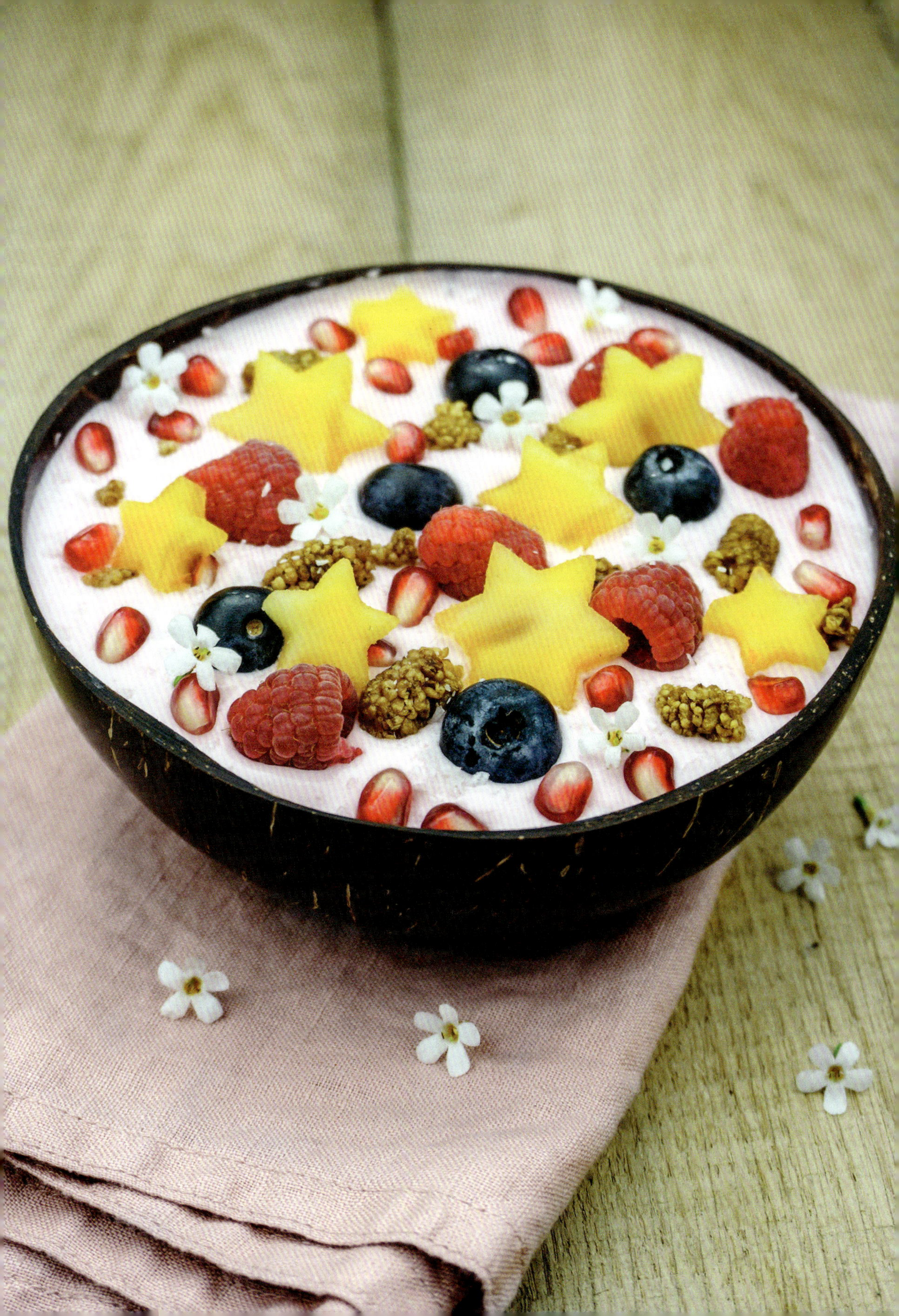

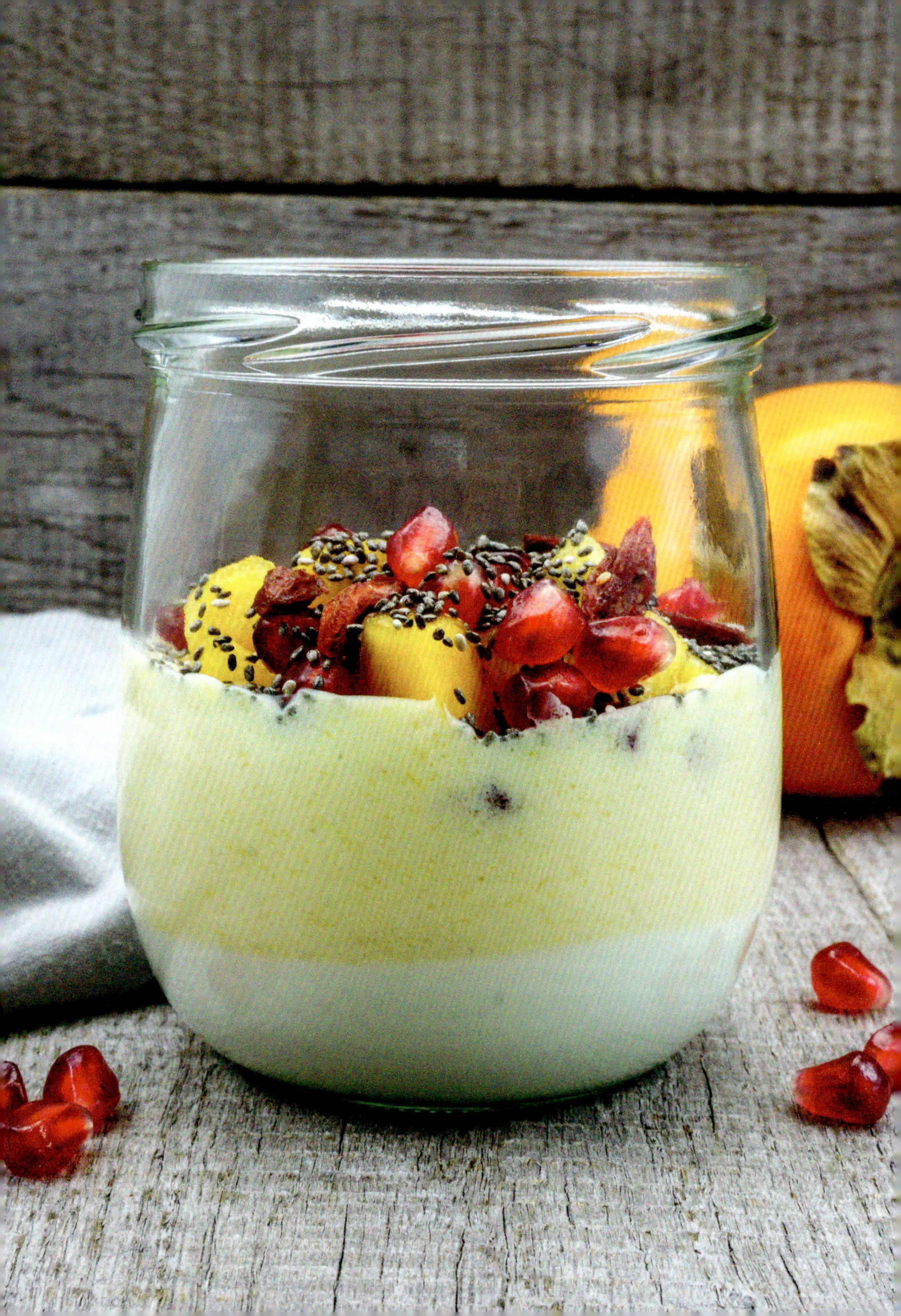

Kaki-Joghurt

mit Granatapfel

Zeit	Portionen	Kalorien	Eiweiß	Kohlenhydrate	Fett
10 min	1	192 kcal	9 g	26 g	5 g

150 g Joghurt, natur

½ Kaki

1 TL Chia-Samen

1 EL Granatapfelkerne

1 EL Goji-Beeren, getrocknet

Agavendicksaft oder ein anderes Süßungsmittel

Kaki schälen und in Stücke schneiden • Die Hälfte der Kakistücke mit dem Joghurt in einen Mixbecher geben und mit dem Stabmixer fein pürieren • Kaki-Joghurt nach Belieben noch etwas süßen, dann in ein Glas füllen und die restlichen Kakistücke, Granatapfelkerne, Chia-Samen und Goji-Beeren darauf anrichten.

Quark-Bowl

mit Früchten und Müsli

Zeit	Portionen	Kalorien	Eiweiß	Kohlenhydrate	Fett
5 min	1	379 kcal	19 g	17 g	24 g

150 g Quark (40 % Fett i. Tr.)

10 g Dattelsirup oder ein anderes Süßungsmittel

10 g Nuss-Müsli (SIEHE REZEPT S.30)

1 EL Chia-Samen

1 EL Heidelbeeren, frisch oder tiefgekühlt

1 EL Himbeeren, frisch oder tiefgekühlt

1 EL Brombeeren, frisch oder tiefgekühlt

Quark mit Dattelsirup in einer Schale mischen • Frische Früchte waschen und abtropfen lassen • Müsli, Chia-Samen und Früchte auf dem Quark anrichten.

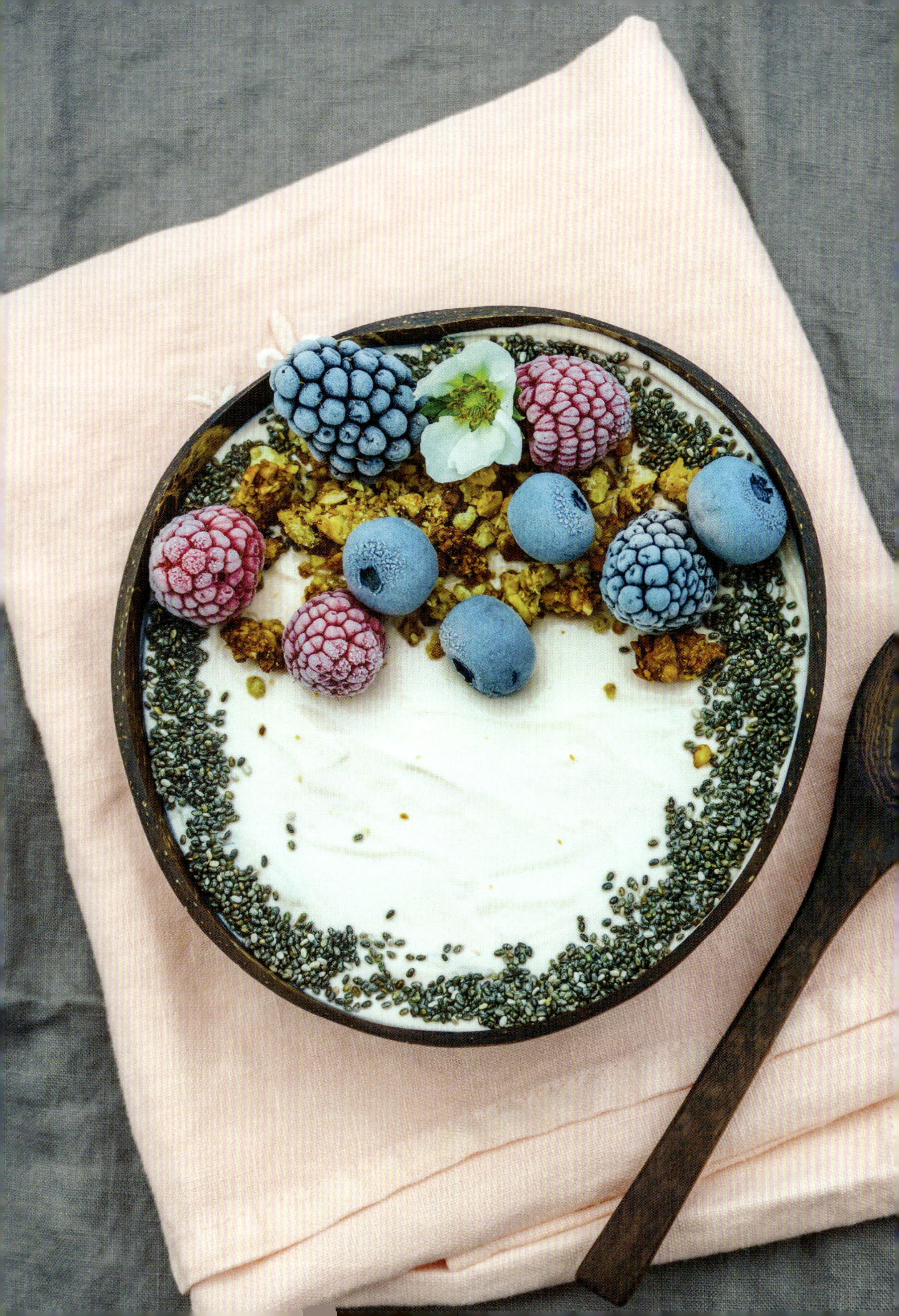

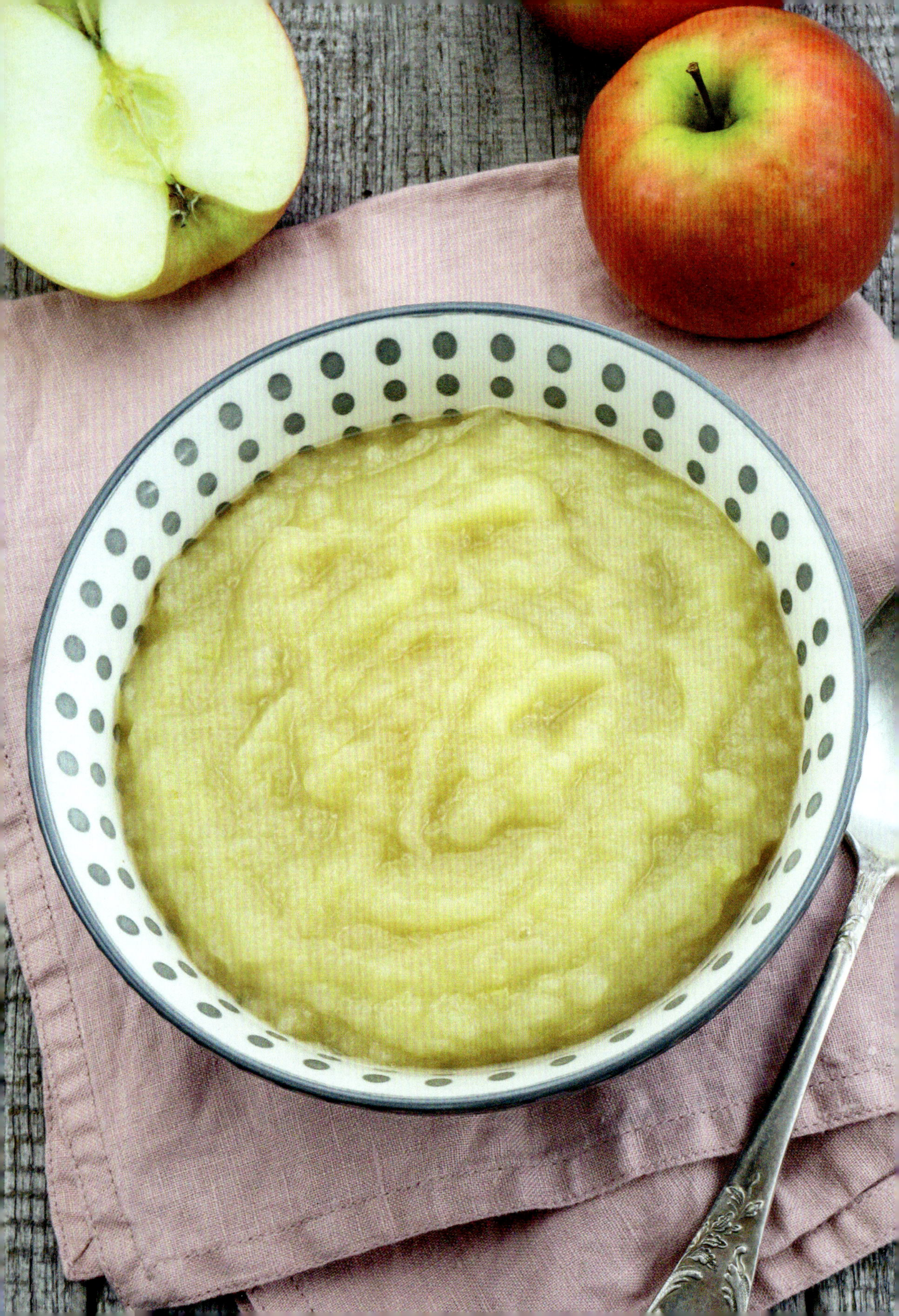

Schnelles Apfelmus

gesünder geht es nicht

Zeit	Portionen	Kalorien	Eiweiß	Kohlenhydrate	Fett
20 min	2	122 kcal	1 g	29 g	0 g

400 g Äpfel

1 TL Zitronensaft, frisch gepresst

Xucker oder ein anderes Süßungsmittel bei Bedarf

Äpfel vierteln, schälen und das Kerngehäuse entfernen • Äpfel in Stücke schneiden und in einem Topf mit Wasser und Zitronensaft für 5-10 Minuten bei geschlossenem Deckel weich kochen.

Die Apfelstücke dann in einen Mixbecher geben und mit dem Stabmixer fein pürieren • Wer sein Apfelmus etwas flüssiger mag, fügt noch etwas Wasser hinzu und mixt noch einmal kurz durch • Apfelmus nach Belieben mit Xucker oder einem anderen Süßungsmittel süßen, ist bei den meisten Äpfeln aber oft nicht notwendig, da diese von Natur aus sehr süß sind.

TIPP

Das Apfelmus kann mit Vanille, Zimt, Sternanis und auch mit anderen Früchten verfeinert werden.

Birne auf Quark

Seelenfutter

Zeit	Portionen	Kalorien	Eiweiß	Kohlenhydrate	Fett
20 min	2	268 kcal	8 g	18 g	18 g

FÜR DIE BIRNEN

200 g Birnen

1 EL Kokosöl

1 Sternanis

1 TL Zimt

1 Prise Fünf-Gewürze-Pulver

1 TL Zitronensaft, frisch gepresst

Zitronenzesten, frisch gerieben

Puderxucker zum Bestreuen

1 Stängel Basilikum oder Minze zum Dekorieren

FÜR DEN QUARK

100 g Quark (40 % Fett i. Tr.)

50 g Frischkäse (Doppelrahmstufe)

1 TL Agavendicksaft oder ein anderes Süßungsmittel

1 TL Zitronensaft, frisch gepresst

Birnen waschen und vierteln, das Kerngehäuse entfernen und Birnen in kleine Würfel schneiden • Kokosöl in einem Topf erhitzen und die Birnen dazugeben • Birnen unter Rühren anschwitzen • Zitronensaft und -zesten, Sternanis, Zimt und Fünf-Gewürze-Pulver dazugeben und alles bei kleiner Hitze 10-15 Minuten köcheln lassen.

Währenddessen in einer Schüssel Quark, Frischkäse, Agavendicksaft und Zitronensaft mischen • Quarkmischung in zwei Gläser füllen • Die warmen Birnenstücke dann zum Quark geben, nach Belieben mit Basilikum oder Minze dekorieren und mit Puderxucker bestreuen.

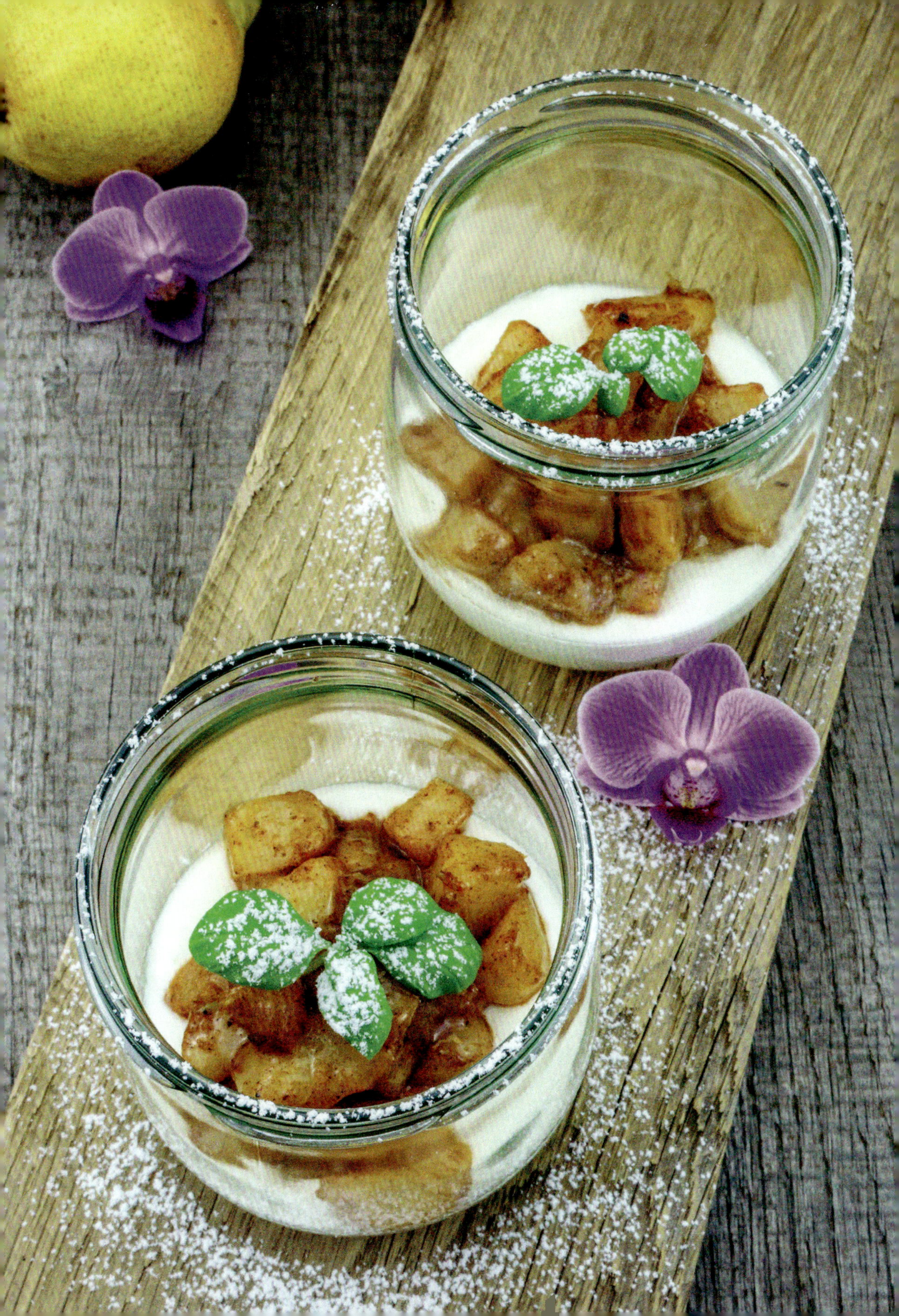

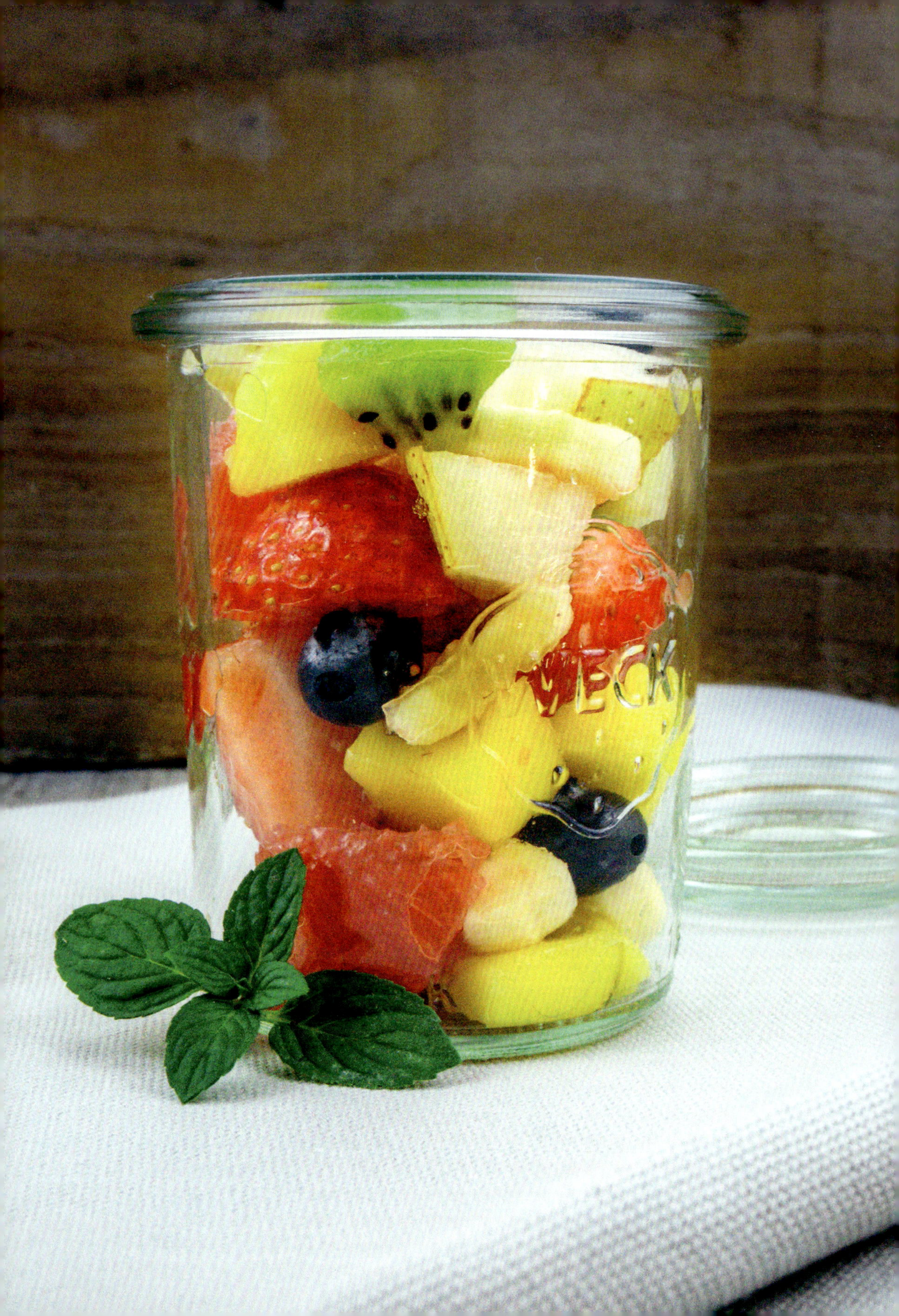

Kleiner Obstsalat

ein Glas voll Vitamine

Zeit	Portionen	Kalorien	Eiweiß	Kohlenhydrate	Fett
5 min	2	64 kcal	1 g	13 g	0 g

1 Kiwi

50 g Erdbeeren

10 g Heidelbeeren

30 g Birne

30 g Mango

25 g Banane

30 g Pampelmuse

Kiwi schälen und in Stücke schneiden • Erdbeeren waschen und das Grüne entfernen, dann in Stücke schneiden • Heidelbeeren waschen und abtropfen lassen • Birne waschen, vierteln und das Kerngehäuse entfernen, dann in Stücke schneiden.

Mango schälen und das Fruchtfleisch in Stücke schneiden • Banane schälen und in Stücke schneiden • Pampelmuse filetieren und das Fruchtfleisch in Stücke schneiden.

Alle vorbereiteten Zutaten in eine Schüssel geben und mit einem Löffel durchrühren • Obstsalat in zwei Gläser füllen und verschlossen bis zum Verzehr kalt stellen.

TIPP

Ein Obstsalat passt prima zum Frühstück oder als Dessert zum Mittagessen, kann aber auch mal als kleiner Snack am Vormittag gegessen werden.

VEGETARISCH

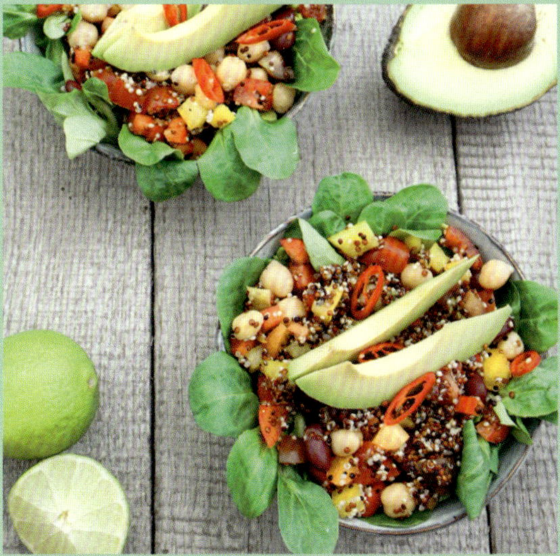
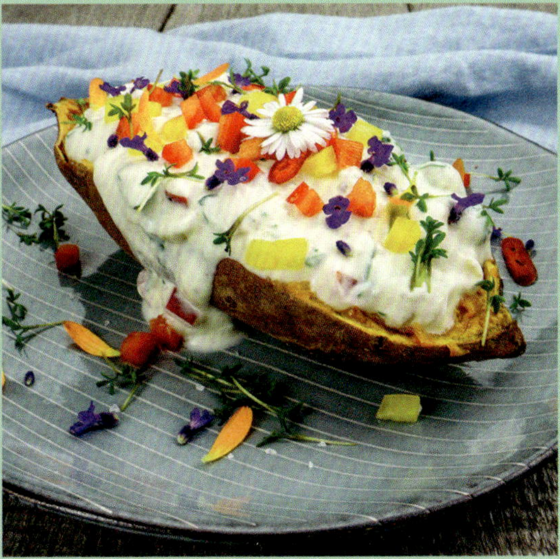
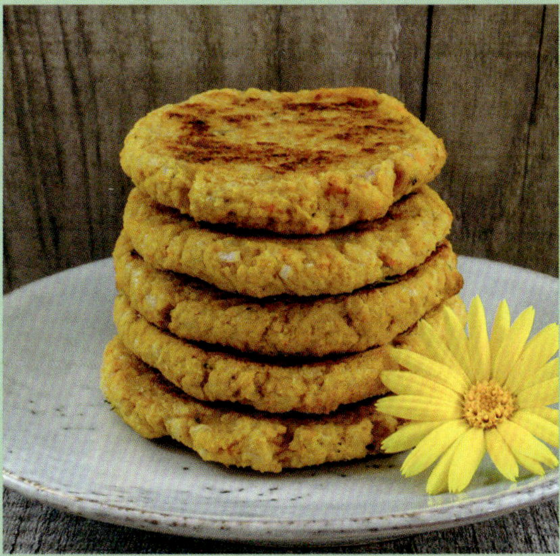
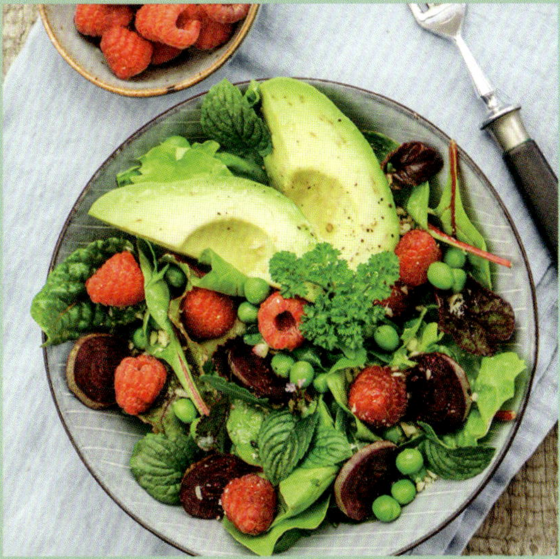
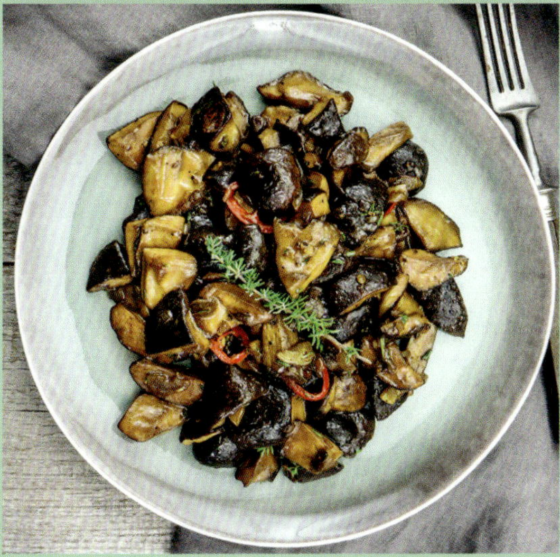
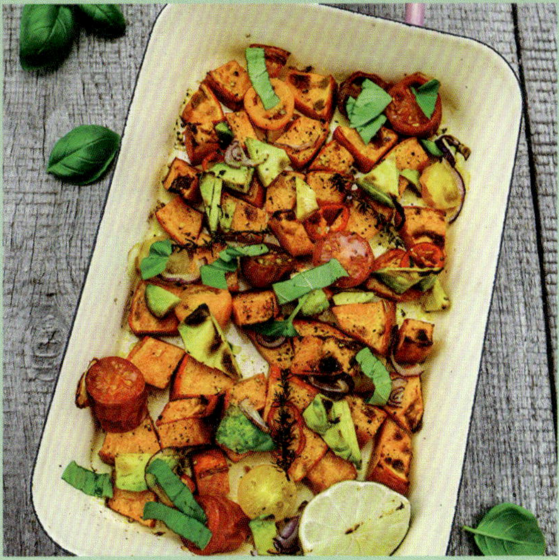

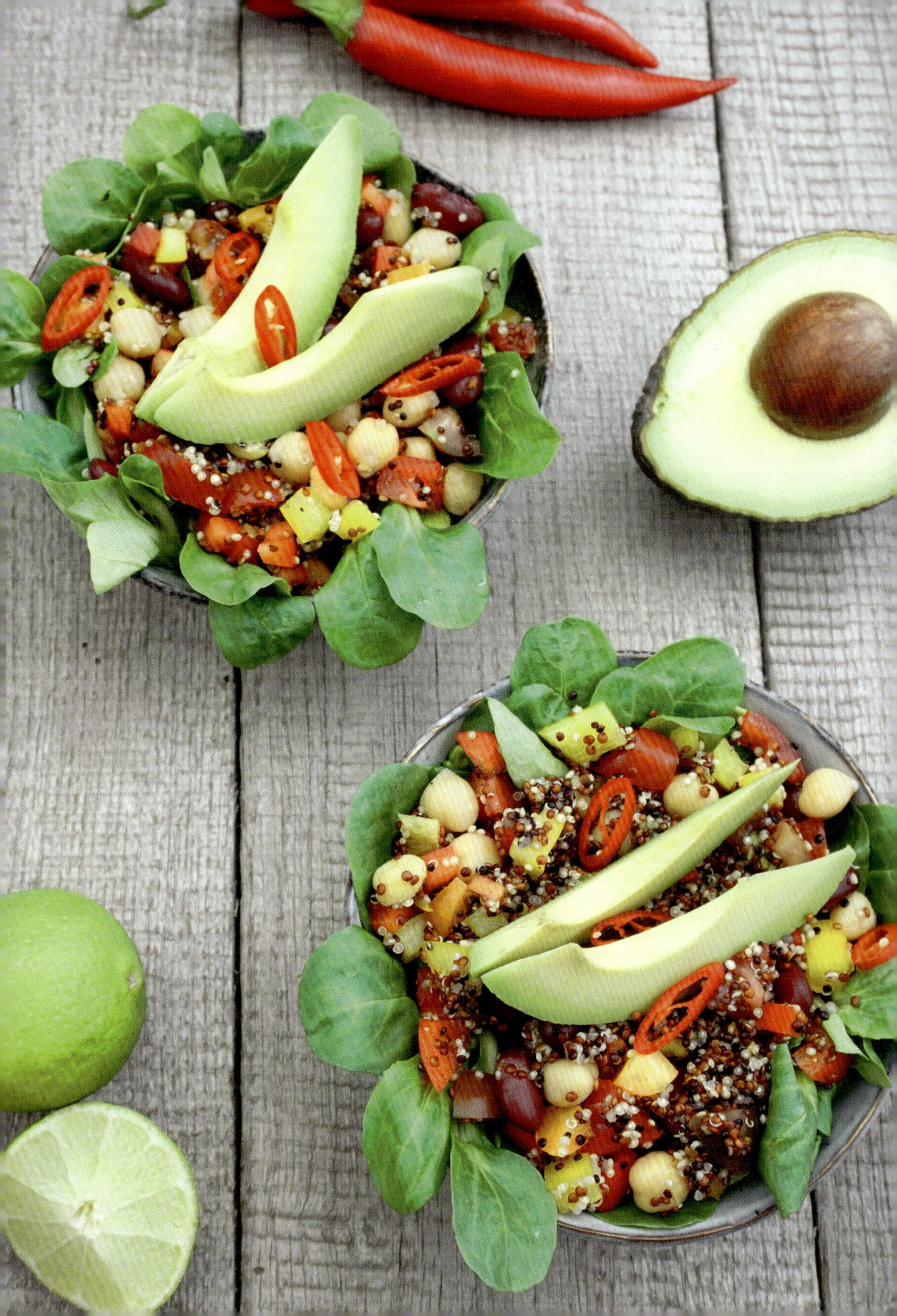

Mexikanischer Quinoasalat

mit Avocado und Kichererbsen

Zeit	Portionen	Kalorien	Eiweiß	Kohlenhydrate	Fett
15 min	2	272 kcal	8 g	31 g	12 g

70 g Quinoa, bunt

60 g Avocadofrucht-fleisch

50 g Kidneybohnen, aus der Dose

50 g Kichererbsen, aus der Dose

60 g Tomaten

30 g Paprika, rot

30 g Paprika, gelb

20 g Feldsalat

etwas Chilischote

etwas Limettensaft, frisch gepresst

1 EL Olivenöl

1 Stängel Koriander

Meersalz

Pfeffer

Quinoa in ein feines Sieb geben und die Körnchen unter fließendem Wasser abspülen - so werden die Bitterstoffe herausgespült • Quinoa in einem Topf mit Wasser bedeckt 8-10 Minuten bissfest kochen, abgießen und kurz im warmen Topf ausdampfen lassen • Olivenöl und etwas Limettensaft zum Quinoa geben, mit Salz und Pfeffer würzen und gut durchrühren.

Kidneybohnen und Kichererbsen in einem Sieb mit kaltem Wasser abspülen und gut abtropfen lassen • Feldsalat waschen und abtropfen lassen • Paprika in kleine Würfel schneiden • Tomaten waschen und klein schneiden • Chilischote in dünne Ringe schneiden.

Koriander waschen und trocken schütteln, dann die Blätter abzupfen • Avocado halbieren und den Kern entfernen, dann das Fruchtfleisch aus der Schale lösen und in dünne Spalten schneiden • Avocadostücke mit Limettensaft beträufeln.

Quinoa, Kidneybohnen, Kichererbsen, Tomaten, Paprika und etwas Chilischote in eine Schüssel geben und durchmischen • Den Salat mit Salz und Pfeffer würzen und noch einmal durchrühren.

Zwei Schälchen mit Feldsalat auslegen und den Quinoasalat hineingeben • Die Avocadostücke darauf verteilen und mit Korianderblättern dekorieren.

Bunte Beete Salat

mit Pinienkernen und Minze

Zeit	Portionen	Kalorien	Eiweiß	Kohlenhydrate	Fett
10 min	1	155 kcal	2 g	7 g	13 g

75 g Bunte Beete

1 EL Kresse

1 EL Olivenöl

1 TL Pinienkerne

1 Stängel Minze

Die bunten Rüben schälen und in dünne Scheiben schneiden • Am besten mit Einmalhandschuhen arbeiten, damit die Finger nicht verfärben • Die Scheiben auf einem Teller anrichten und mit Olivenöl beträufeln.

Minze waschen und trocken schütteln, dann die Blätter abzupfen und zusammen mit Kresse über die bunten Scheiben geben • In einer Pfanne ohne Fett die Pinienkerne goldbraun anrösten und warm über den Salat geben.

TIPP

Die bunten Rüben enthalten eine Vielzahl an wertvollen Inhaltsstoffen, wie die Vitamine A, C, B und Folsäure und können u.a. auch den Fettstoffwechsel optimieren.

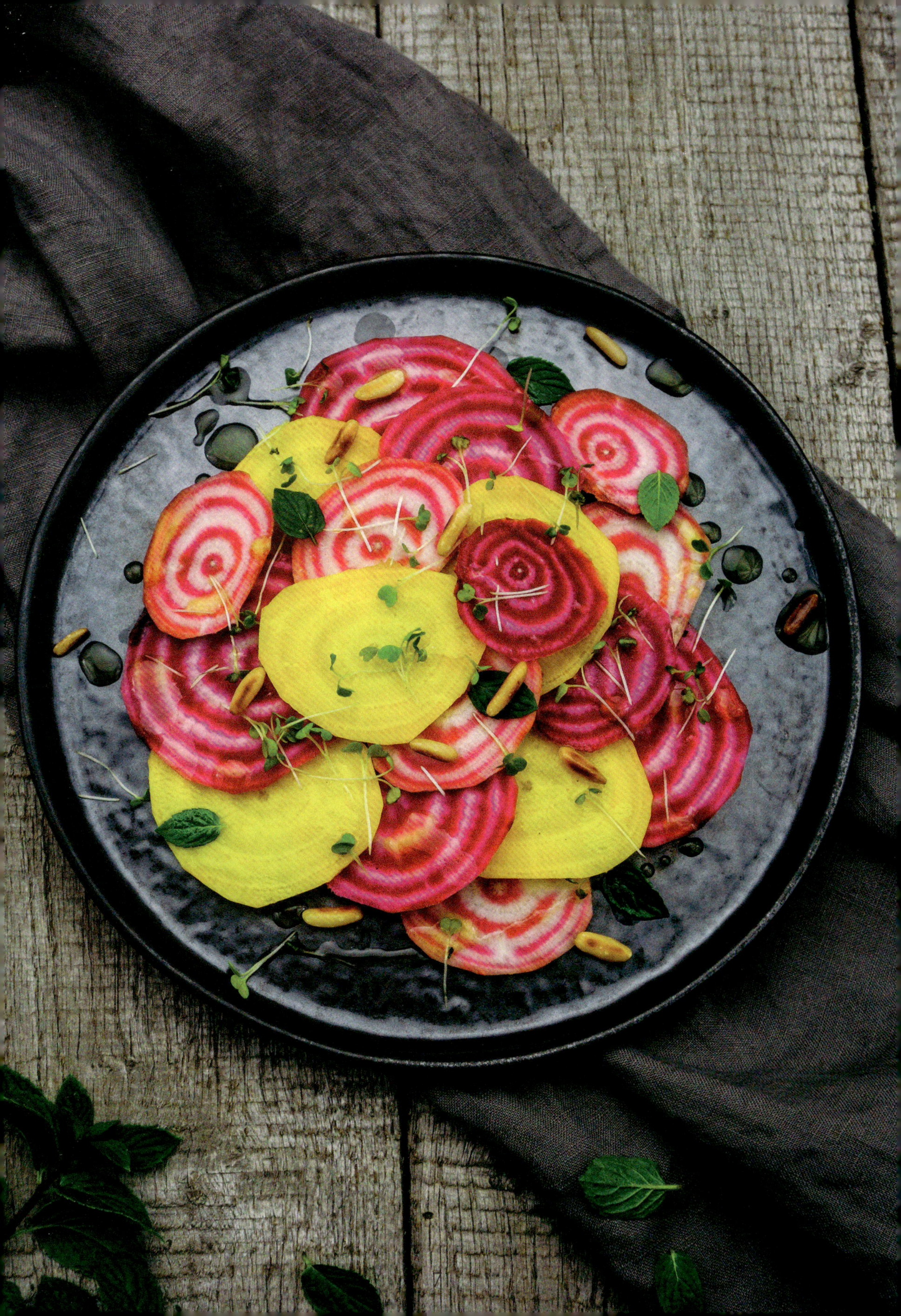

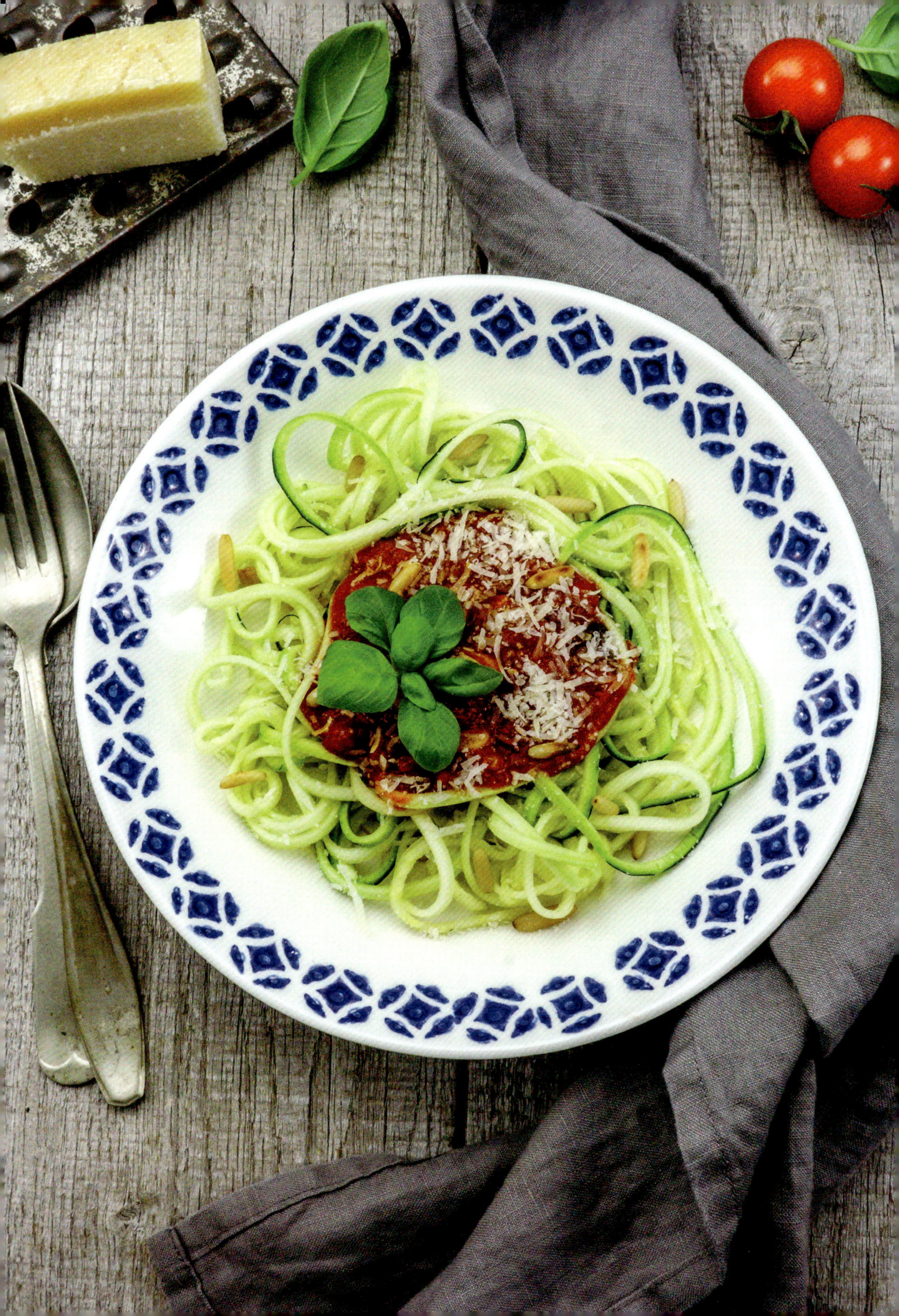

Zucchinispaghetti

mit hausgemachter Tomatensauce

Zeit	Portionen	Kalorien	Eiweiß	Kohlenhydrate	Fett
10 min	1	349 kcal	13 g	11 g	28 g

FÜR DIE ZUCCHINISPAGHETTI

Zucchini, etwa 130 g

1 EL Olivenöl

1 EL Pinienkerne

20 g Parmesan*

1 Stängel Basilikum

Meersalz

Pfeffer

UND DAZU

1 Portion selbstgemachte Tomatensauce (SIEHE REZEPT S.116)

Zucchini waschen und trocknen, dann die Enden abschneiden und mit dem Spiralschneider lange, dünne Zucchininudeln herstellen • Basilikum waschen und trocken schütteln, dann die Blätter vom Stiel zupfen • Parmesan fein reiben.

Pinienkerne in einer Pfanne ohne Fett goldbraun anrösten, dann herausnehmen und beiseite stellen • Olivenöl und die Zucchinispaghetti in die Pfanne geben, mit Salz und Pfeffer würzen und unter Rühren für 2-3 Minuten erhitzen • Tomatensauce nach Belieben separat erhitzen oder dann direkt mit in die Pfanne geben und alles durchrühren.

Die Zucchinispaghetti mit Tomatensauce auf einem Teller anrichten und mit Pinienkernen, Parmesan und Basilikum bestreuen.

*Hinweis für Vegetarier: Beim Einkauf bitte einen vegetarischen Parmesan wählen.

TIPP

Zucchinispaghetti sind eine tolle Alternative zur Pasta aus Getreide und von Natur aus glutenfrei.

Gratinierter Kürbis

mit Avocado

Zeit	Portionen	Kalorien	Eiweiß	Kohlenhydrate	Fett
25 min	1	362 kcal	5 g	30 g	23 g

- 200 g Hokkaido Kürbis
- 75 g Cherrytomaten, bunt
- 20 g Zwiebel, rot
- 20 g Avocadofruchtfleisch
- 2 EL Olivenöl
- ½ Limette
- 2 Stängel Basilikum
- 1 Stängel Thymian
- ¼ Chilischote
- Meersalz
- Pfeffer

Kürbis waschen und trocknen, dann halbieren und mit einem Löffel die Kerne entfernen • Kürbis ungeschält in kleine Würfel schneiden.

Tomaten waschen und halbieren • Avocado aus der Schale lösen und in Würfel schneiden • Zwiebel schälen und in Ringe schneiden.

Kräuter waschen und trocken schütteln, die Blätter vom Basilikum abzupfen und hacken • Chilischote in Ringe schneiden.

Kürbis in eine Schüssel geben und mit Olivenöl beträufeln • Kürbis mit Salz und Pfeffer würzen, alles durchmischen und in eine Auflaufform geben • Kürbis im vorgeheizten Backofen bei 160°C Umluft 10 Minuten garen.

Die Auflaufform dann herausnehmen und Tomaten, Avocado, Chilischote, Zwiebel und Thymian dazugeben • Alles mit Salz und Pfeffer würzen, etwas Limettensaft darüber träufeln und das Ganze für weitere 5 Minuten bei Grillfunktion im Ofen garen.

Den gratinierten Kürbis dann aus dem Ofen nehmen, mit Basilikum bestreuen und servieren.

TIPP

Dazu passt frisch gemachter Blumenkohlreis besonders gut.

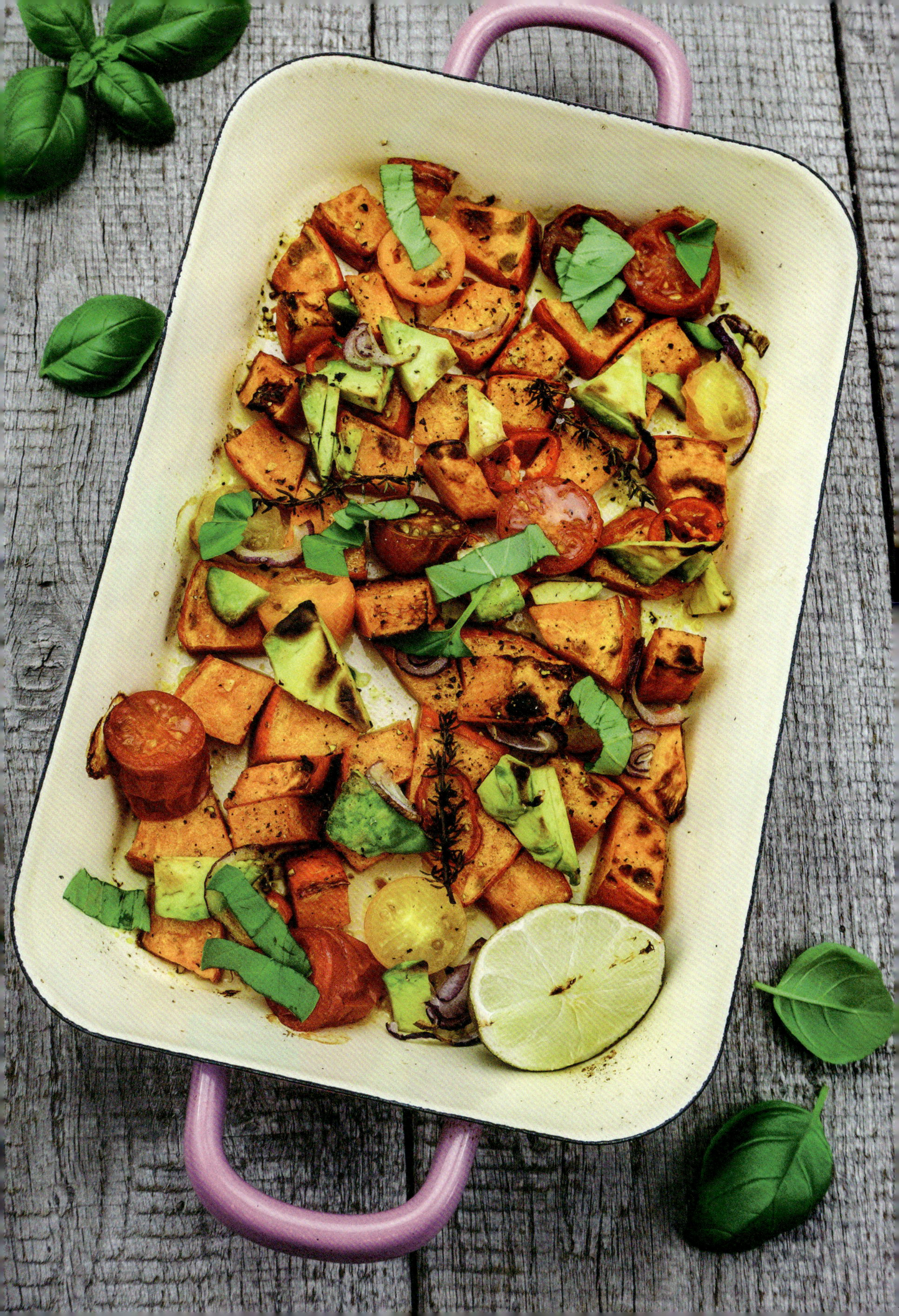

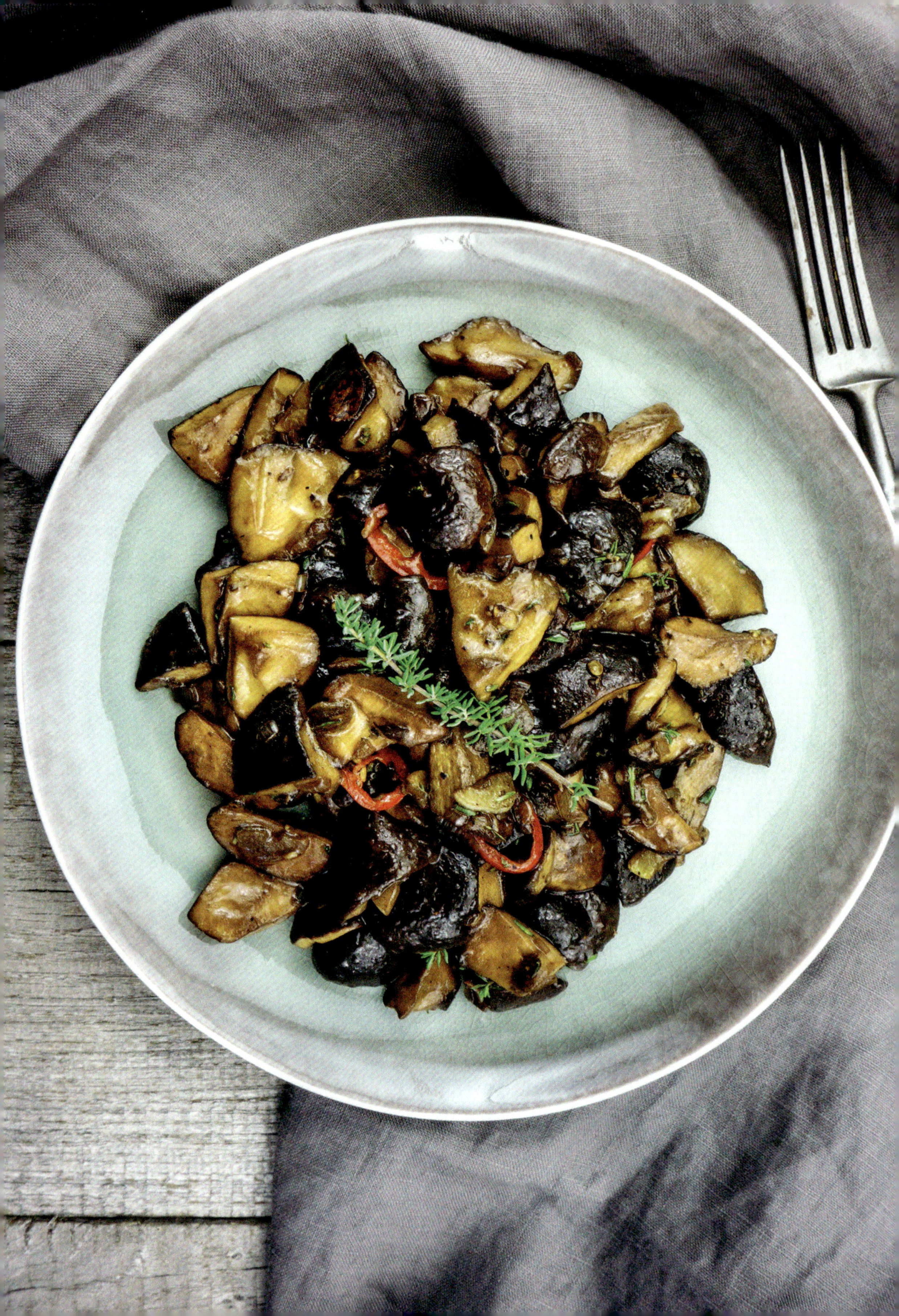

Pilzpfanne

aus köstlichen Waldpilzen

Zeit	Portionen	Kalorien	Eiweiß	Kohlenhydrate	Fett
25 min	1	175 kcal	14 g	5 g	10 g

500 g Pilze, frisch (Maronen oder Steinpilze, alternativ Champignons)

1 Schalotte

1 Knoblauchzehe

¼ Chilischote

1 Stängel Thymian

1 Stängel Rosmarin

1 EL Olivenöl

Meersalz

Pfeffer

Pilze mit einer weichen Bürste oder einem feuchten Tuch putzen und den Pilzschwamm an der Unterseite entfernen • Pilze dann in Stücke schneiden.

Schalotte schälen und fein würfeln • Knoblauch schälen und in dünne Scheiben schneiden • Chilischote in Ringe schneiden, die Kerne dabei entfernen • Thymian und Rosmarin waschen und trocken schütteln, dann die Blätter abzupfen und fein hacken.

Olivenöl in der Pfanne erhitzen und Pilze mit Schalotte und Knoblauch anbraten • Chilischote und Kräuter dazugeben, alles durchmischen und bei mittlerer Hitze 8-10 Minuten braten • Pilzpfanne mit Salz und Pfeffer abschmecken.

TIPP

Dazu passt ein Spiegelei oder eine Scheibe Low Carb Brot prima, aber auch zum Fleisch ist es eine köstliche Beilage.

Süßkartoffel Pommes

mit Dip

Zeit	Portionen	Kalorien	Eiweiß	Kohlenhydrate	Fett
30 min	2	251 kcal	4 g	36 g	9 g

FÜR DIE POMMES

1 Süßkartoffel

1 EL Olivenöl

2 Stängel Rosmarin

FÜR DEN DIP

75 g Joghurt, griechischer Art

etwas Limettensaft, frisch gepresst

1 Stängel Petersilie

UND AUSSERDEM

Meersalz

Pfeffer

Die Süßkartoffel schälen und in gleichmäßige Stifte schneiden • Rosmarin waschen und trocken schütteln, dann die Blätter abzupfen und fein hacken • Olivenöl, Rosmarin und etwas Salz und Pfeffer in einer großen Schüssel mischen und die Pommes darin schwenken • Pommes auf einem mit Backpapier ausgelegten Backblech verteilen und im vorgeheizten Backofen bei 180°C 15-20 Minuten backen.

Währenddessen für den Dip die Petersilie waschen, trocken schütteln und die Blätter fein hacken • Joghurt, Petersilie und etwas frisch gepressten Limettensaft in einem Schälchen verrühren und mit Salz und Pfeffer würzen.

Die fertigen Süßkartoffel Pommes aus dem Ofen nehmen und mit dem Dip zusammen servieren.

TIPP

Eine Süßkartoffel in Bio Qualität kann auch, gründlich gewaschen, ungeschält zu leckeren Pommes verarbeitet werden.

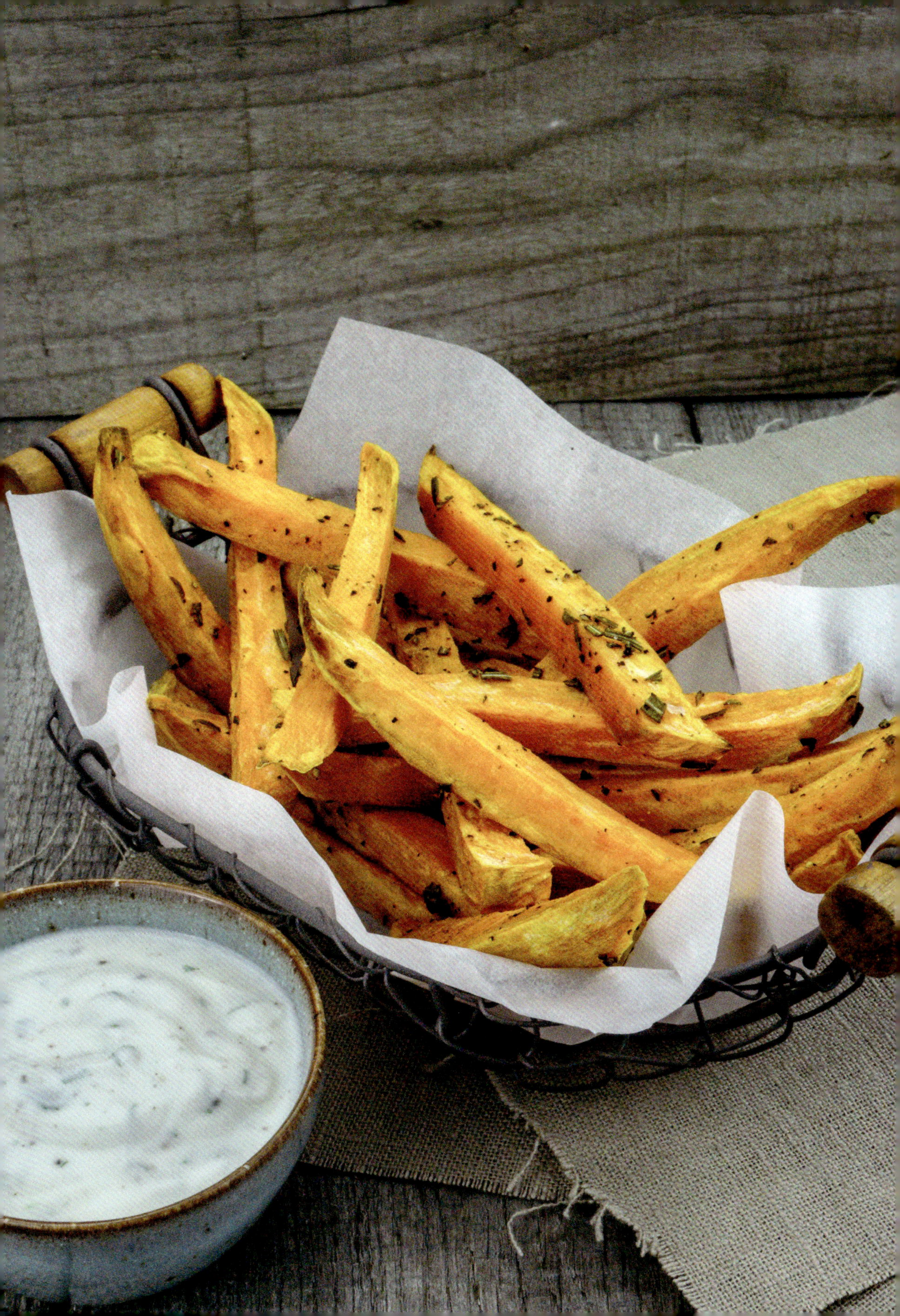

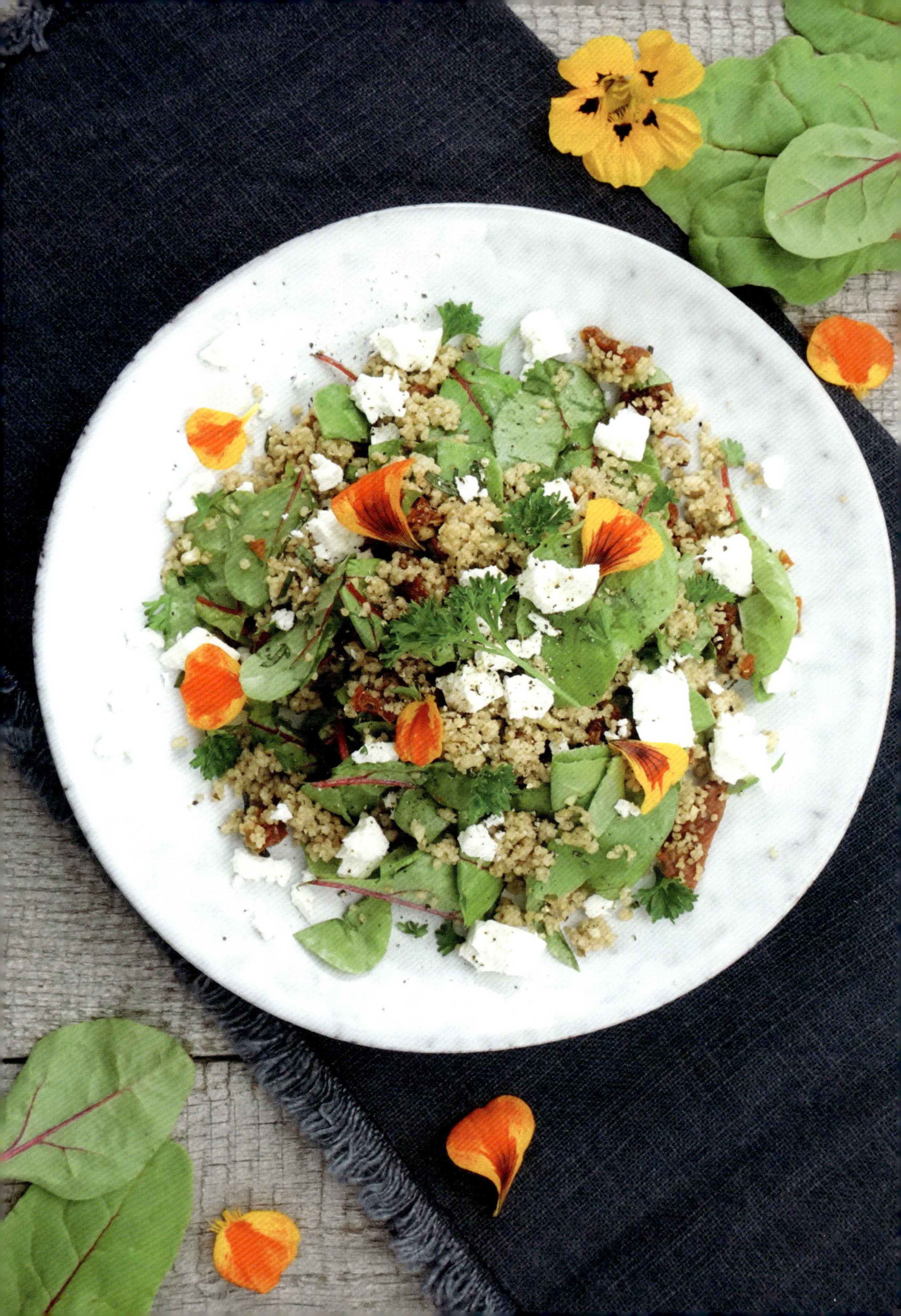

Couscous-Salat

mit Mangold, getrockneten Tomaten und Feta

Zeit	Portionen	Kalorien	Eiweiß	Kohlenhydrate	Fett
15 min	1	477 kcal	18 g	50 g	21 g

100 g Mangold

60 g Couscous

50 g Tomaten, getrocknet und in Öl

30 g Feta

10 g Cashewkerne

1 EL Olivenöl

1 EL Zitronensaft, frisch gepresst

1 Stängel Petersilie

1 TL Ras el hanout

Meersalz

Pfeffer

Couscous nach Packungsanleitung mit kochendem Wasser übergießen und ziehen lassen • Couscous zwischendurch mit der Gabel durchmischen und auflockern.

Mangold waschen und trocken schütteln, zu lange Stiele entfernen, große Blätter klein zupfen • Tomaten in Stücke schneiden • Cashewkerne fein hacken • Petersilie waschen und trocken schütteln, dann die Blätter abzupfen und hacken.

Couscous, Mangold, Tomaten, Cashewkerne und Petersilie in eine Salatschüssel geben • Olivenöl, Zitronensaft, Ras el hanout, Salz und Pfeffer dazugeben und alles durchmischen.

Couscous-Salat auf einem Teller anrichten • Feta in der Hand zerbröseln und über den Salat geben • Salat nach Belieben mit essbaren Blütenblättern dekorieren.

TIPP

Mangold enthält viele Mineralstoffe, Vitamine und Spurenelemente. Die Gemüsepflanze kann zudem die Konzentration fördern und Nervosität dämpfen.

Süßkartoffelsalat

mit Mangold

Zeit	Portionen	Kalorien	Eiweiß	Kohlenhydrate	Fett
30 min	2	390 kcal	7 g	36 g	22 g

250 g Süßkartoffel
200 g Tomaten
50 g Paprika
30 g Mangold
1 Frühlingszwiebel
30 g Feta
20 g Gewürzgurken
2 Stängel Koriander
1 Stängel Oregano
1 Stängel Petersilie
4 EL Olivenöl
1 EL Apfelessig
Meersalz
Pfeffer

Süßkartoffel schälen und in kleine Würfel schneiden • Süßkartoffelwürfel in einer Schüssel mit 2 EL Olivenöl und etwas Salz schwenken, dann auf ein mit Backpapier ausgelegtes Backblech geben und im vorgeheizten Backofen bei 160°C etwa 10-15 Minuten garen.

Währenddessen die Tomaten waschen und in Stücke schneiden • Mangold waschen und zu große Blätter in Stücke zupfen • Paprika in kleine Würfel schneiden • Frühlingszwiebel putzen und in Ringe schneiden • Gewürzgurken in Stücke schneiden • Alles in eine Salatschüssel geben.

Kräuter waschen und trocken schütteln, dann die Blätter abzupfen • Petersilie und die Hälfte vom Koriander fein hacken.

Für das Dressing die gehackten Kräuter mit 2 EL Olivenöl, 1 EL Apfelessig, etwas Salz und Pfeffer in einer Schüssel mischen • Das Dressing zum Salat geben und alles durchmischen.

Süßkartoffelstücke aus dem Ofen nehmen und kurz etwas abkühlen lassen, dann zum Salat geben • Feta in der Hand zerbröseln und zum Salat geben • Süßkartoffelsalat auf zwei Teller geben und die restlichen Kräuter darüberstreuen.

TIPP

Der Salat schmeckt sowohl mit warmen Süßkartoffelstücken als auch kalt.

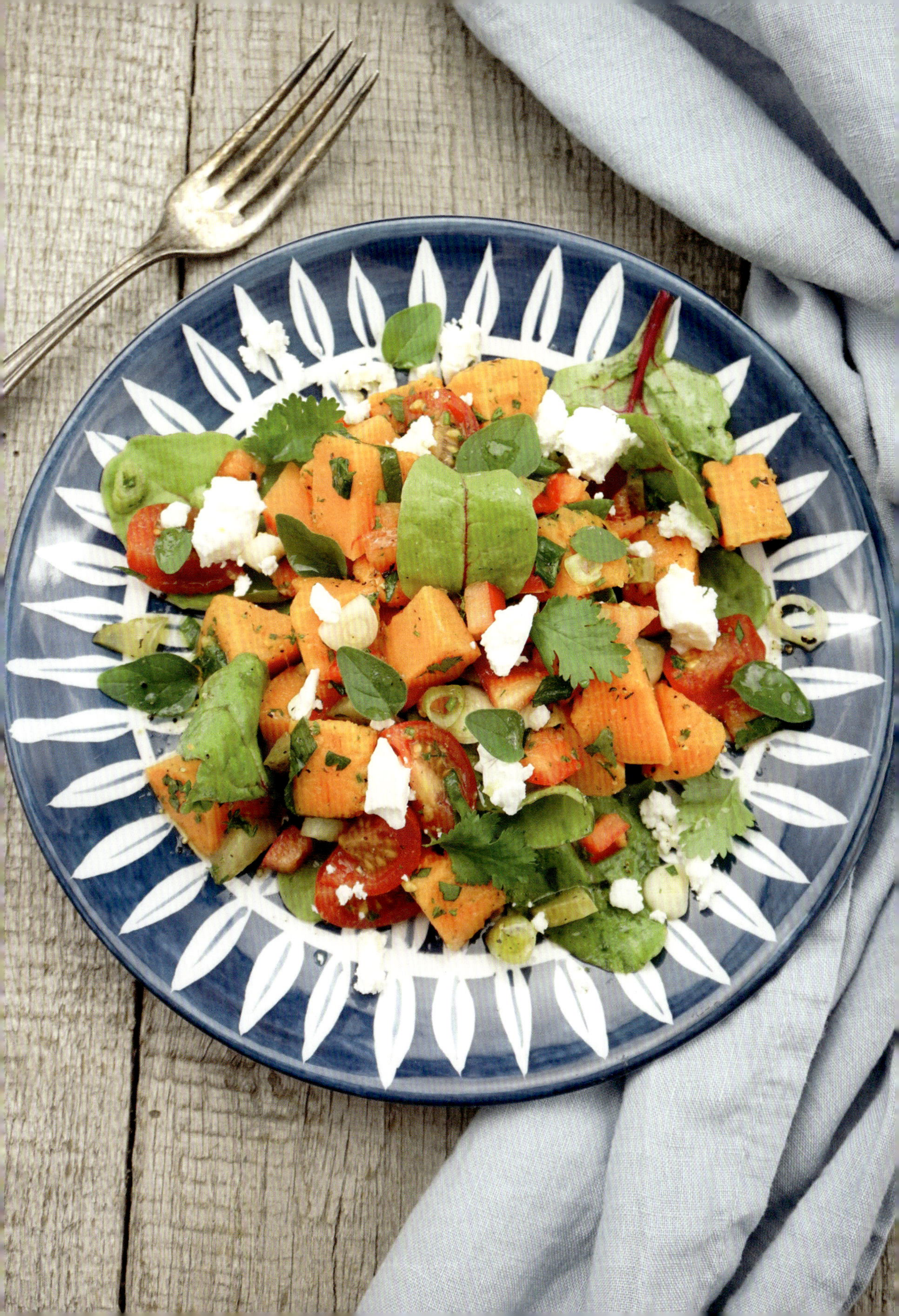

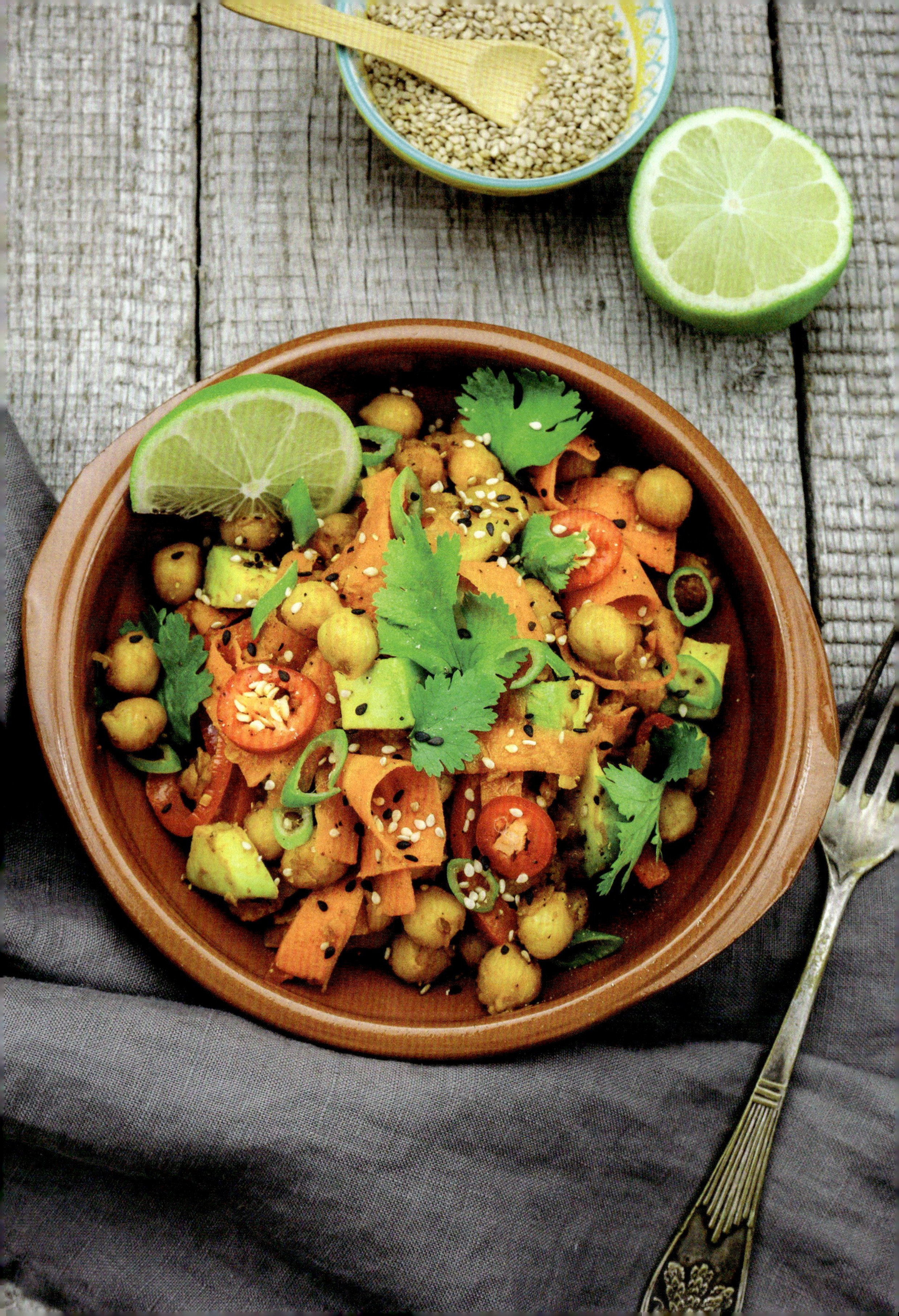

Orientalischer Kichererbsensalat

mit Sesam

Zeit	Portionen	Kalorien	Eiweiß	Kohlenhydrate	Fett
20 min	2	298 kcal	9 g	22 g	18 g

40 g Möhre

200 g Kichererbsen, aus der Dose

1 Schalotte

1 Knoblauchzehe

¼ Chilischote

50 g Avocadofruchtfleisch

30 g Paprika

2 EL Kokosöl

Fünf-Gewürze-Pulver

Kreuzkümmel, gemahlen

Koriander, gemahlen

Kurkuma, gemahlen

etwas Limettensaft, frisch gepresst

1 TL Sesam, weiß

1 TL Sesam, schwarz

Pfeffer

Meersalz

Möhre schälen und mit dem Sparschäler in dünne, lange Streifen schneiden • Kichererbsen in ein Sieb geben und unter fließendem Wasser abspülen, dann abtropfen lassen • Schalotte schälen und fein würfeln • Knoblauch schälen und ebenfalls fein würfeln.

Avocadofruchtfleisch in Würfel schneiden • Paprika in Streifen schneiden • Chilischote in dünne Ringe schneiden • Koriander waschen und trocken schütteln, dann die Blätter abzupfen.

Kokosöl in der Pfanne erhitzen und Schalotte und Knoblauch anschwitzen • Möhre, Kichererbsen und Paprika dazugeben und mitbraten.

Von den Gewürzen je nach eigenen Geschmacksvorlieben jeweils eine Prise in einem kleinen Schälchen mischen • Diese Gewürzmischung zum Gemüse in die Pfanne geben und durchrühren • Etwas Limettensaft dazugeben und alles mit Salz und Pfeffer abschmecken.

Den orientalischen Kichererbsensalat in zwei Schälchen geben und mit Sesam bestreuen • Korianderblätter dazugeben und servieren.

TIPP

Dieser Salat schmeckt auch kalt und kann prima unterwegs gegessen werden.

Brokkoli-Bratlinge

mit Guacamole

Zeit	Portionen	Kalorien	Eiweiß	Kohlenhydrate	Fett
45 min	2	358 kcal	21 g	9 g	26 g

FÜR DIE BRATLINGE

300 g Brokkoli

1 Frühlingszwiebel

1 Knoblauchzehe

40 g Mandeln, gemahlen

40 g Parmesan*

1 Ei, Größe M

1 Msp. Kreuzkümmel

Meersalz

Pfeffer

FÜR DIE GUACAMOLE

½ Avocado

etwas Limettensaft, frisch gepresst

1 Stängel Koriander

Chiliflocken

Meersalz

Brokkoli waschen und gut abtropfen lassen, dann mit der Reibe oder der Küchenmaschine raspeln, dabei darauf achten, dass die Konsistenz nicht zu fein ist, sonst wird die Mischung zu wässrig • Frühlingszwiebel putzen und in feine Ringe schneiden • Knoblauch schälen und fein würfeln.

Brokkoli, Frühlingszwiebel, Knoblauch, Mandeln, geriebenen Parmesan, Kreuzkümmel und etwas Salz und Pfeffer in einer großen Schüssel mit den Händen vermengen • Das Ei in einer kleinen Schüssel verquirlen, zur Brokkoli-Mischung geben und kurz einarbeiten.

Aus der Masse kleine Bratlinge formen und auf einem mit Backpapier ausgelegten Backblech verteilen • Brokkoli-Bratlinge im vorgeheizten Backofen bei 180°C 10 Minuten backen, dann wenden und weitere 10 Minuten backen.

Währenddessen die Avocado halbieren und den Kern entfernen • Das Avocadofruchtfleisch aus der Schale lösen und mit der Gabel zerdrücken • Koriander waschen und trocken schütteln, dann die Blätter abzupfen und fein hacken • Avocado mit Limettensaft, Chiliflocken, Meersalz und Koriander vermengen und abschmecken • Die Brokkoli-Bratlinge aus dem Ofen nehmen und mit der Guacamole servieren.

*Hinweis für Vegetarier: Beim Einkauf bitte einen vegetarischen Parmesan wählen.

TIPP

Avocados liefern neben Vitaminen, Mineral- und Ballaststoffen, viele ungesättigte Fettsäuren, die den Fettabbau im Körper beschleunigen.

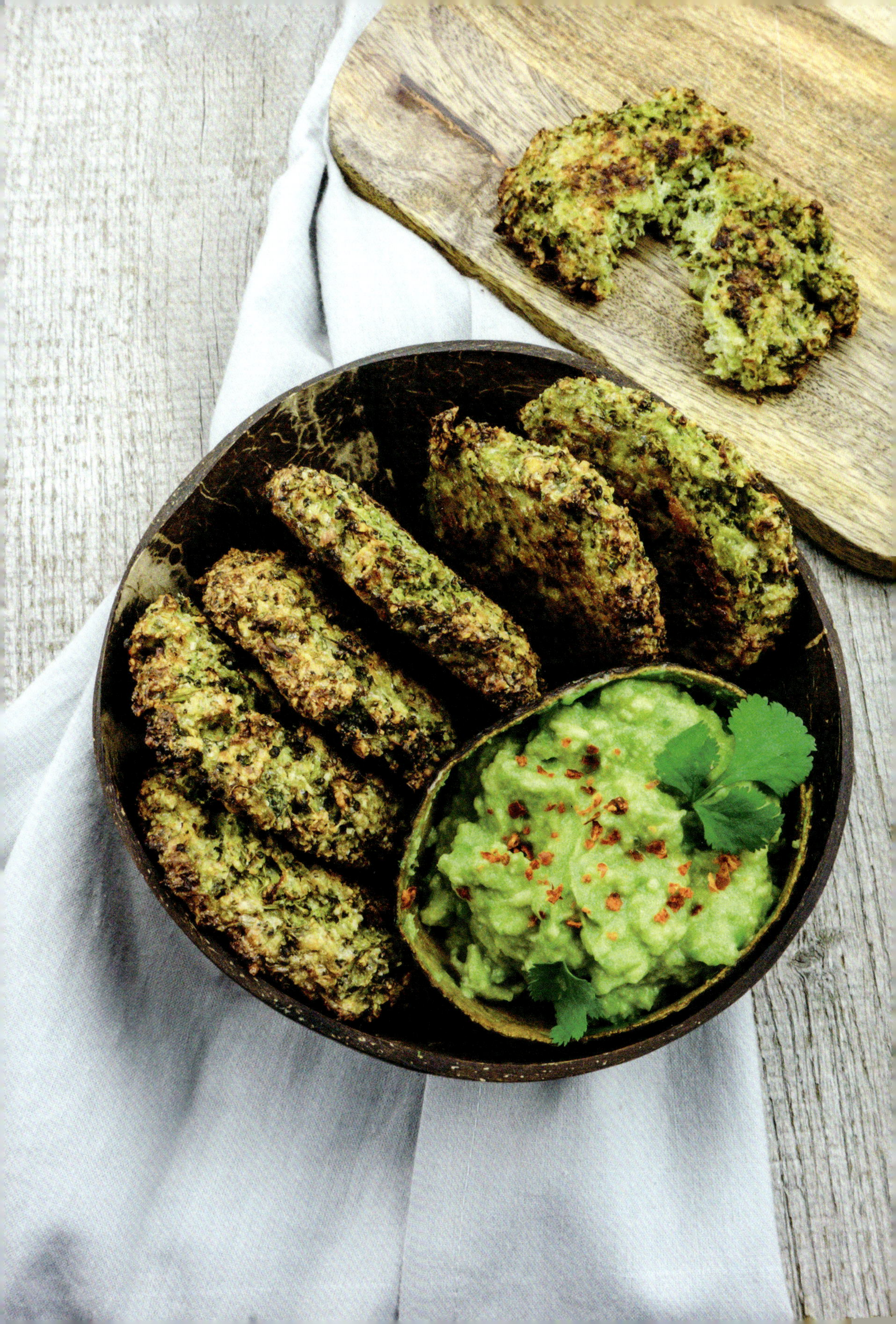

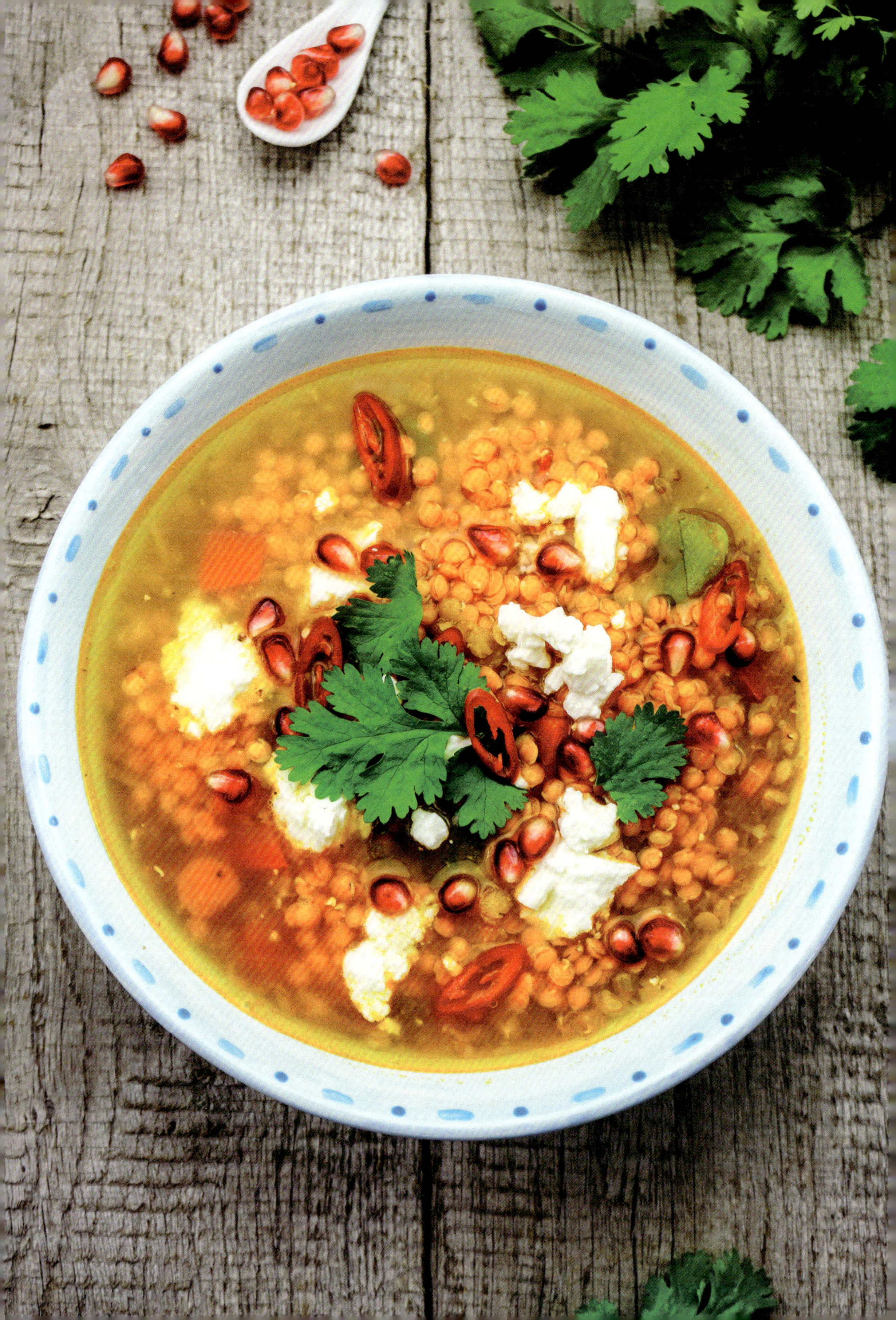

Linsensuppe

mit Feta und Granatapfel

Zeit	Portionen	Kalorien	Eiweiß	Kohlenhydrate	Fett
40 min	2	352 kcal	20 g	35 g	14 g

100 g rote Linsen
60 g Paprika
50 g Stangensellerie
30 g Möhre
2 Schalotten
1 Knoblauchzehe
10 g Ingwer
etwas Chilischote
600 ml Gemüsefond
60 g Feta
20 g Granatapfelkerne
1 EL Kokosöl
1 TL Tomatenmark
2 Stängel Koriander
½ TL Kreuzkümmel
½ TL Ras el hanout
Meersalz
Pfeffer

Paprika halbieren und die Kerne und Trennwände entfernen, dann in Würfel schneiden • Stangensellerie putzen und in dünne Ringe schneiden • Möhre schälen und in dünne Scheiben schneiden.

Schalotten schälen und fein würfeln • Knoblauch schälen und fein hacken • Ingwer schälen und mit der Reibe fein reiben • Chilischote in Ringe schneiden.

Kokosöl in einem Topf erhitzen und Schalotten und Knoblauch anschwitzen • Sellerie und Paprika dazugeben und unter Rühren mitbraten • Tomatenmark hineingeben und unterrühren.

Möhren und Ingwer dazugeben, alles mit der Hälfte des Gemüsefonds ablöschen und etwa 10 Minuten zugedeckt bei mittlerer Hitze köcheln lassen, zwischendurch mehrmals durchrühren.

Dann die Linsen und den restlichen Fond dazugeben • Kreuzkümmel, Ras el hanout, etwas Chilischote, Salz und Pfeffer zur Suppe geben und bei mittlerer Hitze weitere 10-15 Minuten köcheln lassen, nach Bedarf etwas Wasser dazugeben.

Koriander waschen, dann die Blätter abzupfen • Suppe mit Salz und Pfeffer abschmecken und in Schälchen füllen • Feta in der Hand in Stücke brechen und zur Suppe geben • Granatapfelkerne und Koriander dazugeben und heiß servieren.

TIPP

Rote Linsen sind gesunde Sattmacher und haben einen hohen Gehalt an komplexen Kohlenhydraten.

Roter Quinoa-Salat

mit Birne und Paprika

Zeit	Portionen	Kalorien	Eiweiß	Kohlenhydrate	Fett
15 min	1	343 kcal	8 g	36 g	17 g

40 g Birne

40 g Paprika, gelb & rot

5 Cherrytomaten

½ Frühlingszwiebel

30 g Quinoa, rot

20 g Granatapfelkerne

10 g Nüsse (Walnüsse, Cashewkerne)

1 EL Olivenöl

1 Stängel Oregano

etwas Limettensaft, frisch gepresst

Meersalz

Pfeffer

Quinoa in ein feines Sieb geben und die Körnchen unter fließendem Wasser abspülen - so werden die Bitterstoffe herausgespült • Quinoa in einem Topf mit Wasser bedeckt 8-10 Minuten bissfest kochen, abgießen und kurz im warmen Topf ausdampfen lassen • Olivenöl und etwas Limettensaft zum Quinoa geben, mit Salz und Pfeffer würzen und gut durchrühren.

Birne schälen und das Kerngehäuse entfernen, dann in kleine Stücke schneiden • Paprika von den Trennwänden und Kernen befreien und in kleine Stücke schneiden • Tomaten waschen und in kleine Stücke schneiden.

Frühlingszwiebel putzen und in Ringe schneiden • Nüsse grob hacken • Oregano waschen und trocken schütteln, dann die Blätter abzupfen.

Quinoa, Birne, Paprika, Tomaten, Frühlingszwiebel, Nüsse, Granatapfelkerne und Oregano in einer Salatschüssel mischen und mit Salz und Pfeffer würzen • Den Roten Quinoa-Salat mit Birne und Paprika auf einem Teller anrichten und nach Belieben mit essbaren Blüten dekorieren.

TIPP

Quinoa gehört zu den Pseudogetreide-Arten und ist von Natur aus glutenfrei. Quinoa ist zudem eine gute pflanzliche Eiweißquelle.

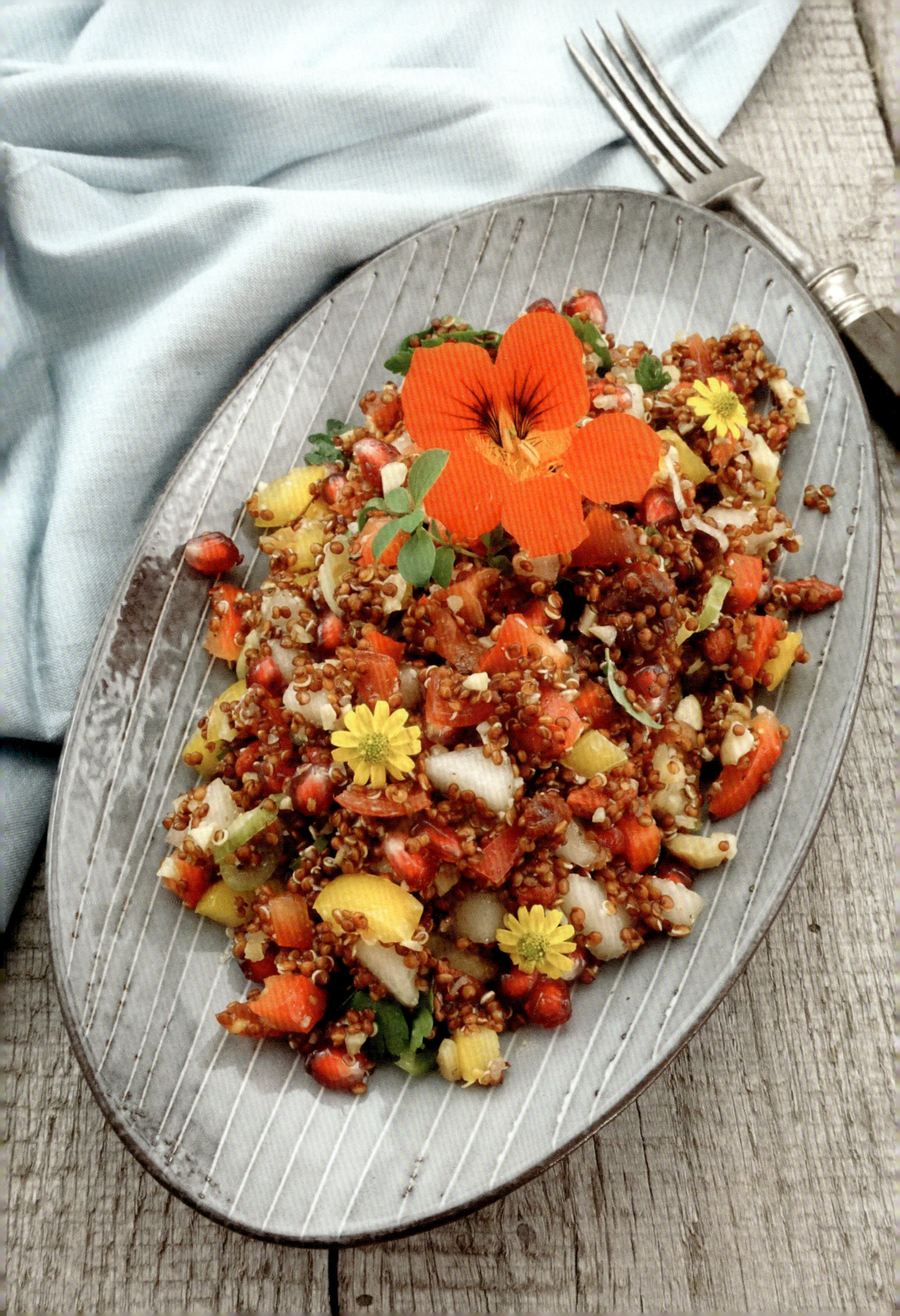

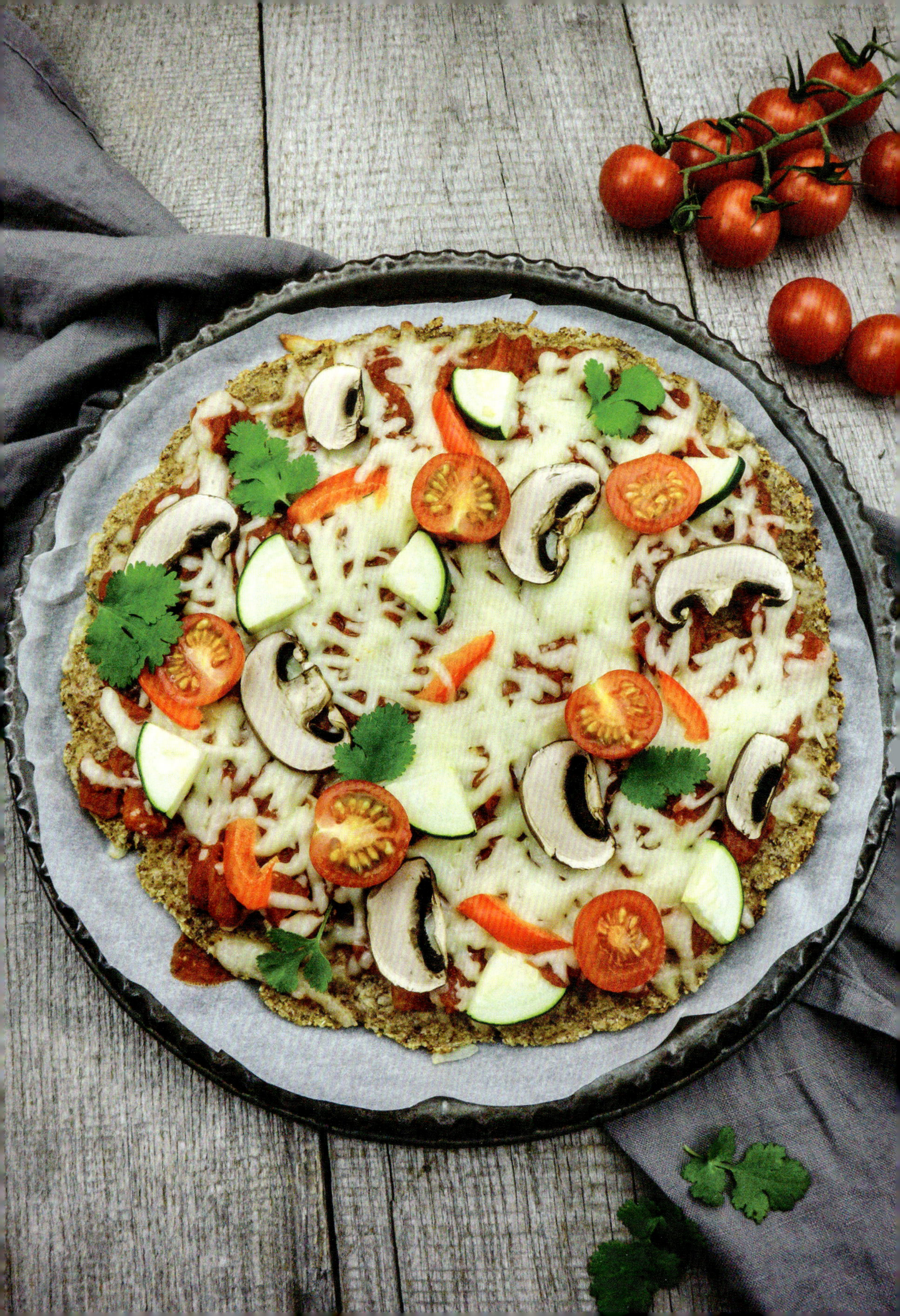

Blumenkohl-Pizza

die Low Carb Alternative

Zeit	Portionen	Kalorien	Eiweiß	Kohlenhydrate	Fett
45 min	2	403 kcal	18 g	25 g	25 g

FÜR DEN PIZZABODEN

150 g Blumenkohl

1 Eiweiß, Größe M

50 g Mandeln, gemahlen

40 g Buchweizenmehl

½ TL Natron

½ TL Meersalz

½ TL Pfeffer

FÜR DEN BELAG

150 g Tomaten, stückig aus der Dose

60 g Mozzarella, gerieben

20 g Zucchini

3 Cherrytomaten

20 g Paprika

1 Champignon

1 Stängel Koriander

1 EL Olivenöl

½ TL Oregano, gerebelt

Meersalz

Pfeffer

Blumenkohl waschen und gut abtropfen lassen, mit der Reibe oder Küchenmaschine zerkleinern, so dass der Blumenkohl eine reiskornähnliche Konsistenz hat, aber nicht zu fein wird.

Buchweizenmehl mit Mandeln, Natron, Salz und Pfeffer in einer Schüssel mischen • Blumenkohl und Eiweiß dazugeben und gut verrühren, bis ein klebriger Teig entstanden ist.

Teig auf ein mit Backpapier ausgelegtes Backblech geben und mit einem Löffelrücken zu einem Kreis von etwa 30 cm Durchmesser verstreichen • Pizzaboden im vorgeheizten Backofen bei 190°C Umluft 15 Minuten backen, den Boden vorsichtig wenden und weitere 5 Minuten backen.

Währenddessen den Belag für die Pizza vorbereiten: Stückige Tomaten, Olivenöl, Oregano und etwas Salz und Pfeffer in einer Schüssel zu einer Sauce verrühren • Zucchini waschen und trocknen, dann in Stücke schneiden • Champignon putzen und in Scheiben schneiden • Paprika in schmale Streifen schneiden.

Pizzaboden aus dem Ofen nehmen, mit Tomatensauce bestreichen und Mozzarella darauf streuen • Nun Zucchini, Paprika und Champignon auf dem Käse verteilen • Pizza für weitere 10-15 Minuten im Ofen backen.

In der Zwischenzeit die Tomaten waschen und halbieren • Koriander waschen, trocken schütteln und die Blätter abzupfen • Pizza herausnehmen, die Tomaten und Korianderblätter darauf verteilen und servieren.

Gefüllte Süßkartoffel

mit Quark und Paprika

Zeit	Portionen	Kalorien	Eiweiß	Kohlenhydrate	Fett
45 min	1	234 kcal	8 g	29 g	8 g

½ Süßkartoffel

60 g Paprika, rot & gelb

50 g Quark (40 % Fett i. Tr.)

40 g Joghurt, natur

etwas Limettensaft, frisch gepresst

¼ Chilischote

1 TL Kresse

Meersalz

Pfeffer

Die Süßkartoffel längs halbieren und auf ein mit Backpapier ausgelegtes Backblech legen • Die Süßkartoffel im vorgeheizten Backofen bei 200°C Ober-/Unterhitze etwa 45 Minuten backen.

Währenddessen die Paprikas von Kernen und Trennwänden befreien und in kleine Würfel schneiden • Chilischote in dünne Ringe schneiden • Quark und Joghurt in einer Schüssel mit etwas Limettensaft verrühren und mit Salz und Pfeffer abschmecken.

Süßkartoffel aus dem Ofen nehmen, mit dem Messer etwas einschneiden und die Quarkmischung darauf verteilen • Paprika, Chili und Kresse darauf geben und mit Salz würzen • Nach Belieben mit essbaren Blüten dekorieren.

TIPP

Quark ist ein guter Eiweißlieferant und unterstützt beim Muskelaufbau.

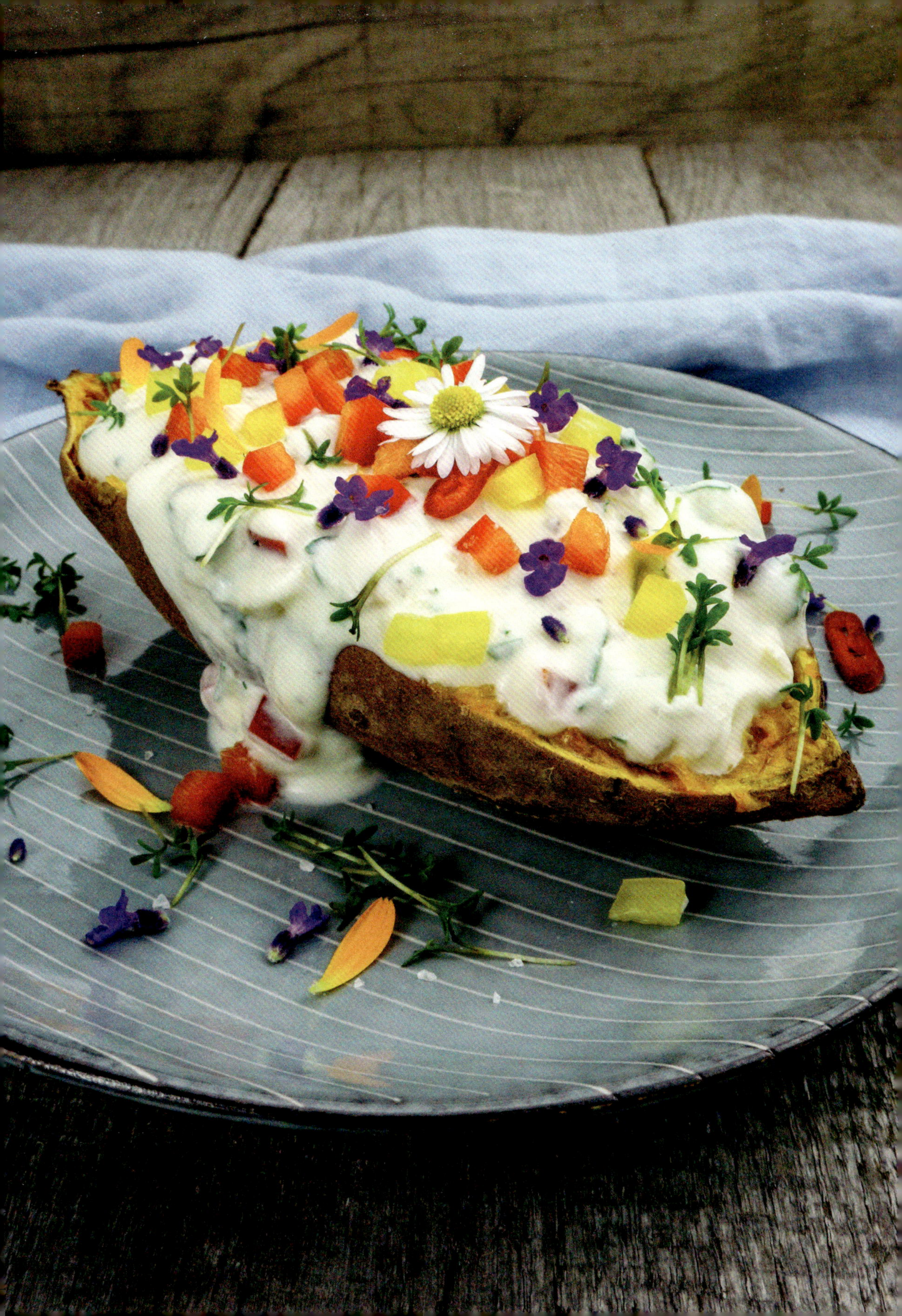

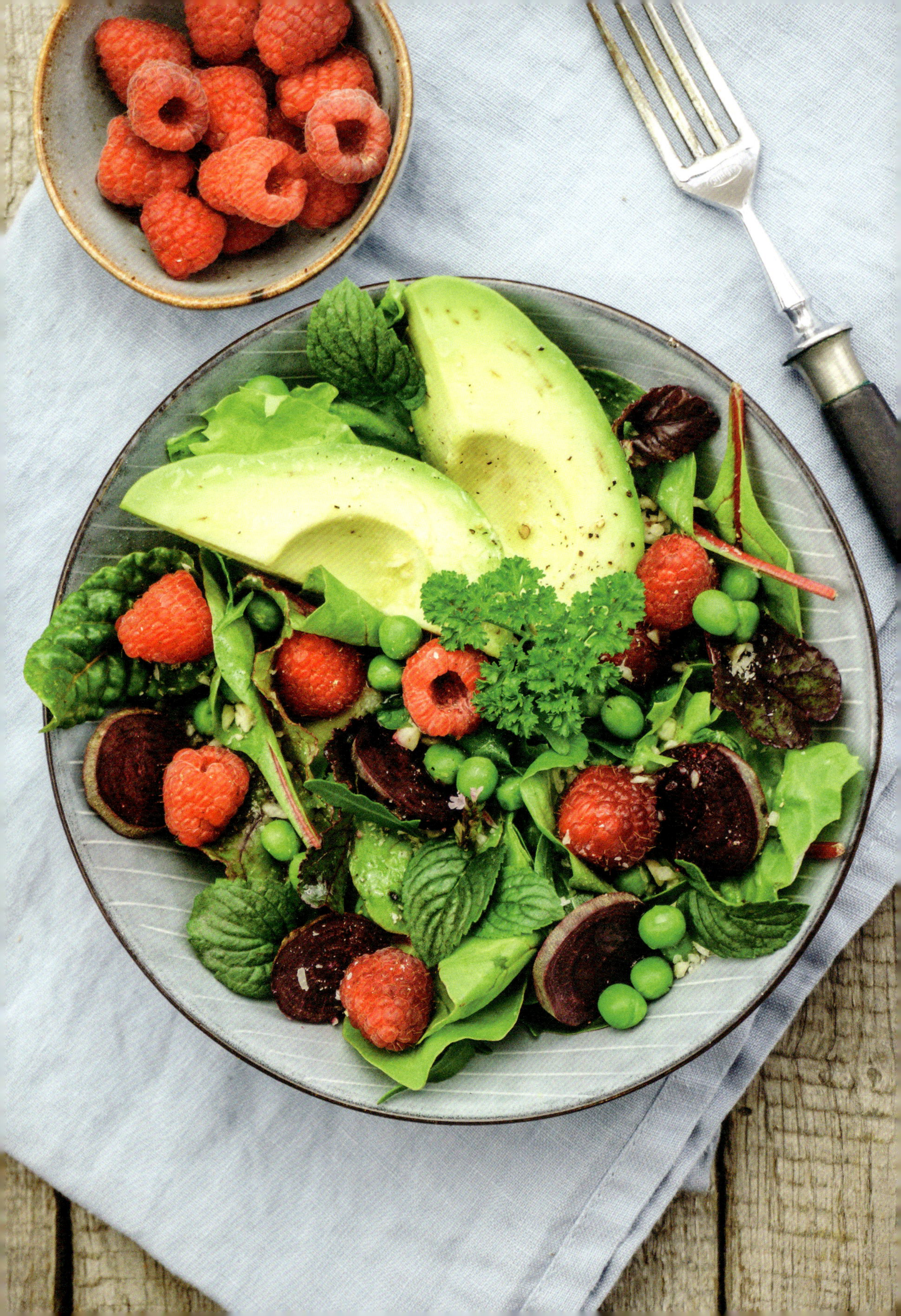

Grüner Vital Salat

mit Himbeeren

Zeit	Portionen	Kalorien	Eiweiß	Kohlenhydrate	Fett
10 min	1	357 kcal	10 g	14 g	27 g

FÜR DEN SALAT

30 g Salatblätter, gemischt (z.B. Mangold, Kopfsalat, Rucola)

25 g Erbsen, frisch oder tiefgekühlt

½ Avocado

1 Limette

10 g rote Beete

30 Himbeeren

25 g Mandeln

1 Stängel Minze

FÜR DAS DRESSING

1 TL Olivenöl

½ TL Honig, flüssig

1 EL Zitronensaft, frisch gepresst

Meersalz

Pfeffer

Für den Salat die Salatblätter waschen und in der Salatschleuder trocknen - alternativ im Sieb gut abtropfen lassen • Rote Beete putzen und bei Bedarf schälen, dann in Scheiben schneiden • Himbeeren waschen und abtropfen lassen.

Erbsen kurz in einem Topf mit kochendem Wasser blanchieren, dann im Sieb abtropfen lassen • Mandeln hacken • Minze waschen und die Blätter abzupfen.

Limette halbieren und den Saft auspressen • Avocado halbieren und den Kern entfernen • Avocadofruchtfleisch aus der Schale lösen, in Stücke schneiden und mit Limettensaft beträufeln.

Für das Dressing alle Zutaten in einem Schälchen mischen und mit Salz und Pfeffer abschmecken • Dann die Salatblätter, Erbsen, rote Beete und Minze in einer Salatschüssel mischen • Das Dressing unterheben und die Himbeeren dazugeben • Den Salat in eine Schüssel füllen • Die Avocadostücke zum Salat geben und mit den gehackten Mandeln bestreuen.

TIPP

Himbeeren enthalten viel Vitamin C und können somit zur Stärkung unseres Immunsystems beitragen.

Süßkartoffel-Patties

mit Kichererbsen

Zeit	Portionen	Kalorien	Eiweiß	Kohlenhydrate	Fett
45 min	3	268 kcal	8 g	25 g	14 g

200 g Süßkartoffel

150 g Kichererbsen, aus der Dose

1 Schalotte

30 g Parmesan*

1 Knoblauchzehe

3 EL Olivenöl

1 Stängel Thymian

1 Stängel Petersilie

Meersalz

Pfeffer

Süßkartoffel schälen und in 2 cm große Würfel schneiden, dann in einen Dämpfeinsatz geben und diesen in einen Topf mit wenig Wasser stellen • Die Süßkartoffelwürfel bei geschlossenem Deckel bei mittlerer Hitze etwa 10 Minuten dämpfen.

Kichererbsen in ein Sieb geben und unter fließendem Wasser abspülen, dann abtropfen lassen • Kichererbsen mit 2 EL Olivenöl in einen Mixbecher geben und mit dem Stabmixer fein pürieren.

Schalotte schälen und fein würfeln • 1 EL Olivenöl in einem kleinen Topf erhitzen und die Schalotte darin glasig dünsten • Knoblauch abpellen und mit der Knoblauchpresse auspressen, dann zur Schalotte geben und kurz mitdünsten.

Parmesan fein reiben • Thymian und Petersilie waschen und trocken schütteln, dann die Blätter abzupfen und hacken • Die Süßkartoffelwürfel in eine Schüssel geben und mit der Gabel zerdrücken • Kichererbsenpüree, Schalotten-Knoblauch-Mischung, Parmesan und Kräuter dazugeben, alles mit Salz und Pfeffer würzen und vermischen.

Mit feuchten Händen 8 gleich große Patties formen und diese auf einem mit Backpapier ausgelegten Backblech verteilen • Die Patties im vorgeheizten Backofen bei 170°C Umluft etwa 20 Minuten backen.

*Hinweis für Vegetarier: Beim Einkauf bitte einen vegetarischen Parmesan wählen.

TIPP

Zu den Patties passen Tzatziki und ein frischer Salat prima.

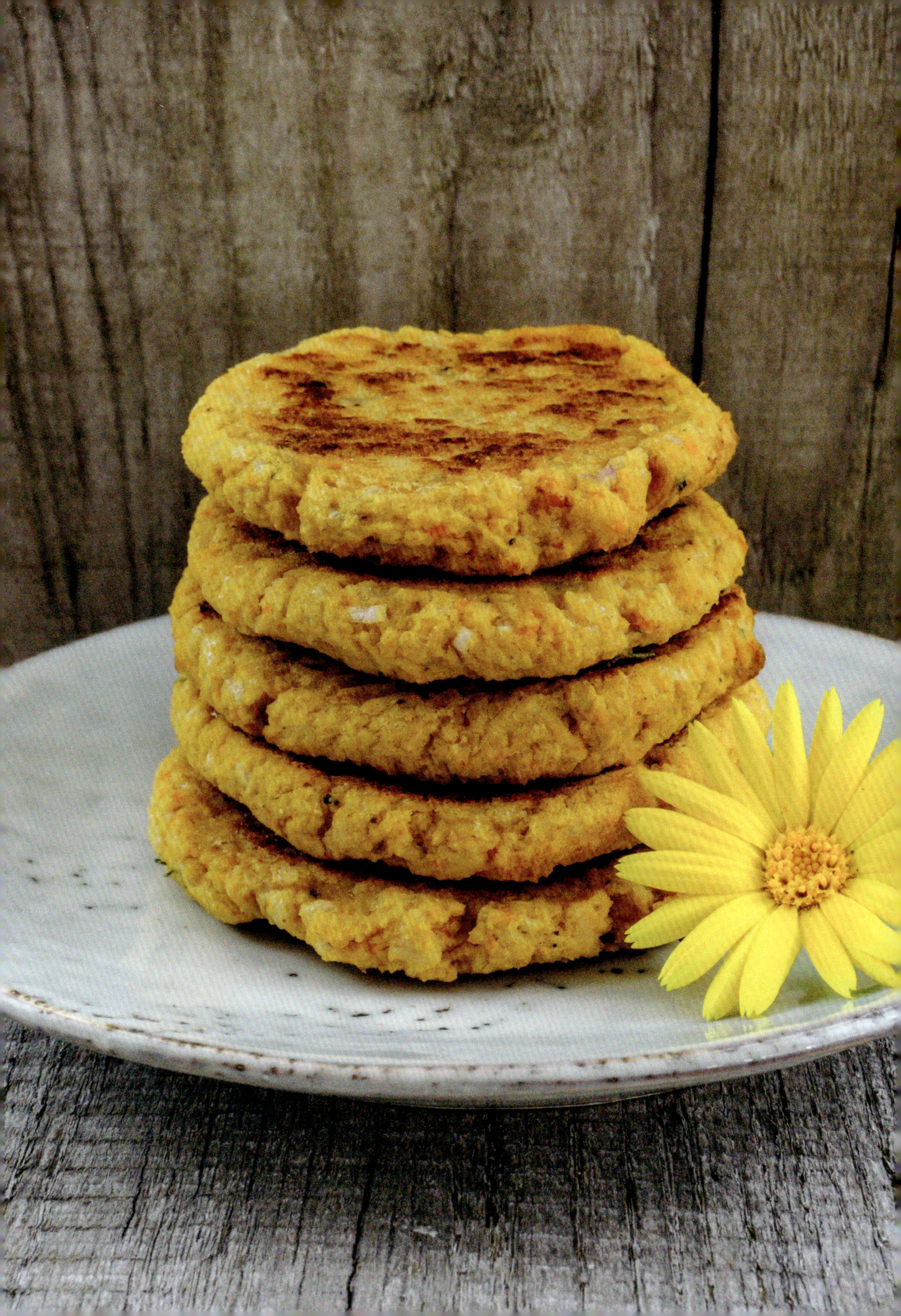

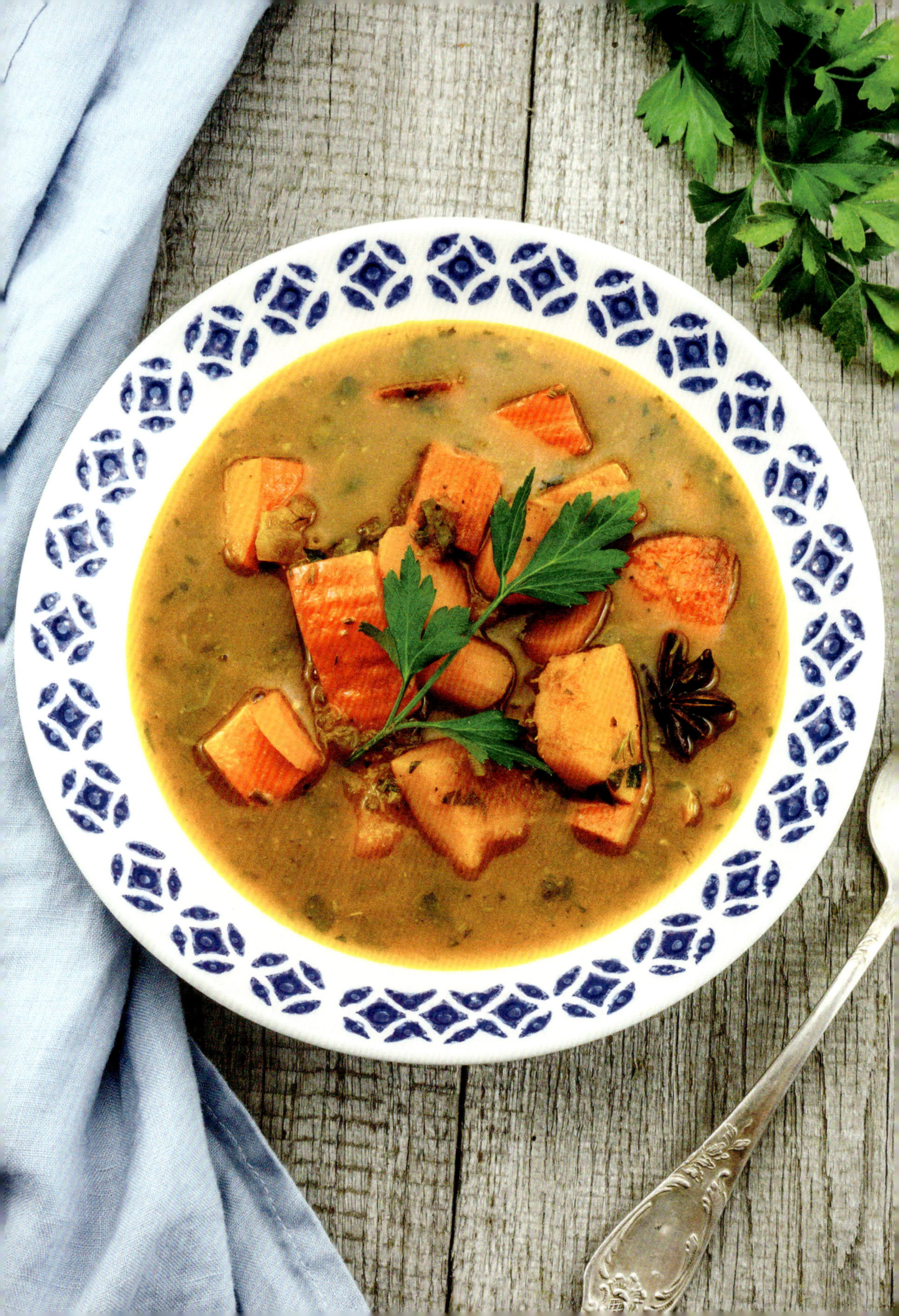

Kürbis-Gulasch

mit orientalischen Aromen

Zeit	Portionen	Kalorien	Eiweiß	Kohlenhydrate	Fett
60 min	4	161 kcal	3 g	18 g	6 g

350 g Hokkaido Kürbis
150 g Möhren
100 g Zwiebel
1 Knoblauchzehe
½ Lauchzwiebel
10 g Ingwer
500 ml Fond
100 ml Weißwein
200 ml Passata
2 Stängel Rosmarin
2 Stängel Petersilie
2 EL Olivenöl
1 Sternanis
½ TL Kreuzkümmel
½ TL Ras el hanout
½ TL Kurkuma
Wasser nach Bedarf
Meersalz
Pfeffer

Hokkaido Kürbis waschen und abtrocknen, er kann ungeschält weiterverarbeitet werden • Kürbis halbieren und mit einem Löffel die Kerne entfernen • Kürbis in 1-2 cm große Würfel schneiden • Möhren schälen und in Scheiben schneiden.

Zwiebel schälen und fein würfeln • Knoblauch schälen und in Scheiben schneiden • Ingwer schälen und in dünne Scheiben schneiden • Lauchzwiebel putzen und in Ringe schneiden • Rosmarin und Petersilie waschen und trocken schütteln, dann die Blätter abzupfen und separat hacken.

Olivenöl in einem großen Topf erhitzen und Zwiebel mit Knoblauch darin anschwitzen • Kürbis und Möhren dazugeben und unter Rühren anbraten • Rosmarin und Ingwer dazugeben und alles mit Weißwein ablöschen • Weißwein bei mittlerer Hitze einkochen lassen • Dann die Passata dazugeben und gut durchrühren.

Nach und nach mit Fond auffüllen • Sternanis, Kreuzkümmel, Ras el hanout und Kurkuma dazugeben und bei geschlossenem Deckel bei mittlerer Hitze alles für 30-45 Minuten köcheln lassen, je nach Dicke und Größe des Gemüses.

Lauchzwiebel und Petersilie etwa 15 Minuten vor Schluss dazugeben • Kürbis-Gulasch abschließend mit Salz und Pfeffer abschmecken.

TIPP

Eine besonders leckere, vegetarische Alternative zu Gulasch-Gerichten mit Fleisch.

Nudelsalat mediterraner Art

mit Rote-Linsen-Nudeln

Zeit	Portionen	Kalorien	Eiweiß	Kohlenhydrate	Fett
15 min	2	170 kcal	9 g	22 g	5 g

60 g Rote Linsen Spirelli

6 Cherrytomaten

60 g Zucchini

1 Frühlingszwiebel

30 g Joghurt, natur

20 g Oliven, entsteint aus dem Glas

10 ml Orangensaft, frisch gepresst

1 TL Balsamico, weiß

1 TL Olivenöl

2 Stängel Basilikum

½ TL Oregano, gerebelt

Meersalz

Pfeffer

Die Rote Linsen Spirelli nach Packungsanweisung in Salzwasser kochen, dann abgießen, abtropfen und abkühlen lassen.

Währenddessen die Tomaten waschen und halbieren • Zucchini waschen, trocknen und in kleine Stücke schneiden • Oliven abtropfen lassen • Basilikum waschen, trocken schütteln, die Blätter abzupfen und grob hacken • Frühlingszwiebel putzen und in dünne Ringe schneiden.

Joghurt, Orangensaft, Balsamico, Olivenöl und Oregano in einem Schälchen mischen und mit Salz und Pfeffer abschmecken.

Spirelli, Tomaten, Zucchini, Oliven, Basilikum, Frühlingszwiebel und die Sauce in eine Salatschüssel geben und durchmischen • Nudelsalat in Schälchen geben und servieren.

TIPP

Nudeln aus Hülsenfrüchte liefern viel pflanzliches Eiweiß, haben einen hohen Ballaststoffanteil und sind glutenfrei.

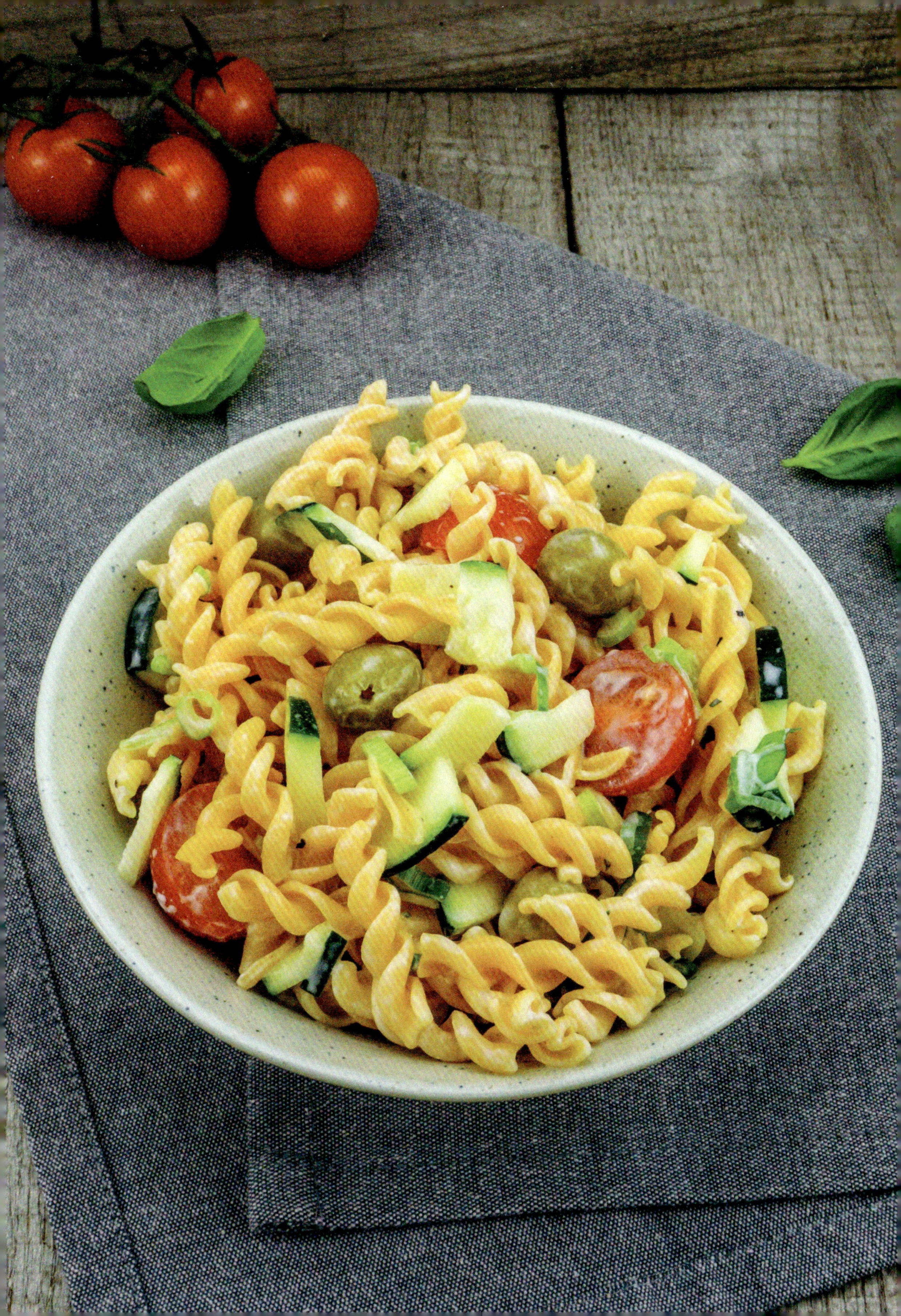

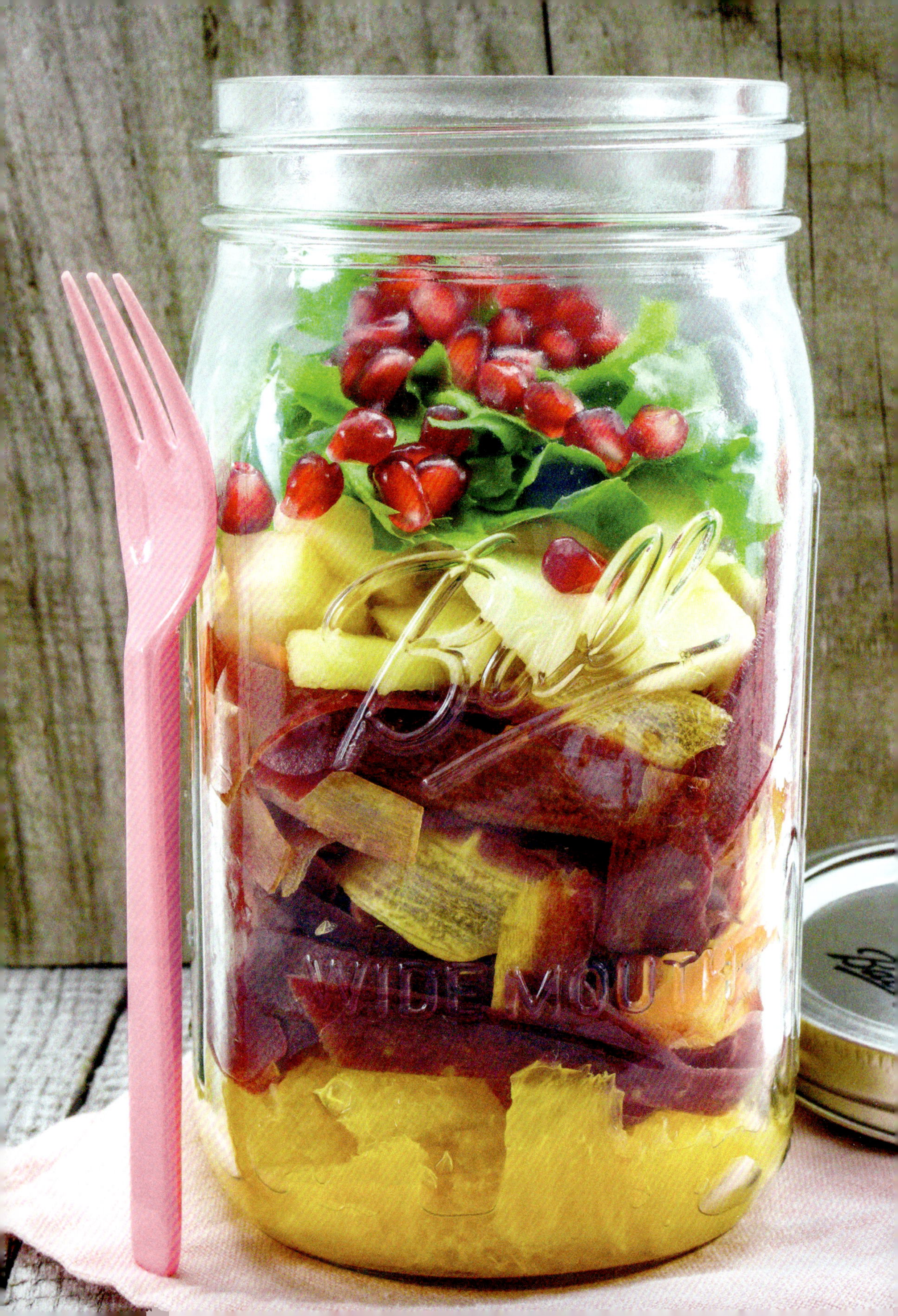
Ball
WIDE MOUTH

Möhren-Orangen-Salat

mit Granatapfelkernen

Zeit	Portionen	Kalorien	Eiweiß	Kohlenhydrate	Fett
10 min	1	216 kcal	2 g	26 g	10 g

100 g Möhren

100 g Orangenfruchtfleisch

60 g Apfel

10 g Romanasalat

1 EL Granatapfelkerne

1 EL Olivenöl

Meersalz

Pfeffer

Möhren schälen, dann mit dem Sparschäler in dünne, lange Streifen schneiden • Möhrenstreifen mit Olivenöl, Salz und Pfeffer in einer Schüssel mischen.

Orange filetieren und in Stücke schneiden • Apfel schälen, das Kerngehäuse entfernen und in kleine Stücke schneiden • Salatblätter waschen und in Stücke zupfen.

Orangenstücke zuerst in ein Glas geben und die Möhren darauf schichten • Apfel, Salat und Granatapfelkerne darauf geben und bis zum Verzehr gut verschließen.

TIPP

Möhren enthalten eine große Menge sekundärer Pflanzenstoffe, insbesondere punktet das Gemüse mit einem hohen Carotingehalt.

Mini-Socca

kleine Kichererbsen-Pfannenkuchen

Zeit	Portionen	Kalorien	Eiweiß	Kohlenhydrate	Fett
45 min	2	289 kcal	17 g	26 g	11 g

FÜR DIE MINI-SOCCA

100 g Kichererbsenmehl

1 Prise Meersalz

1 Msp. Kreuzkümmel

140-160 ml Wasser

1 TL Kokosöl zum Braten

FÜR DEN BELAG

¼ Avocado

etwas Limettensaft, frisch gepresst

20 g Gurke

40 g gelbe Beete

20 g Feta

1 Stängel Oregano

1 EL Tomaten, getrocknet

1 EL Passata

40 g Hähnchenbrustfilet, gebraten

1 EL Joghurt, natur

1 Stängel Petersilie

Meersalz

Pfeffer

Für die Mini-Socca alle Zutaten in einer Schüssel vermischen, Wasser nach und nach dazugeben und zu einem Teig vermengen • Den Teig min. 30 Minuten bei Zimmertemperatur ruhen lassen.

Währenddessen die unterschiedlichen Belag-Varianten vorbereiten, hier können auch andere Varianten gewählt werden.

Avocado halbieren und entkernen, dann das Fruchtfleisch aus der Schale lösen und mit der Gabel zerdrücken • Avocado mit Limettensaft, Salz und Pfeffer abschmecken • Gurke waschen und trocknen, dann mit dem Sparschäler in breite, lange Streifen schneiden.

Petersilie waschen, trocken schütteln und fein hacken • Petersilie mit Joghurt mischen und mit Salz und Pfeffer abschmecken.

Gelbe Beete waschen und in dünne Scheiben schneiden • Tomaten in Streifen schneiden • Passata in einer Schüssel mit Salz und Pfeffer würzen und die Tomaten dazugeben.

Kokosöl in einer Pfanne erhitzen, 3-4 Esslöffel Teig hineingeben und diesen durch Schwenken der Pfanne gleichmäßig verteilen • Sobald sich der Teig leicht von der Pfanne lösen lässt, wenden und von der anderen Seite goldbraun backen • Das Ganze wiederholen, bis alle Mini-Socca fertig gebraten sind.

Für die warme Variante, die Tomaten-Sauce auf den Boden streichen und die Hähnchenstücke darauf verteilen • Im vorgeheizten Ofen bei 200°C die Mini-Socca mit Tomate 8-10 Minuten backen, anschließend Feta und Oregano darüberstreuen.

Für die kalte Variante, die Dips auf die lauwarmen Mini-Socca streichen und mit Gurke und Beete belegen.

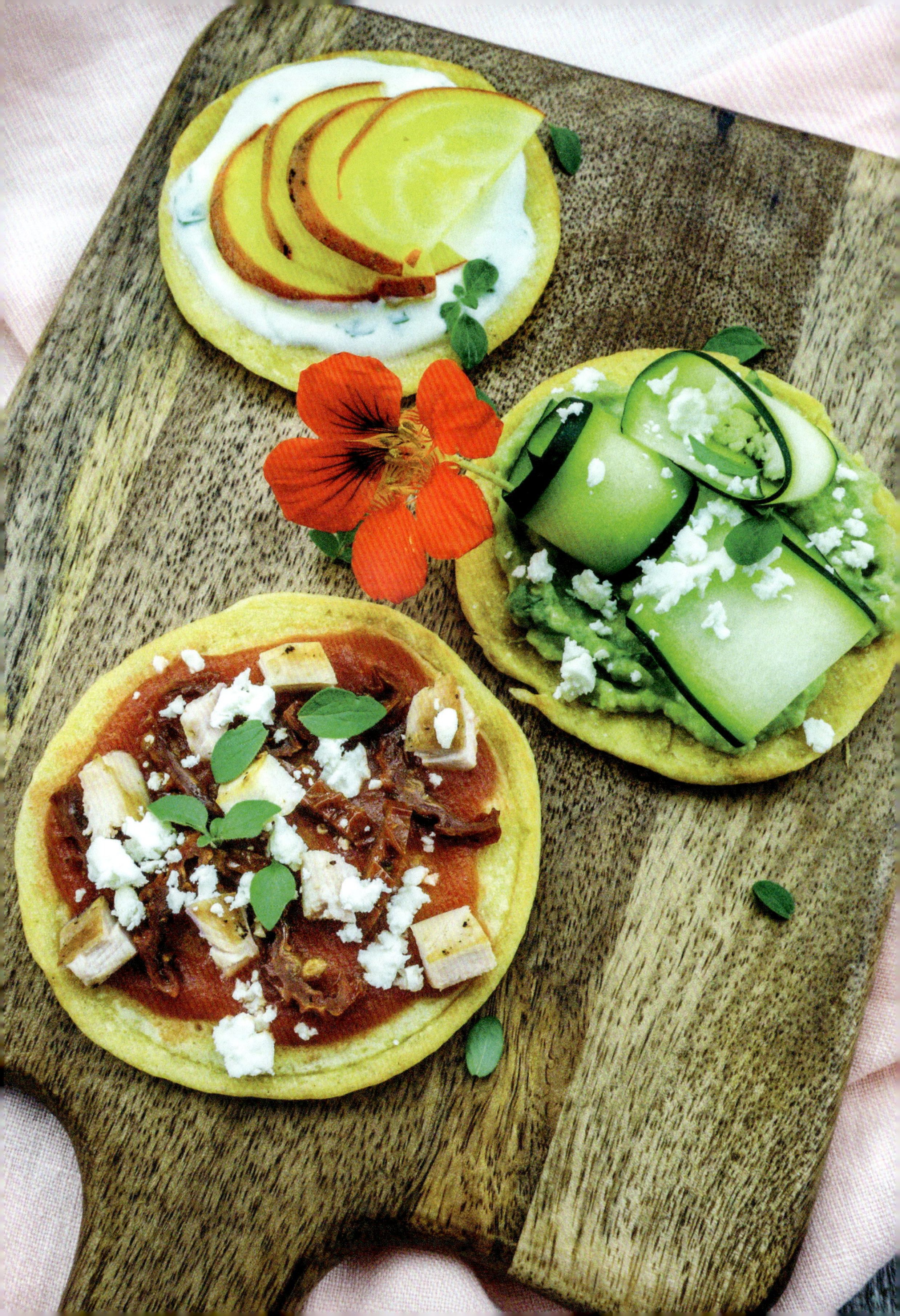

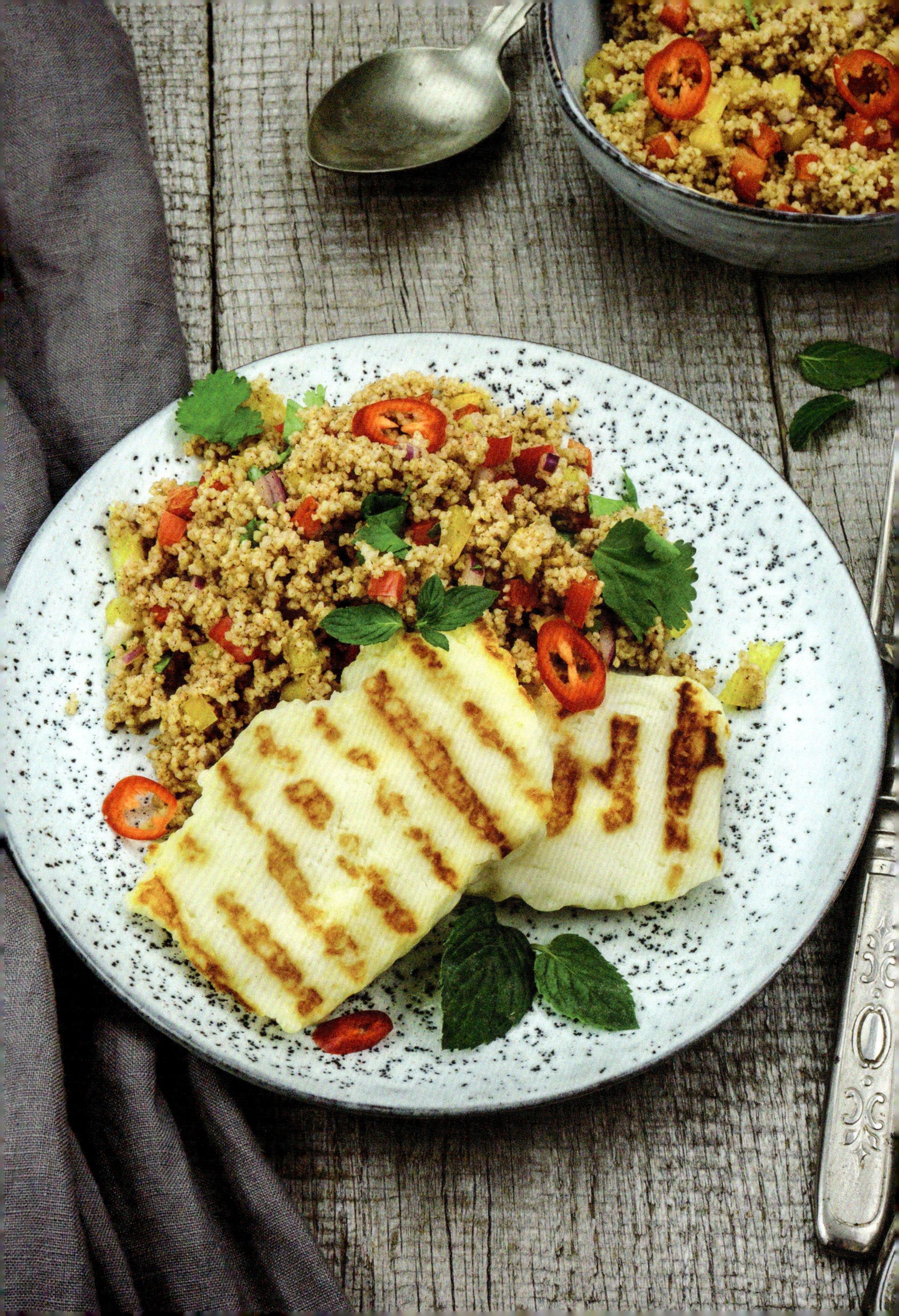

Gegrillter Halloumi

mit Couscous-Salat

Zeit	Portionen	Kalorien	Eiweiß	Kohlenhydrate	Fett
20 min	2	589 kcal	35 g	40 g	31 g

100 g Couscous

50 g rote Paprika

50 g gelbe Paprika

1 Schalotte

½ Chilischote

1 Bio Zitrone

1 TL Zimt

1 Stängel Koriander

1 Stängel Minze

2 Halloumi Käse Stücke

Meersalz

Pfeffer

Couscous nach Packungsanleitung mit kochendem Wasser übergießen und ziehen lassen • Couscous zwischendurch mit der Gabel durchmischen und auflockern.

Bei den Paprikas Kerne und Trennwände entfernen und in kleine Würfel schneiden • Chilischote in dünne Ringe schneiden • Schalotte schälen und fein würfeln • Paprika, Chilischote und Schalotte zum Couscous geben.

Zitrone heiß waschen und abtrocknen, dann mit der Reibe die Schale rundherum abreiben • Zitrone halbieren, eine Hälfte auspressen • Zitronenabrieb und -saft zum Couscous geben und alles durchmischen • Couscous-Salat mit Zimt, Salz und Pfeffer würzen.

Grillpfanne erhitzen und Halloumi auf der einen Seite grillen, bis Röststreifen erkennbar sind, dann wenden und von der anderen Seite grillen • Zum leichteren Wenden kann der Käse in der Mitte mit einem Messer halbiert werden, dann sind die Stücken handlicher.

Couscous-Salat auf zwei Teller geben • Koriander und Minze waschen und trocken schütteln, dann die Blätter abzupfen und über den Salat geben • Den gegrillten Halloumi zum Couscous-Salat geben und servieren.

Kürbissuppe

mit gerösteten Kichererbsen

Zeit	Portionen	Kalorien	Eiweiß	Kohlenhydrate	Fett
30 min	2	469 kcal	8 g	36 g	31 g

300 g Hokkaido Kürbis

200 g Möhren

100 g Kichererbsen, aus der Dose

1 Schalotte

50 g Knollensellerie

500 ml Gemüsefond

2 EL Olivenöl

1 EL Butter

5 g Ingwer

¼ Chilischote

2 Stängel Koriander

2 EL Kürbiskernöl

1 Knoblauchzehe

Paprikapulver

Meersalz

Pfeffer

Wasser nach Bedarf

Kürbis waschen und abtrocknen, dann mit einem großen Messer halbieren und die Kerne mit einem Löffel entfernen • Kürbis in 1-2 cm große Würfel schneiden • Möhren schälen und in Scheiben schneiden • Sellerie schälen und in Würfel schneiden.

Schalotte schälen und fein würfeln • Ingwer schälen und in kleine Stücke schneiden • Chilischote halbieren und entkernen, dann in Stücke schneiden.

Butter und 1 EL Olivenöl in einem großen Topf erhitzen und Schalotte mit Kürbis, Möhren und Sellerie anbraten • Das Gemüse dann mit Fond ablöschen und diesen nach und nach aufgießen • Ingwer und Chilischote dazugeben und alles zugedeckt etwa 10 Minuten bei mittlerer Hitze köcheln lassen.

Währenddessen die Kichererbsen in einem Sieb unter fließendem Wasser abspülen und abtropfen lassen • Kichererbsen dann mit 1 EL Olivenöl, etwas Paprikapulver, Salz und Pfeffer in einer Schüssel mischen • Knoblauch schälen, mit der Knoblauchpresse zerdrücken und zu den Kichererbsen geben • Alles durchmischen und kurz ziehen lassen • Koriander waschen und trocken schütteln, dann die Blätter abzupfen und beiseite legen.

Den Topf von der heißen Herdplatte nehmen und Kürbis- sowie Gemüsestücke mit dem Stabmixer fein pürieren • Bei Bedarf noch etwas warmes Wasser hinzufügen, bis die gewünschte Konsistenz der Suppe erreicht ist • Suppe mit Salz und Pfeffer abschmecken und zugedeckt kurz beiseite stellen.

Kichererbsen in einer heißen Pfanne rundum anbraten • Die Suppe in Schälchen füllen und die gerösteten Kichererbsen dazugeben • Jeweils etwas Kürbiskernöl auf die Suppe träufeln und die Korianderblätter dazugeben.

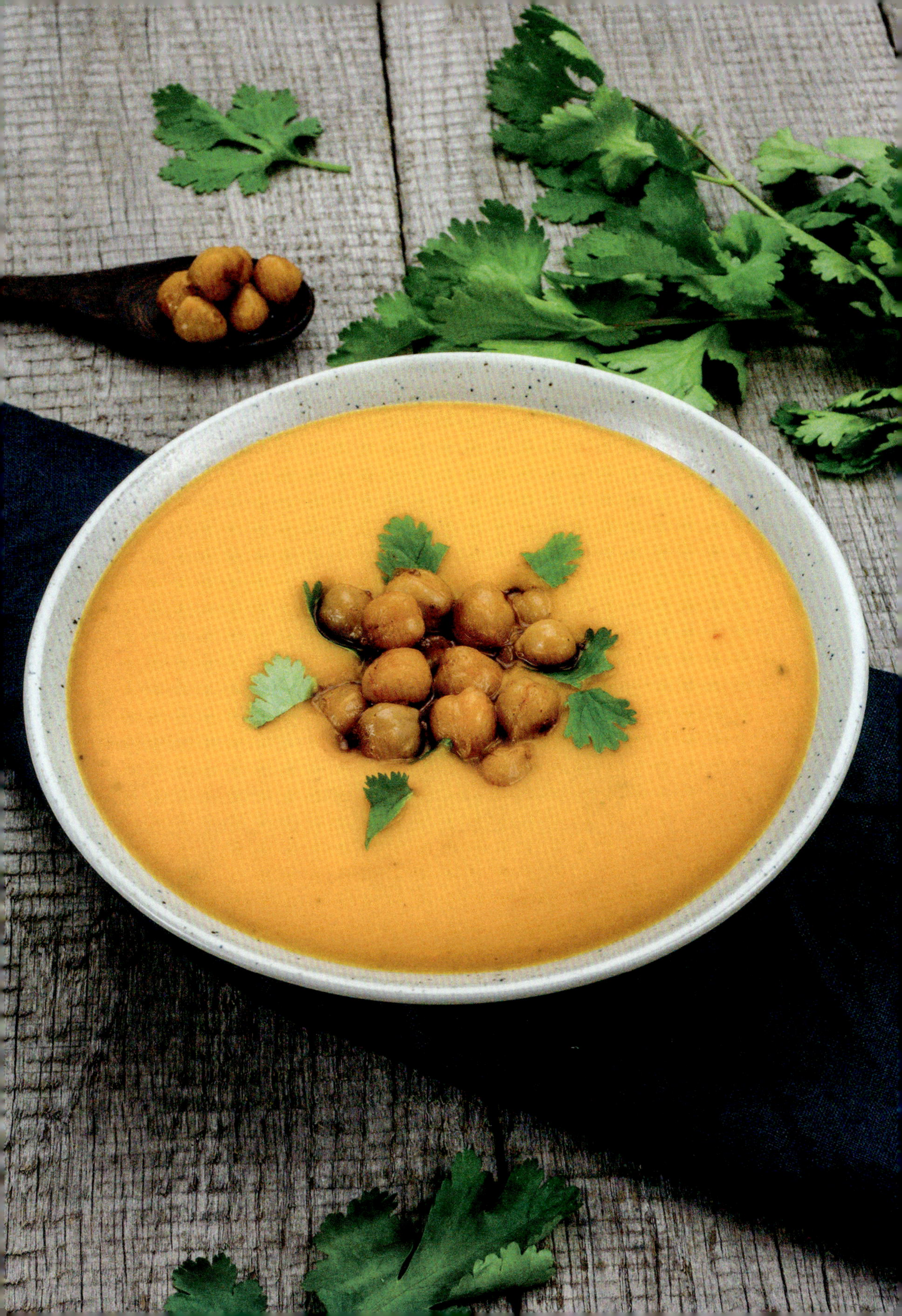

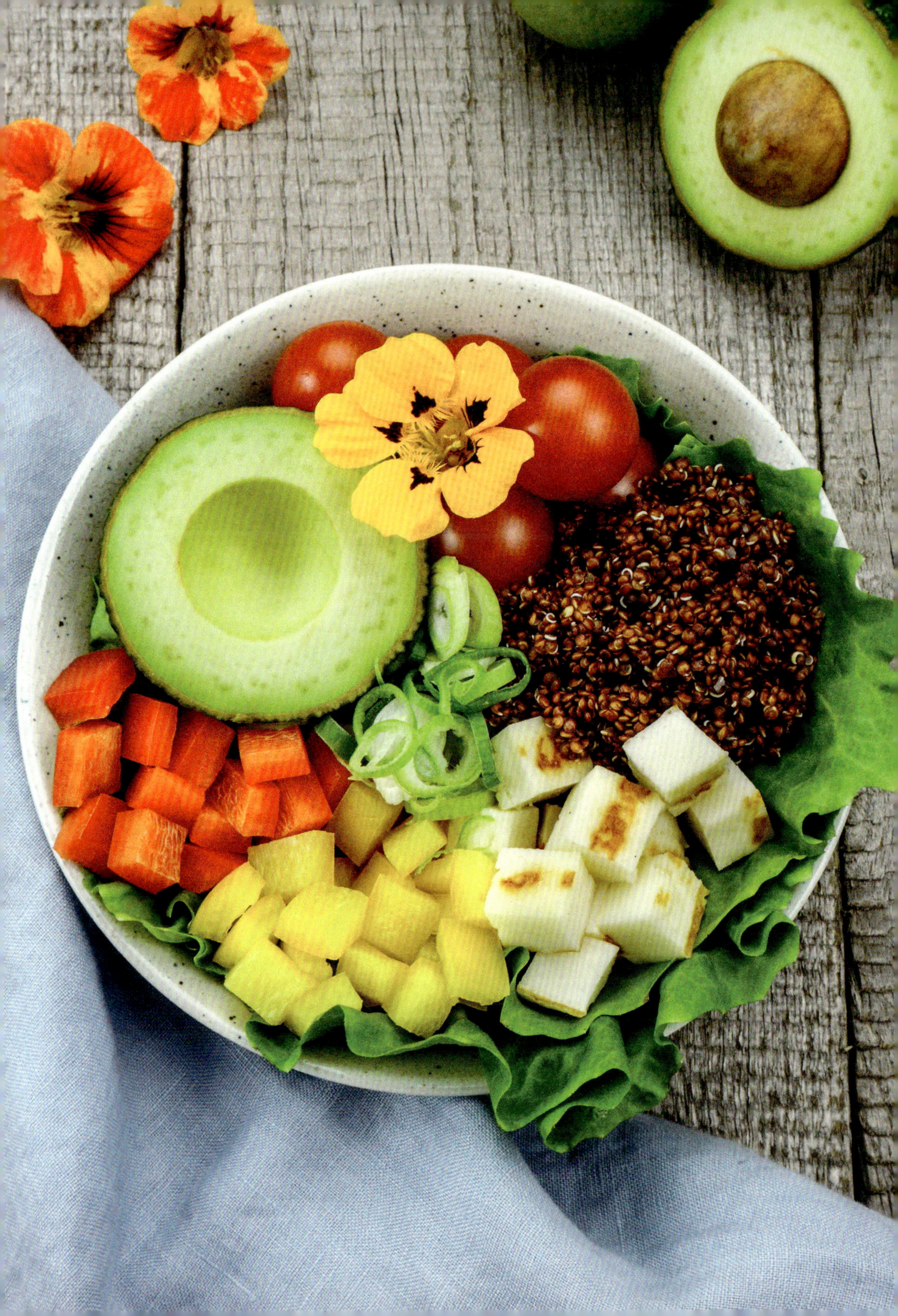

Lunch Bowl

mit Halloumi und Quinoa

Zeit	Portionen	Kalorien	Eiweiß	Kohlenhydrate	Fett
25 min	1	632 kcal	23 g	43 g	39 g

50 g Quinoa, rot

50 g Halloumi

½ Avocado

5 Cherrytomaten

½ Frühlingszwiebel

¼ rote Paprika

¼ gelbe Paprika

10 g Salat

1 EL Olivenöl

1 TL Limettensaft, frisch gepresst

Meersalz

Pfeffer

Quinoa in ein feines Sieb geben und die Körnchen unter fließendem Wasser abspülen - so werden die Bitterstoffe herausgespült • Quinoa in einem Topf mit Wasser bedeckt 8-10 Minuten bissfest kochen, abgießen und kurz im warmen Topf ausdampfen lassen • Olivenöl und Limettensaft zum Quinoa geben, mit Salz und Pfeffer würzen und gut durchrühren.

Halloumi in der heißen Pfanne von beiden Seiten braten bis Röststreifen erkennbar sind, dann herausnehmen und in kleine Würfel schneiden.

Paprikas von Kernen und Trennwänden befreien und in kleine Würfel schneiden • Frühlingszwiebel putzen und in dünne Ringe schneiden • Tomaten waschen, zu große Tomaten in Stücke schneiden • Avocado halbieren und den Kern entfernen, Avocado nach Belieben in Stücke schneiden • Salatblätter waschen und trocken schütteln, dann in Stücke zupfen.

Salatblätter in eine Schüssel geben und darauf portionsweise Paprika, Halloumi, Quinoa, Tomaten, Avocado und Frühlingszwiebel anrichten • Nach Belieben mit essbaren Blüten dekorieren.

TIPP

Der halbfeste, nicht schmelzende Halloumi Käse eignet sich hervorragend zum Grillen.

Rotkohlsalat

mit Walnüssen

Zeit	Portionen	Kalorien	Eiweiß	Kohlenhydrate	Fett
10 min	1	172 kcal	3 g	22 g	8 g

FÜR DEN SALAT

45 g Rotkohl

40 g Möhre

30 g Birne

10 g Feldsalat

10 g Walnüsse

1 EL Granatapfelkerne

1 Stängel Minze

FÜR DAS DRESSING

2 EL Balsamico

1 EL Ahornsirup

1 EL Zitronensaft, frisch gepresst

Meersalz

Pfeffer

Die äußeren Blätter vom Rotkohl entfernen, dann Rotkohl vierteln und den Strunk herausschneiden • Rotkohl in sehr dünne Scheiben schneiden • Birne schälen und in Scheiben schneiden.

Möhre schälen und in dünne Stifte schneiden • Feldsalat waschen und abtropfen lassen • Minze waschen und trocken schütteln, dann die Blätter abzupfen.

Für das Dressing Balsamico mit Ahornsirup, Zitronensaft, etwas Salz und Pfeffer in einer kleinen Schüssel mischen.

Rotkohl, Möhren, Feldsalat und Granatapfelkerne in einer Salatschüssel mischen, dann das Dressing dazugeben • Alles noch einmal durchrühren und auf einem Teller anrichten • Birne und Walnüsse dazugeben und mit Minzblättern garnieren.

TIPP

Walnüsse sind reich an ungesättigten Fettsäuren, leisten einen positiven Beitrag für unsere Gehirnfunktion und können das Lernvermögen verbessern.

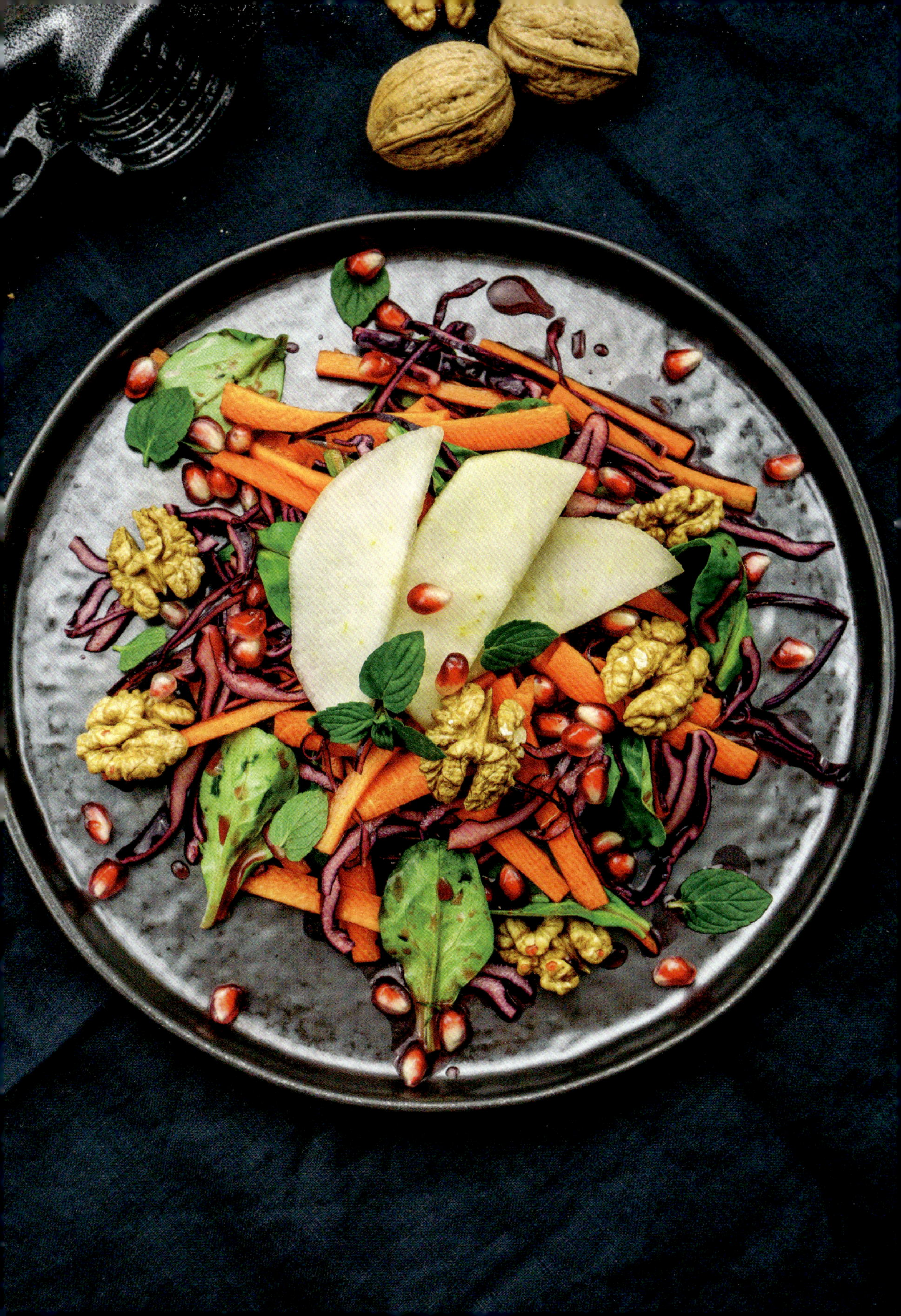

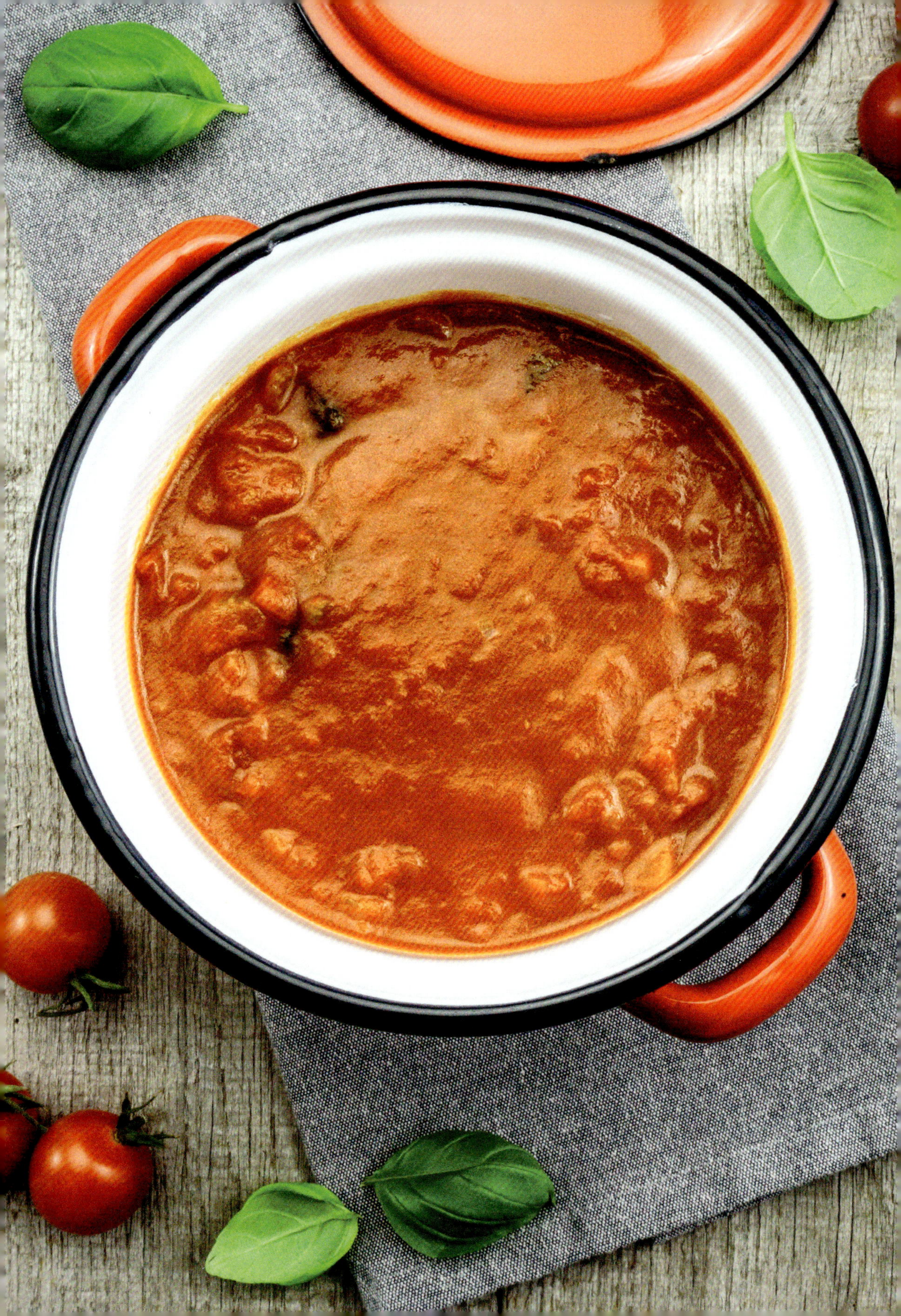

Hausgemachte Tomatensauce

vegetarisches Grundrezept

Zeit	Portionen	Kalorien	Eiweiß	Kohlenhydrate	Fett
20 min	4	83 kcal	2 g	6 g	5 g

400 g Tomaten, stückig aus der Dose

200 ml Passata

30 g Stangensellerie

20 g Schalotte

1 Knoblauchzehe

2 EL Olivenöl

1 Stängel Basilikum

1 Stängel Oregano

Meersalz

Pfeffer

Schalotte schälen und fein würfeln • Knoblauch schälen und fein würfeln • Kräuter waschen und trocken schütteln, dann die Blätter abzupfen • Stangensellerie putzen und in dünne Scheiben schneiden.

Olivenöl in einem Topf erhitzen und Schalotte mit Knoblauch anschwitzen • Stangensellerie und Tomaten dazugeben und aufkochen • Passata, Kräuter und etwas Salz und Pfeffer dazugeben und alles bei mittlerer Hitze 10-15 Minuten köcheln lassen.

Die Tomatensauce zwischendurch mehrmals durchrühren und abschließend mit Salz und Pfeffer abschmecken.

TIPP

Wer keine frischen Kräuter zur Hand hat, kann auch getrocknete Kräuter verwenden.

Gemüse-Bowl

mit Quinoa

Zeit	Portionen	Kalorien	Eiweiß	Kohlenhydrate	Fett
10 min	1	382 kcal	10 g	39 g	19 g

40 g Quinoa

40 g Romana Salat

40 g Gurke

40 g Möhre

2 Tomaten

30 g Rotkohl

¼ Avocado

5 g Frühlingszwiebel

1 EL Kresse

1 EL Olivenöl

1 TL Limettensaft, frisch gepresst

Meersalz

Pfeffer

Quinoa in ein feines Sieb geben und die Körnchen unter fließendem Wasser abspülen - so werden die Bitterstoffe herausgespült • Quinoa in einem Topf mit Wasser bedeckt 8-10 Minuten bissfest kochen, abgießen und kurz im warmen Topf ausdampfen lassen • Olivenöl und Limettensaft zum Quinoa geben, mit Salz und Pfeffer würzen und gut durchrühren.

Möhre schälen und in Stifte schneiden • Tomaten waschen und vierteln • Salatblätter waschen, trocken schütteln und in feine Streifen schneiden • Rotkohl ebenfalls in feine Streifen schneiden • Gurke schälen, längs halbieren und in Scheiben schneiden.

Avocado halbieren, den Kern entfernen und dann vierteln • Avocadofruchtfleisch in der Schale in kleine Stücke schneiden, nach Belieben kann das Avocadofruchtfleisch auch aus der Schale gelöst werden.

Quinoa, Möhre, Salat, Rotkohl, Gurke, Tomate und Avocado portionsweise in einer Schüssel anrichten • Die Kresse dazugeben und alles mit Salz und Pfeffer würzen.

TIPP

Für die extra Portion Proteine einfach ein hart gekochtes Ei dazu servieren.

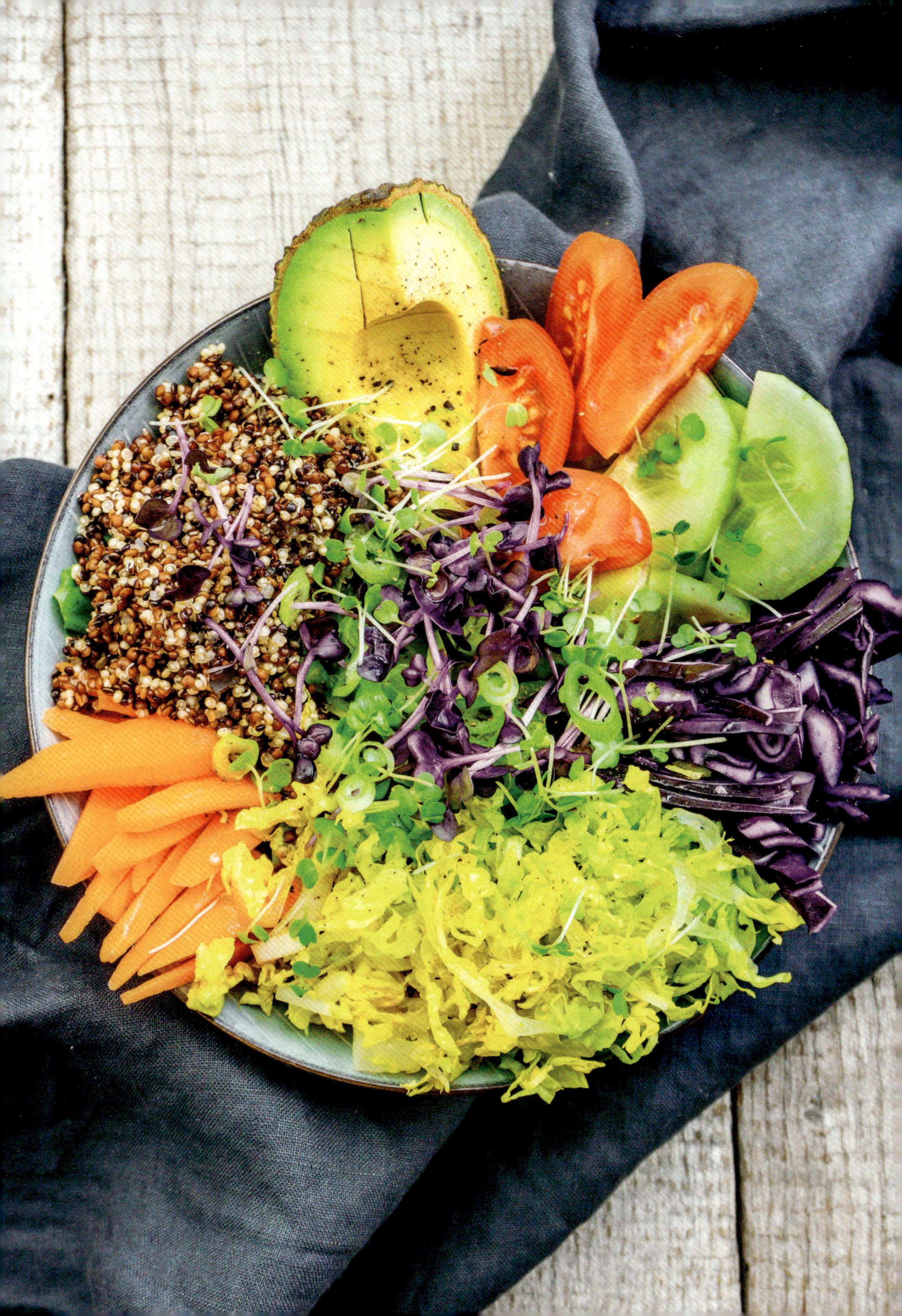

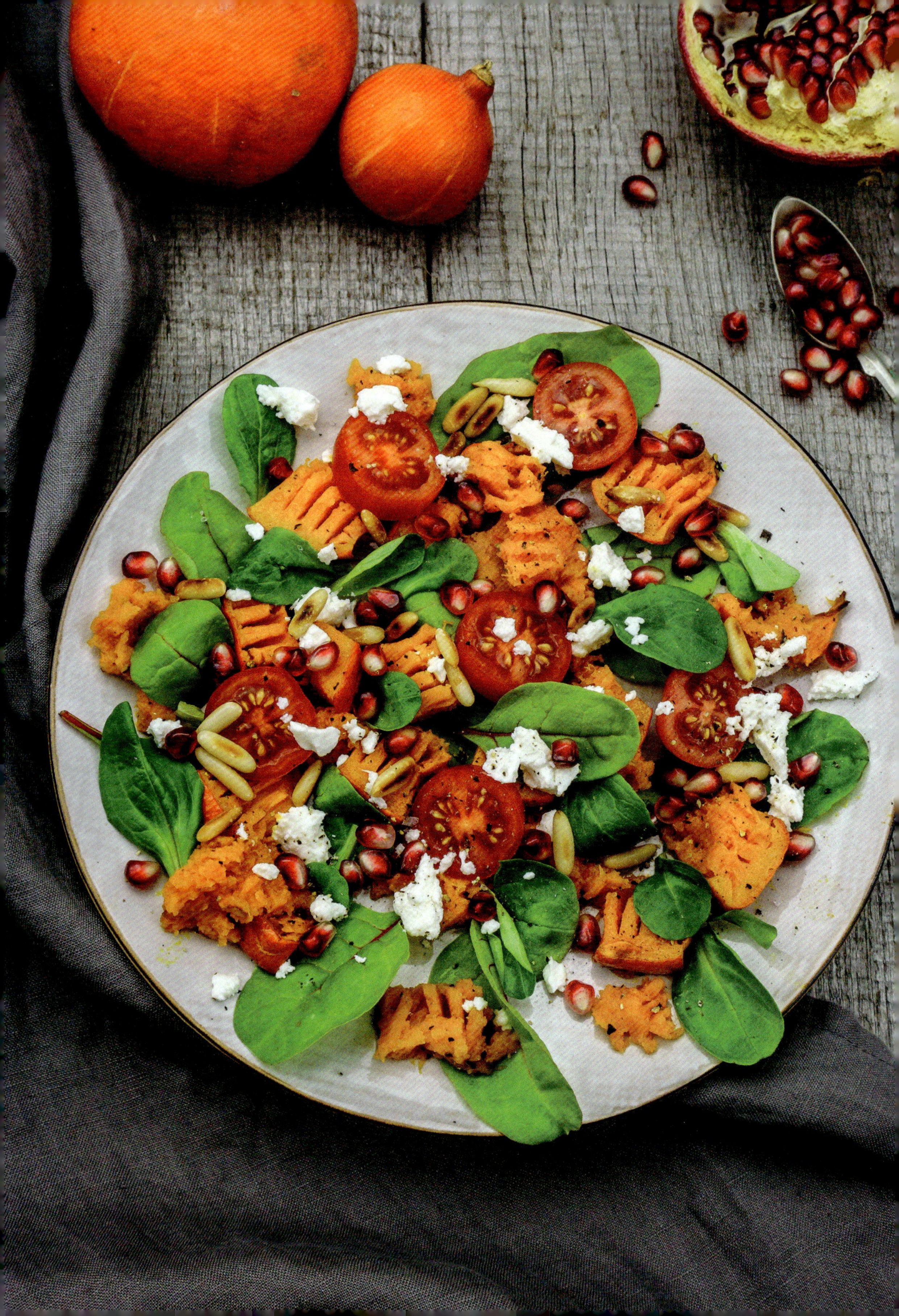

Kürbissalat

mit Feta und Granatapfelkernen

Zeit	Portionen	Kalorien	Eiweiß	Kohlenhydrate	Fett
15 min	1	308 kcal	9 g	17 g	22 g

100 g Hokkaido Kürbis

50 g Tomaten

30 g Feta

10 g Salat (Feldsalat, Mangold)

1 EL Granatapfelkerne

1 EL Pinienkerne

1 EL Olivenöl

Meersalz

Pfeffer

Kürbis waschen und trocknen, dann halbieren und mit einem Löffel die Kerne entfernen • Kürbis ungeschält in 1-2 cm große Würfel schneiden, mit Olivenöl beträufeln und auf ein mit Backpapier ausgelegtes Backblech geben • Kürbis im vorgeheizten Backofen bei 160°C Umluft 10 Minuten garen.

Währenddessen die Pinienkerne in einer Pfanne ohne Fett goldbraun anrösten, dann herausnehmen und beiseite stellen • Die Salatblätter waschen und abtropfen lassen • Tomaten in Scheiben schneiden.

Kürbis aus dem Ofen nehmen und mit der Gabel jedes Stück leicht zerdrücken • Kürbis mit Salat, Tomaten, Granatapfel- und Pinienkernen auf einem Teller anrichten • Feta in der Hand zerbröseln und über den Salat geben • Alles mit Salz und Pfeffer würzen.

TIPP

Der Salat kann warm und kalt gegessen werden.

Gefüllte Zucchini-Röllchen

mit Couscous und Salsa

Zeit	Portionen	Kalorien	Eiweiß	Kohlenhydrate	Fett
30 min	2	302 kcal	13 g	31 g	13 g

FÜR DIE RÖLLCHEN

1 Zucchini

50 g Couscous

100 g Tomaten, stückig aus der Dose

5 g Frühlingszwiebel

50 g Feta

1 TL Olivenöl

1 Stängel Petersilie

1 Stängel Rosmarin

1 Stängel Thymian

Spinat zum Anrichten nach Belieben

FÜR DIE SALSA

1 rote Zwiebel

½ Knoblauchzehe

½ Chilischote

½ TL Paprika Salsa verde

1 Msp. Kreuzkümmel

1 EL Olivenöl

2 EL Tomatenmark

1 EL Balsamico

100 ml Passata

1 EL Zitronensaft, frisch gepresst

Meersalz

Pfeffer

Für die Salsa die Zwiebel schälen und fein würfeln • Knoblauch schälen und fein hacken • Chilischote entkernen und fein hacken.

Olivenöl in einem Topf erhitzen und Zwiebel, Knoblauch, Chilischote, Paprikapulver und Kreuzkümmel anschwitzen • Tomatenmark dazugeben und unter Rühren anbraten • Mit Balsamico ablöschen und gut durchrühren • Dann die Passata dazugeben und alles bei kleiner Hitze für mehrere Minuten köcheln lassen • Die Salsa mit Zitronensaft, Salz und Pfeffer abschmecken.

Für die Röllchen die Zucchini waschen, abtrocknen und die Enden abschneiden • Mit dem Sparschäler lange Streifen von der Zucchini schneiden • Zucchinistreifen auf ein Backpapier legen, mit Salz bestreuen und für einige Minuten ziehen lassen.

Frühlingszwiebel putzen und in dünne Ringe schneiden • Kräuter waschen, trocken schütteln und fein hacken.

Für die Füllung der Röllchen zuerst Olivenöl in einem Topf erhitzen und die Frühlingszwiebel anschwitzen • Tomaten und etwas Wasser dazugeben, kurz aufkochen lassen • Topf von der Kochstelle nehmen und den Couscous dazugeben • 5-10 Minuten ziehen lassen, gelengtlich umrühren • Die Kräuter und den zerbröselten Feta dazugeben, alles mit Salz und Pfeffer abschmecken.

Die Füllung auf die Zucchinistreifen geben und diese zusammenrollen • Die Röllchen mit kleinen Holzspießen fixieren • Die Grillpfanne erhitzen und die Röllchen rundum kurz braten, dann herausnehmen und mit der Salsa zusammen servieren.

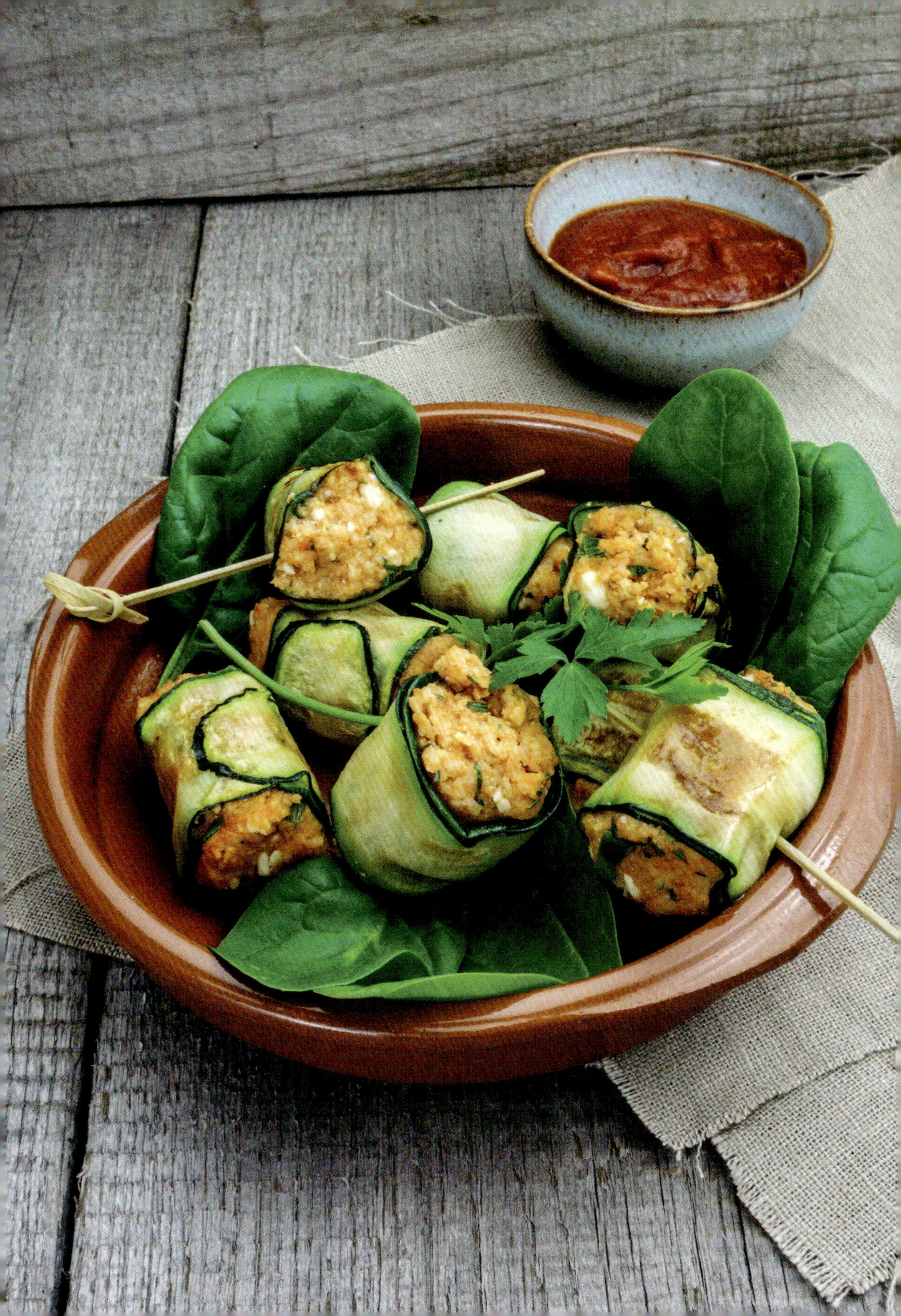

EI, OMELETT & CO.

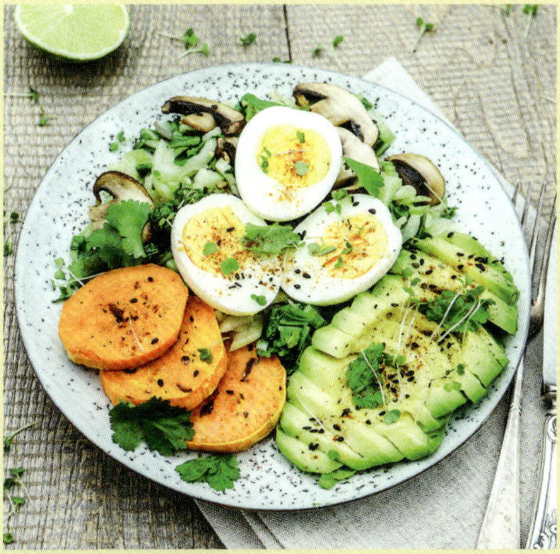
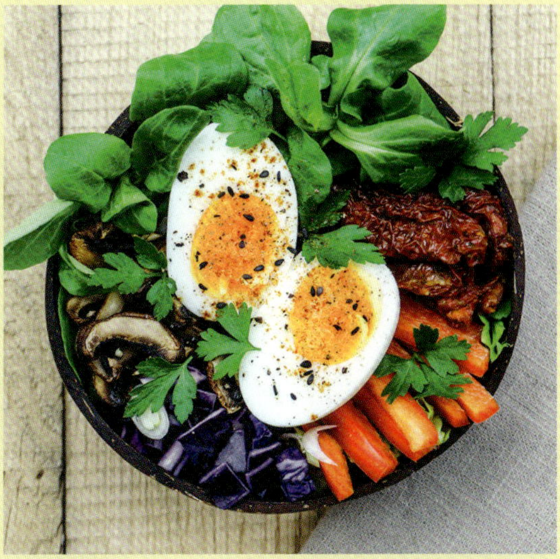
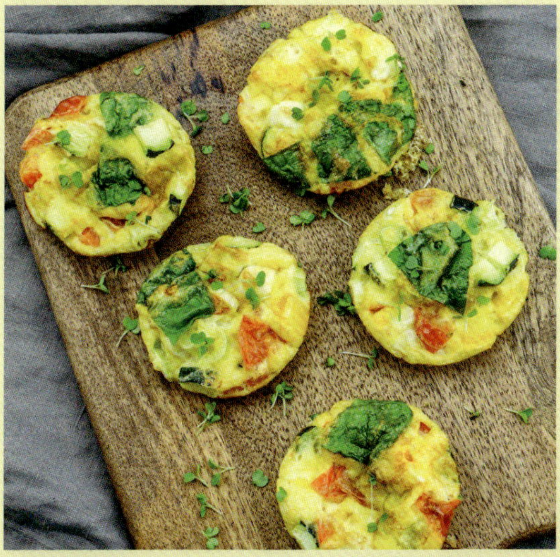
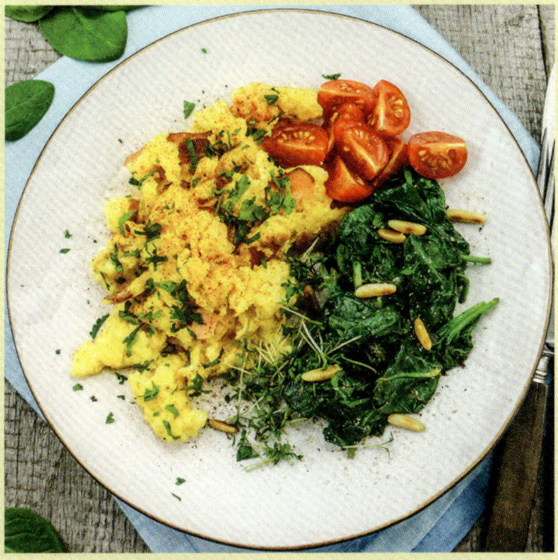
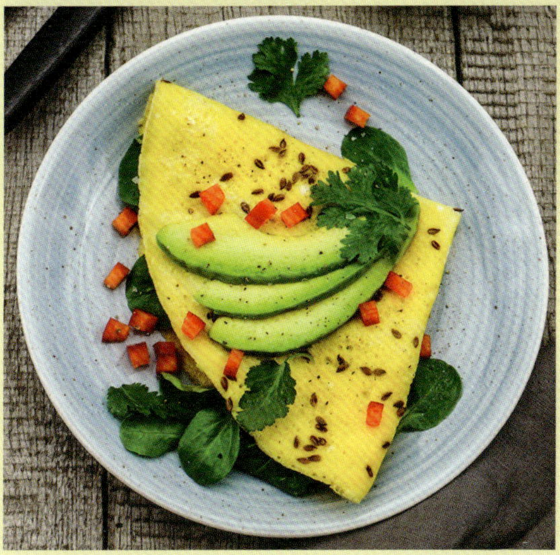
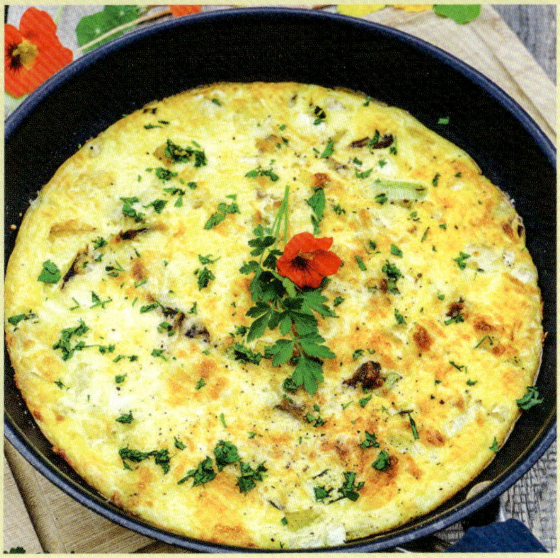

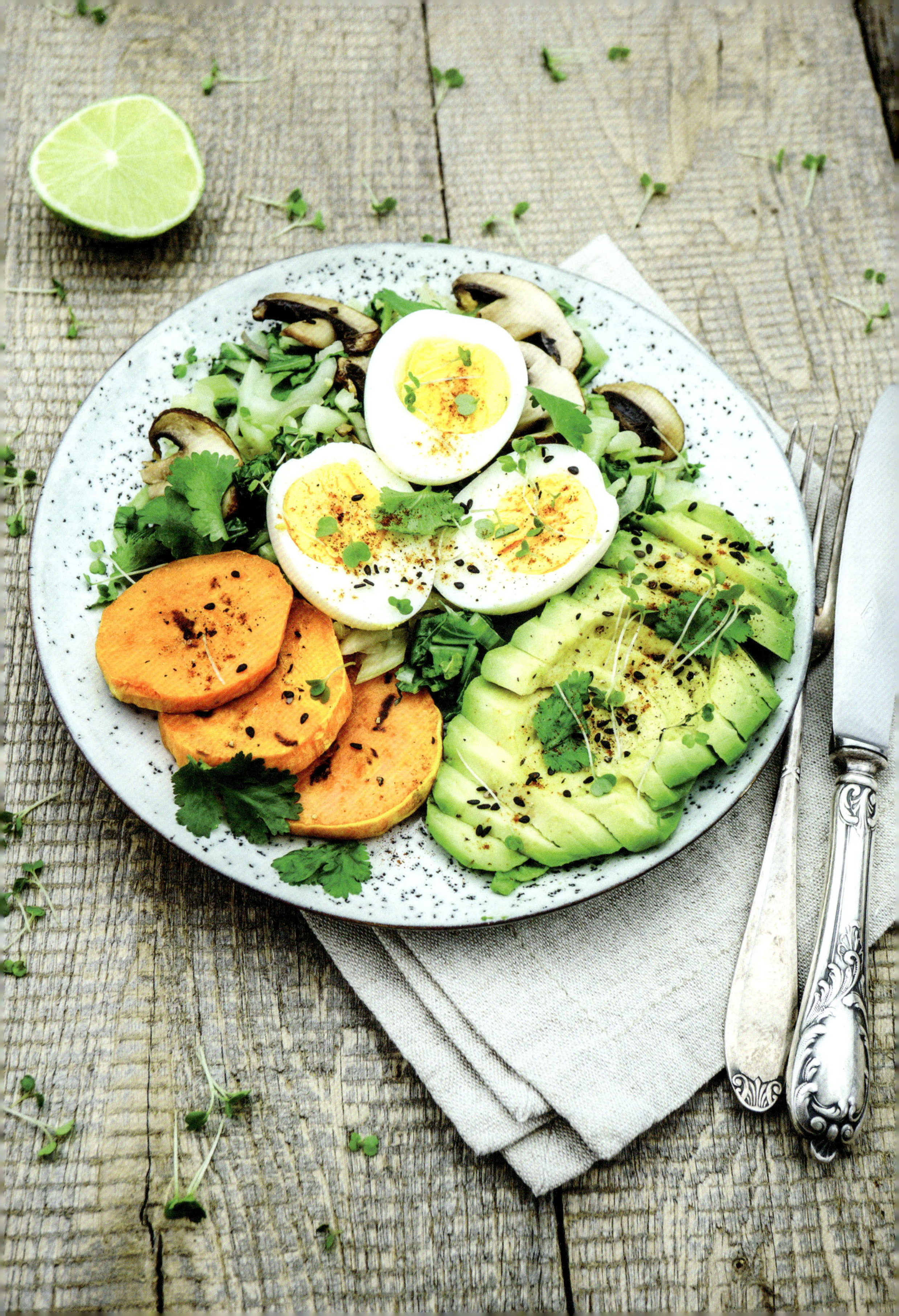

Ei mit gebackener Süßkartoffel

Pak Choi und Avocado

Zeit	Portionen	Kalorien	Eiweiß	Kohlenhydrate	Fett
10 min	1	436 kcal	20 g	19 g	30 g

50 g Süßkartoffel

2 Eier, Größe M

170 g Pak Choi

80 g Champignons

10 g Schalotte

65 g Avocado

1 EL Kresse

1 Stängel Koriander

1 EL Olivenöl

½ TL Sesam, schwarz

Paprikapulver

etwas Limettensaft, frisch gepresst

Meersalz

Pfeffer

Süßkartoffel waschen und trocknen, dann in Scheiben schneiden • Süßkartoffelscheiben auf ein mit Backpapier ausgelegtes Backblech legen und bei 200°C Ober-/Unterhitze etwa 15 Minuten backen.

Eier in einem Topf mit kochendem Wasser 8-10 Minuten hart kochen, dann kalt abschrecken und pellen.

Avocado halbieren und entkernen, dann das Fruchtfleisch aus der Schale lösen • Avocado in Scheiben schneiden und mit Limettensaft beträufeln • Koriander waschen und trocken schütteln, dann die Blätter abzupfen.

Schalotte schälen und fein würfeln • Pak Choi putzen und in Stücke schneiden • Pilze putzen und in Scheiben schneiden • Olivenöl in der Pfanne erhitzen und Schalotte anschwitzen, Pak Choi und Pilze dazugeben und unter Rühren anbraten • Alles mit Salz und Pfeffer würzen.

Pak Choi mit Pilzen auf einem Teller anrichten • Eier halbieren und mit Süßkartoffelscheiben und Avocado zusammen anrichten • Alles mit Paprika, Salz und Pfeffer würzen und zuletzt Sesam, Kresse und Koriander dazugeben.

TIPP

Pak Choi ist kalorienarm und enthält fast kein Fett, dafür besitzt der Kohl sehr viele verdauungsfördernde Ballaststoffe.

Frittata

schnell und einfach zubereitet

Zeit	Portionen	Kalorien	Eiweiß	Kohlenhydrate	Fett
30 min	2	422 kcal	26 g	7 g	32 g

- 100 g Zucchini
- 100 g Sellerie
- 100 g Mozzarella, gerieben
- 40 g Champignons
- 30 g Lauch
- 1 Frühlingszwiebel
- 4 Eier, Größe M
- 80 ml Milch
- 2 EL Olivenöl
- 2 Stängel Petersilie
- Meersalz
- Pfeffer

Zucchini waschen und trocknen, die Enden abschneiden und in Stücke schneiden • Sellerieknolle schälen und in Würfel schneiden • Champignons putzen und in Scheiben schneiden • Frühlingszwiebel und Lauch putzen und in Ringe schneiden • Petersilie waschen und trocken schütteln, dann hacken.

Eier aufschlagen, mit Salz und Pfeffer würzen und mit Milch in einer Schüssel verquirlen • Öl in einer großen Pfanne erhitzen und Lauch, Sellerie und Zucchini anbraten • Champignons und Frühlingszwiebel dazugeben und mit anbraten.

Die Hitze reduzieren, dann die Ei-Milch-Mischung in die Pfanne gießen • Mozzarella gleichmäßig darüber streuen und die Frittata im 200°C vorgeheizten Backofen 15-20 Minuten backen • Dann herausnehmen und mit frischer Petersilie bestreuen • Frittata in Stücke teilen und servieren.

TIPP

Frittata ist ein prima Gericht, wenn man Gemüsereste lecker verarbeiten möchte.

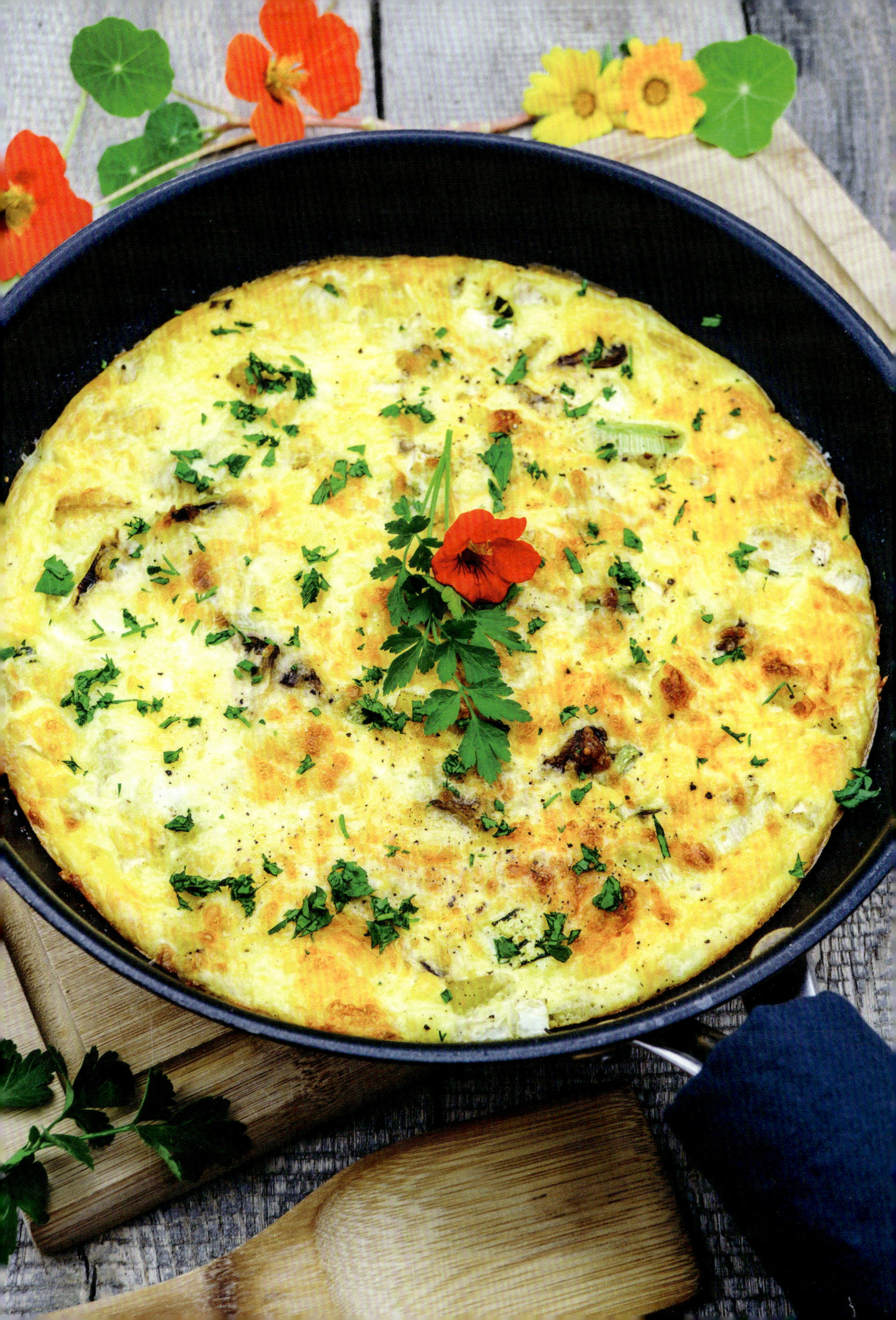

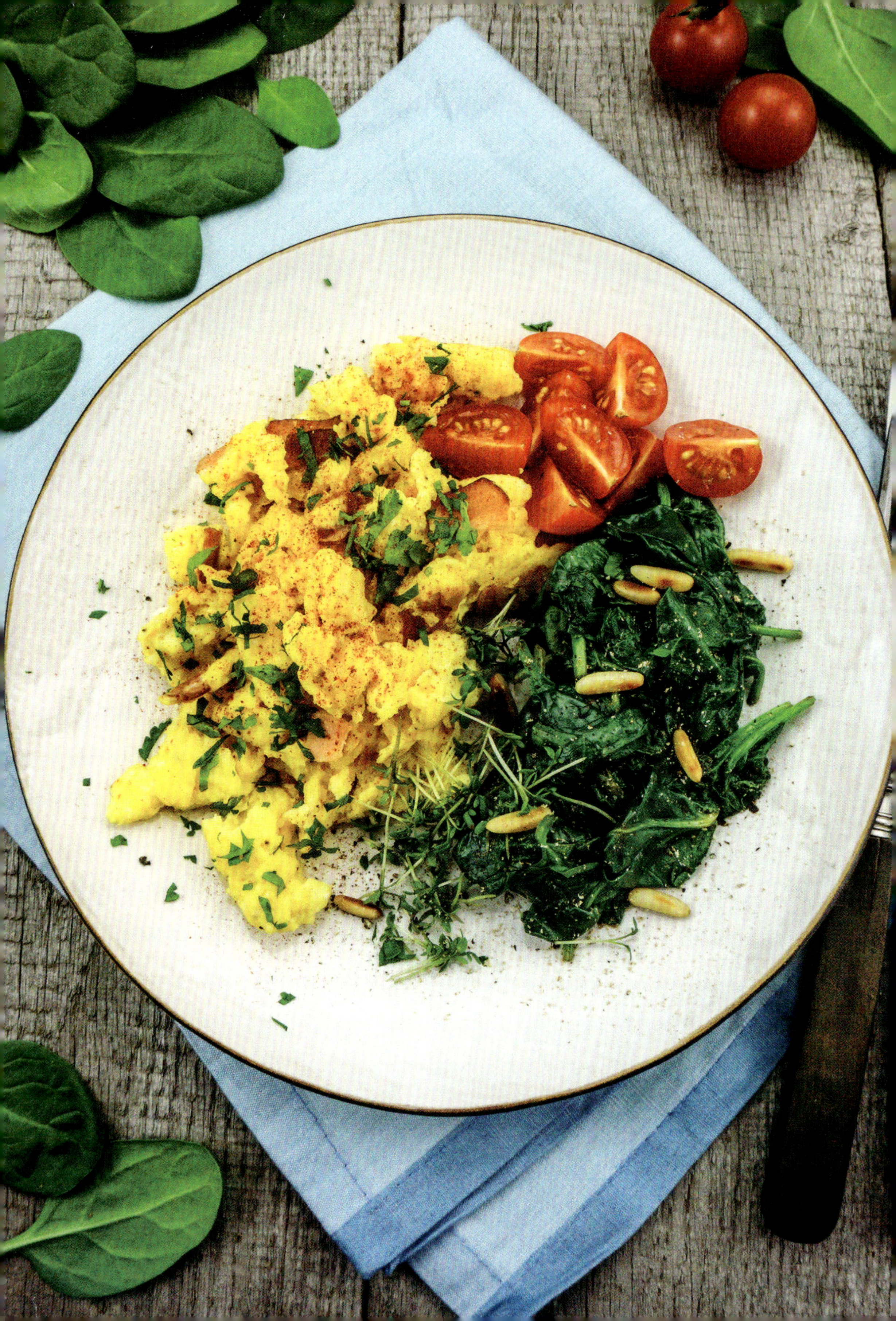

Rührei

mit Spinat und Schinken

Zeit	Portionen	Kalorien	Eiweiß	Kohlenhydrate	Fett
20 min	1	374 kcal	29 g	6 g	26 g

- 40 g Spinat
- 2 kleine Tomaten
- 2 Eier, Größe M
- 20 g Parmesan
- 1 Scheibe Serrano Schinken
- etwas Zitronensaft, frisch gepresst
- 1 TL Kresse
- 1 TL Petersilie, gehackt
- 1 TL Pinienkerne
- 1 TL Olivenöl
- Paprikapulver
- Muskatnuss
- Meersalz
- Pfeffer

Spinatblätter waschen und abtropfen lassen • Zu lange und dicke Stiele entfernen • Pinienkerne in einer Pfanne ohne Fett goldbraun anrösten, dann herausnehmen und beiseite stellen.

Schinken in kleine Stücke schneiden • Parmesan reiben • Eier in einer Schüssel verquirlen, etwas salzen und pfeffern und den geriebenen Parmesan dazugeben • Tomaten waschen und in Stücke schneiden.

Olivenöl in der Pfanne erhitzen und Spinat dazugeben • Spinat für wenige Minuten garen, dabei mehrmals mit dem Holzlöffel durchrühren • Spinat mit Zitronensaft, Salz und Pfeffer abschmecken, dann herausnehmen.

Schinken in die heiße Pfanne geben und kurz anbraten • Ei-Parmesan-Mischung dazugeben und die Eier stocken lassen, dann mit dem Pfannenwender mehrmals durch die Ei-Mischung ziehen, so dass die Eier gleichmäßig braten.

Fertiges Rührei auf eine Seite in der Pfanne schieben und auf der anderen Seite den Spinat noch einmal kurz hineingeben und erwärmen • Dann alles auf einem Teller anrichten • Tomaten, Petersilie und Kresse dazugeben und das Rührei mit frisch geriebener Muskatnuss, Paprika, Salz und Pfeffer würzen • Zuletzt die Pinienkerne dazugeben.

TIPP

Spinat stillt deine Lust auf Heißhunger. Die Blätter wirken als natürliche Appetitzügler und unterstützen dich beim Abnehmen.

Ei-Muffins

Proteinpower für den Tag

Zeit	Portionen	Kalorien	Eiweiß	Kohlenhydrate	Fett
20 min	2	216 kcal	16 g	2 g	17 g

4 Eier, Größe M

20 g Paprika

20 g Zucchini

Spinatblätter

5 g Frühlingszwiebel

15 g Feta

1 EL Olivenöl

1 TL Kresse

Meersalz

Pfeffer

Eier in einer Schüssel mit etwas Salz und Pfeffer verquirlen • Paprika von Kernen und Trennwänden befreien und in kleine Würfel schneiden • Zucchini waschen, trocknen und in kleine Würfel schneiden • Spinatblätter waschen und trocken schütteln, zu große Blätter klein zupfen • Frühlingszwiebel putzen und in dünne Ringe schneiden • Feta in kleine Würfel schneiden.

5 Muffinsförmchen mit Olivenöl auspinseln und die Eimasse gleichmäßig auf die Förmchen verteilen • Das vorbereitete Gemüse dazugeben und die Ei-Muffins im vorgeheizten Backofen bei 170°C Umluft 10-15 Minuten backen • Die Ei-Muffins vorsichtig aus der Form lösen und mit Kresse servieren.

TIPP

Ei-Muffins sind prima für zu Hause und unterwegs. Kleine Reste von Gemüse und anderem kann man hier super verarbeiten.

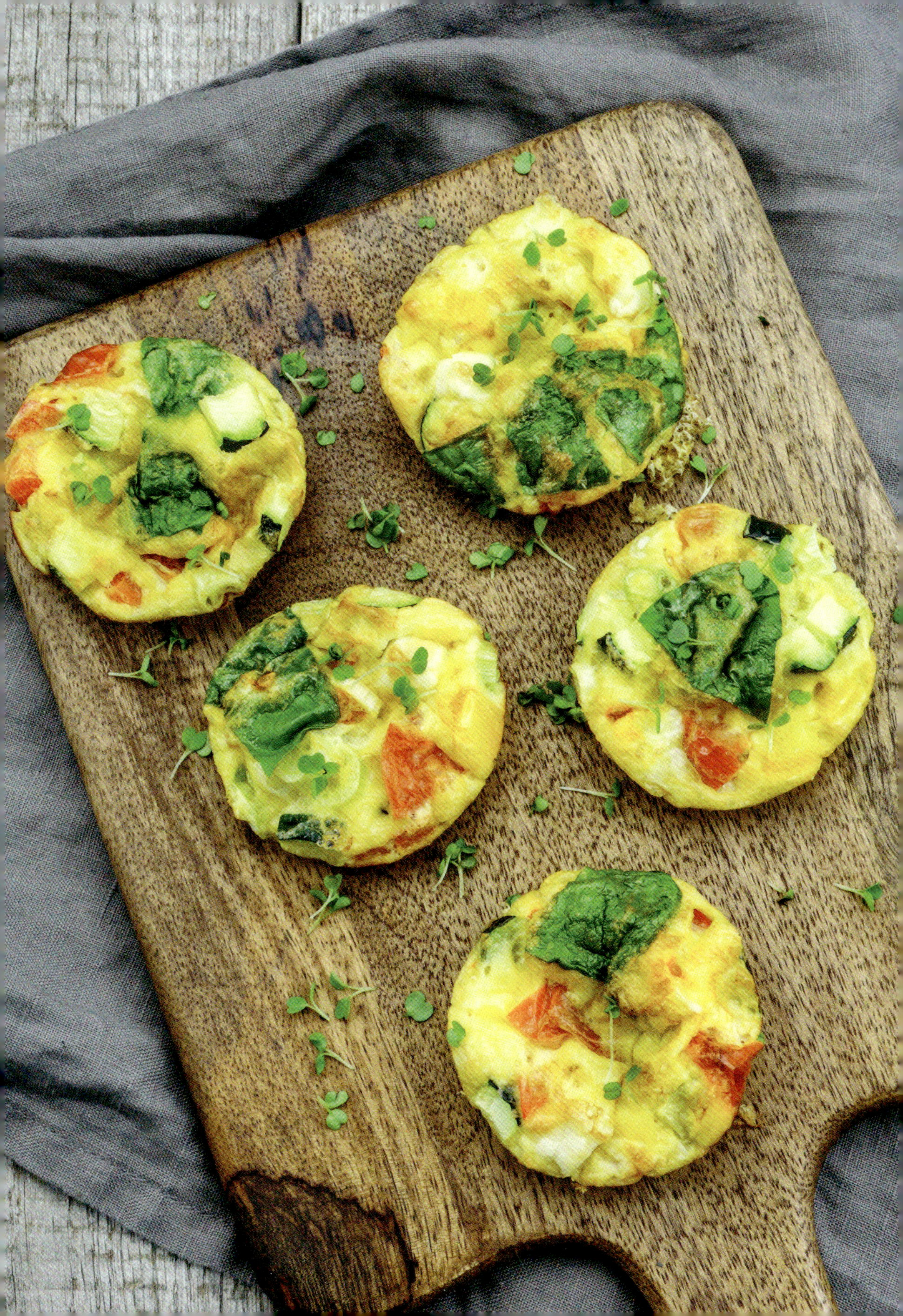

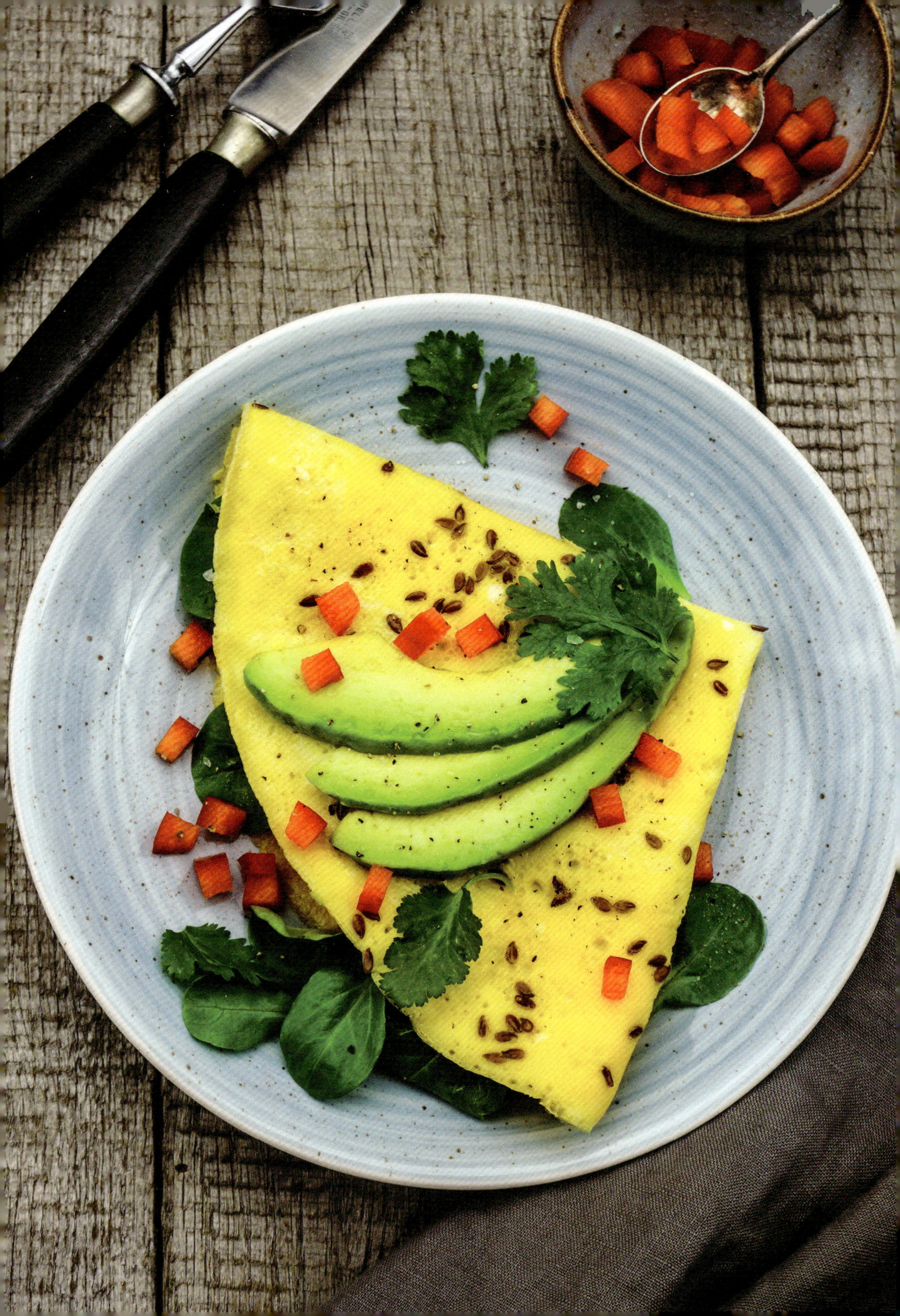

Omelett mit Leinsamen

und Feldsalat

Zeit	Portionen	Kalorien	Eiweiß	Kohlenhydrate	Fett
15 min	1	398 kcal	17 g	5 g	35 g

2 Eier, Größe M

2 EL Sahne

40 g Avocadofrucht-fleisch

10 g Feldsalat

1 EL Paprika

1 EL Leinsamen

1 EL Olivenöl

1 Stängel Koriander

Pfeffer

Meersalz

Feldsalat waschen und abtropfen lassen • Paprika in kleine Würfel schneiden • Koriander waschen und trocken schütteln, dann die Blätter abzupfen • Avocadofruchtfleisch in Scheiben schneiden.

Eier in einer Schüssel aufschlagen, mit Sahne verquirlen und mit Salz und Pfeffer würzen • Leinsamen unterrühren • Olivenöl in der Pfanne erhitzen und die Eimasse hineingeben • Omelett bei mittlerer Hitze stocken lassen, dann wenden.

Feldsalat, Paprika, Avocado und Koriander auf das Omelett geben und es zusammenklappen • Omelett vorsichtig aus der Pfanne nehmen und abschließend mit Salz und Pfeffer würzen.

TIPP

Die kleinen Blätter vom Feldsalat sind gefüllt mit Vitamin C und stellen zudem eine gute Jod-Quelle dar.

Buddha-Bowl mit Ei

Gemüse und Pilzen

Zeit	Portionen	Kalorien	Eiweiß	Kohlenhydrate	Fett
15 min	1	239 kcal	12 g	8 g	16 g

100 g Salat, gemischt (Feldsalat, Salatkopf)

1 Ei, Größe M

2 Champignons

30 g Paprika

30 g Rotkohl

30 g Tomaten, getrocknet

1 EL Olivenöl

1 Stängel Petersilie

Paprikapulver, edelsüß

Sesam, schwarz

Meersalz

Pfeffer

Das Ei in einem kleinen Topf mit kochendem Wasser 8-10 Minuten hart kochen, dann kalt abschrecken, pellen und halbieren.

Champignons putzen und in Scheiben schneiden • Olivenöl in einer kleinen Pfanne erhitzen und die Champignons rundum braten • Pilze mit Salz und Pfeffer würzen und beiseite stellen.

Salatblätter waschen und in der Salatschleuder trocknen bzw. gut abtropfen lassen • Salatblätter in Streifen schneiden und in die Schüssel geben, Feldsalat bei Bedarf von den langen, dünnen Wurzeln befreien.

Paprika waschen, die Kerne und Trennwände entfernen und in Streifen schneiden • Rotkohl in Streifen schneiden • Petersilie waschen und trocken schütteln, dann die Blätter vom Stiel zupfen • Tomaten abtropfen lassen und in Streifen schneiden.

Gemüse und Pilze in der Schüssel auf dem Salat verteilen • Das Ei dazugeben und alles mit Salz und Pfeffer würzen • Paprikapulver und Sesam auf die Eihälften streuen und die Petersilienblätter dazugeben.

TIPP

Eine Buddha-Bowl ist eine prall gefüllte Schale mit gesunden Nahrungsmitteln.

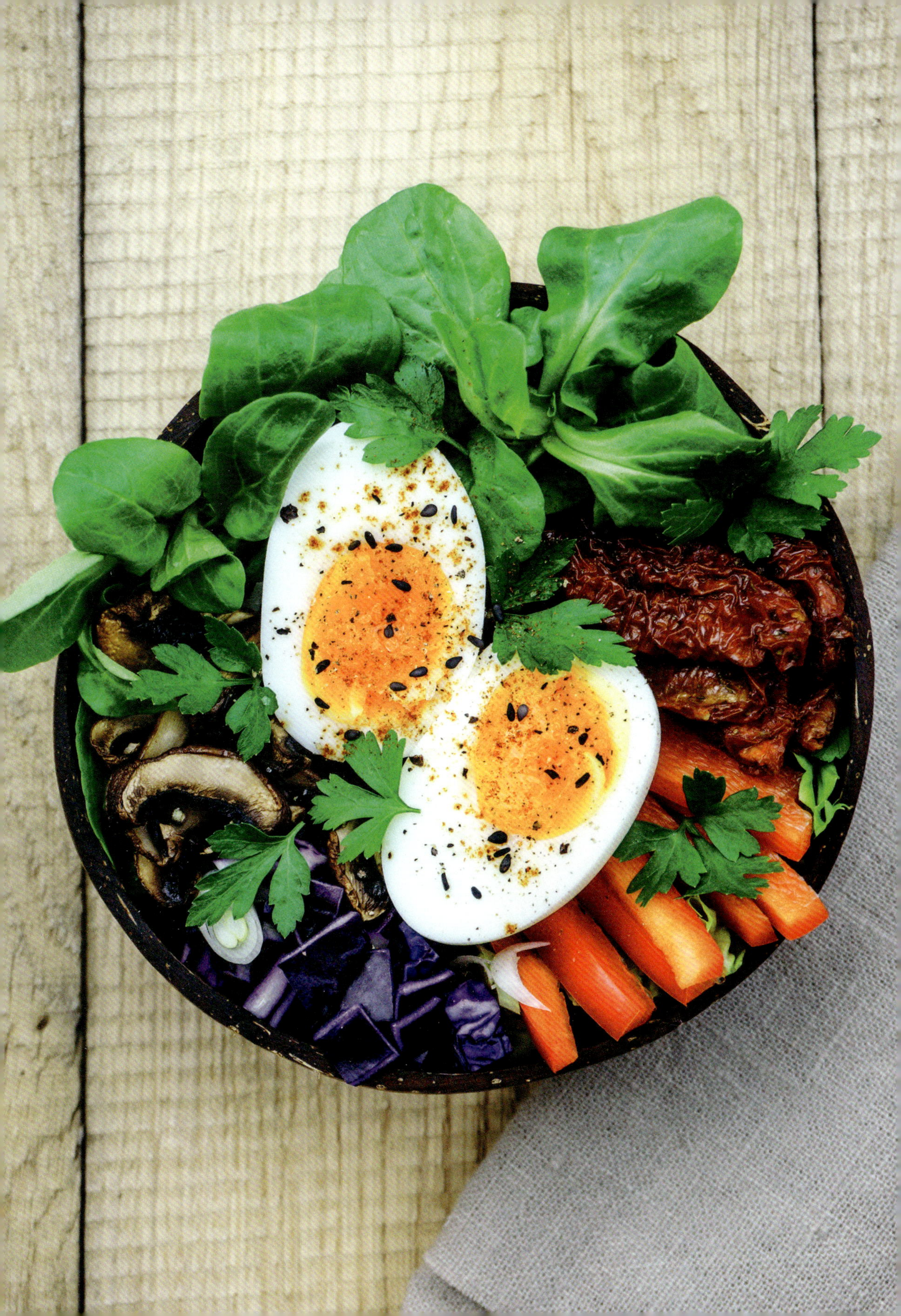

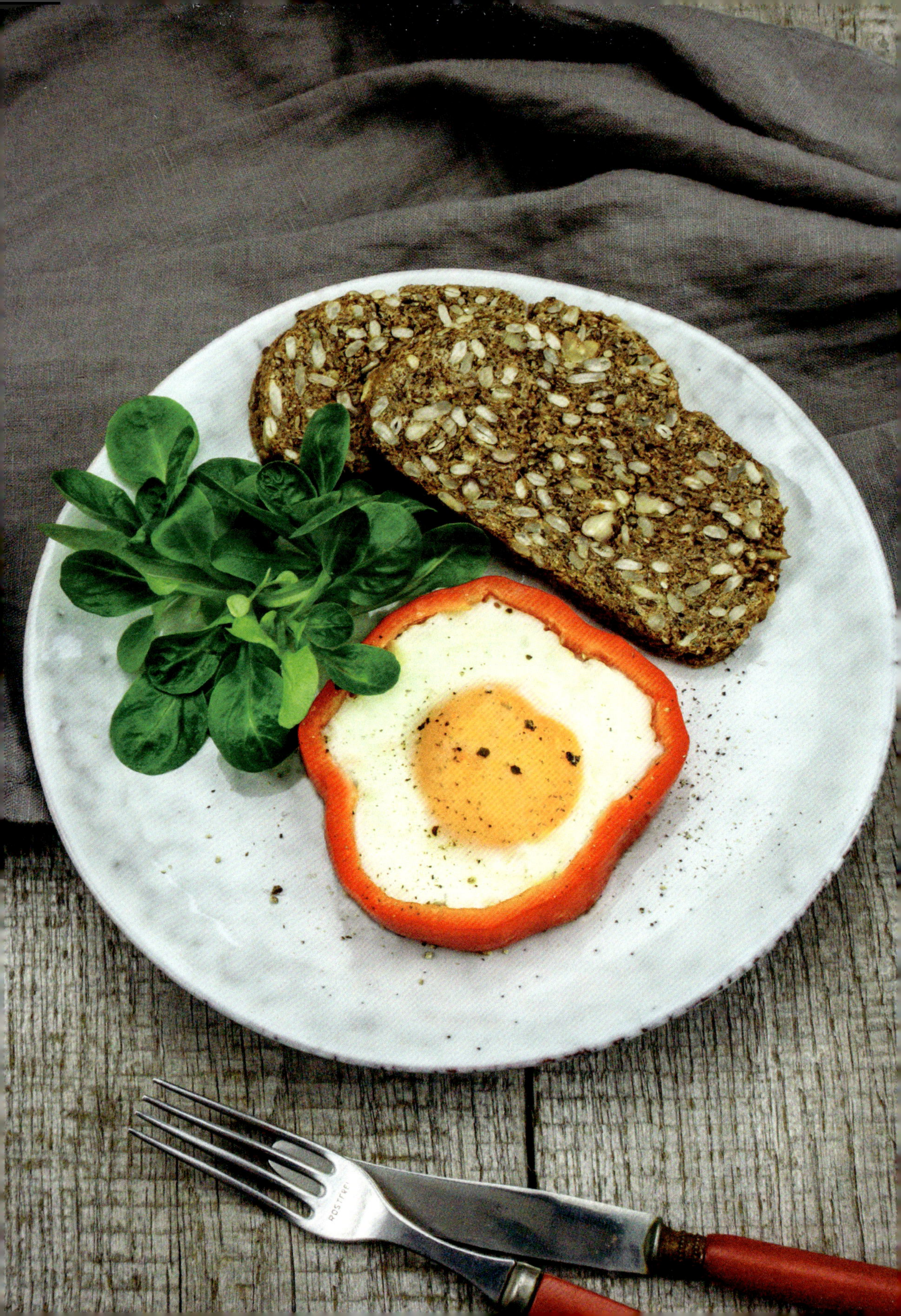

Spiegelei

mit Salat und Brot

Zeit	Portionen	Kalorien	Eiweiß	Kohlenhydrate	Fett
10 min	1	530 kcal	23 g	9 g	40 g

1 Ei, Größe M

15 g Feldsalat

1 Paprika Ring

2 Scheiben Körniges Brot
(SIEHE REZEPT S.180)

1 EL Olivenöl

Meersalz

Pfeffer

Feldsalat waschen und gut abtropfen lassen • Paprika von Kernen und Trennwänden befreien.

Olivenöl in der Pfanne erhitzen und den Paprikaring hineinlegen • Das Ei aufschlagen und in den Paprikaring hineingeben • Ei mit Salz und Pfeffer würzen und bei mittlerer Hitze mehrere Minuten braten, wer das Eigelb fester mag, gibt einen Deckel auf die Pfanne.

Paprika-Spiegelei mit Feldsalat und Low Carb Brot zusammen auf einem Teller anrichten.

TIPP

Wer möchte, kann auch das Brot kurz mit in der Pfanne erwärmen.

Omelett mit Feta

Tomaten und Frühlingszwiebeln

Zeit	Portionen	Kalorien	Eiweiß	Kohlenhydrate	Fett
10 min	1	483 kcal	21 g	7 g	41 g

2 Eier, Größe M

50 ml Sahne

50 g Cherrytomaten

1 Frühlingszwiebel

30 g Feta

1 Handvoll Rucola

1 EL Olivenöl

1 Stängel Petersilie

Essbare Blüten nach Belieben z.B. Kapuzinerkresseblüten

Meersalz

Pfeffer

Tomaten waschen und in Scheiben schneiden • Frühlingszwiebel putzen und in dünne Ringe schneiden • Rucola waschen und gut abtropfen lassen • Petersilie waschen und trocken schütteln, dann die Blätter abzupfen und hacken.

Eier in eine Schüssel geben und mit Sahne sowie etwas Salz und Pfeffer verquirlen • Olivenöl in der Pfanne erhitzen und die Ei-Mischung hineingeben, durch das Schwenken der Pfanne die Ei-Mischung gleichmäßig verteilen • Omelett bei mittlerer Hitze stocken lassen, dann vorsichtig wenden.

Tomaten, Frühlingszwiebel, Rucola und in der Hand zerbröselten Feta auf das Omelett in der Pfanne geben und die Zutaten kurz mit warm werden lassen • Alles mit Salz und Pfeffer würzen.

Omelett vorsichtig in der Mitte zusammenklappen und auf einen Teller geben • Nach Belieben mit essbaren Blüten dekorieren und servieren.

TIPP

Die Pfanne nicht zu stark erhitzen, damit das Omelett nicht verbrennt.

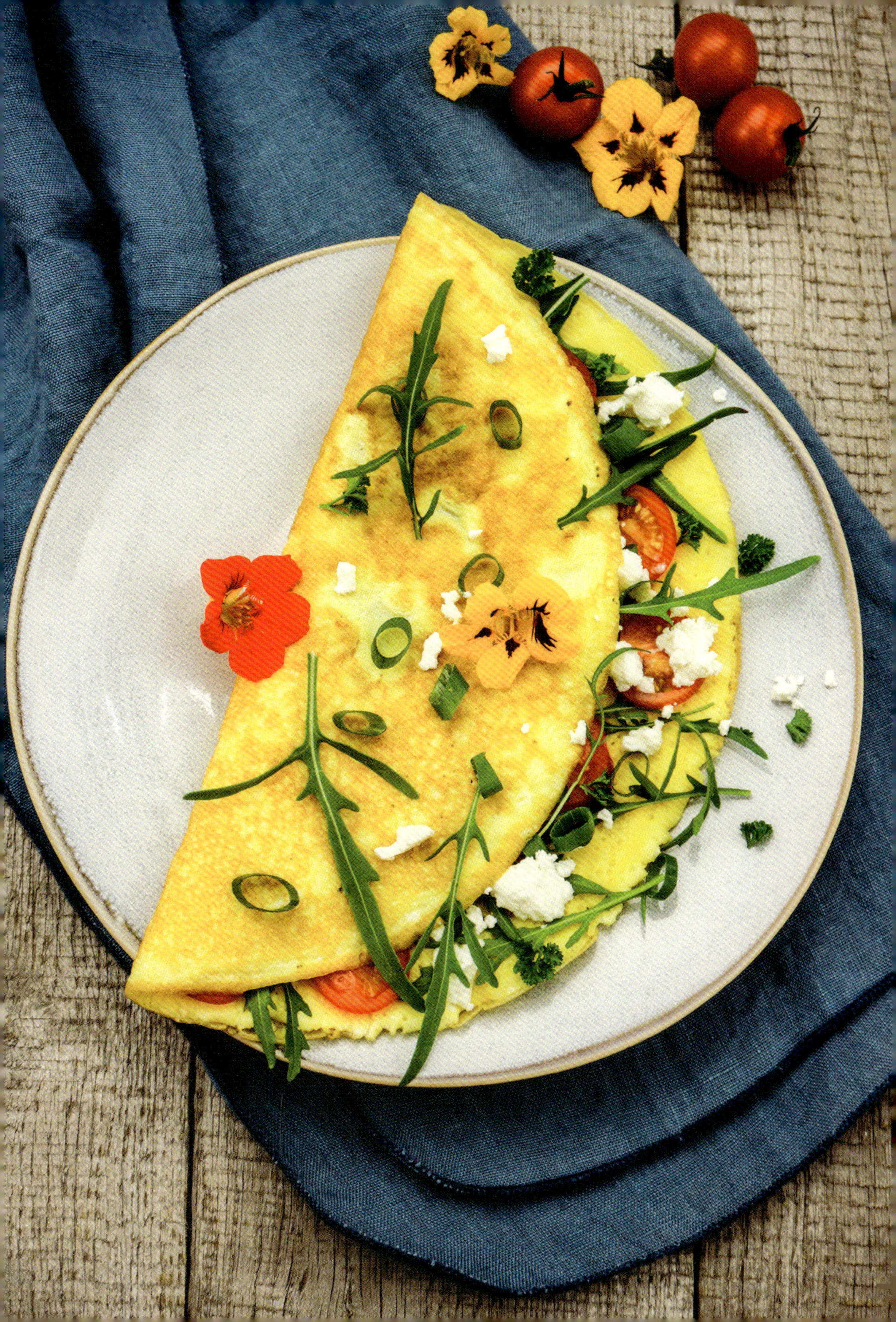

FLEISCH

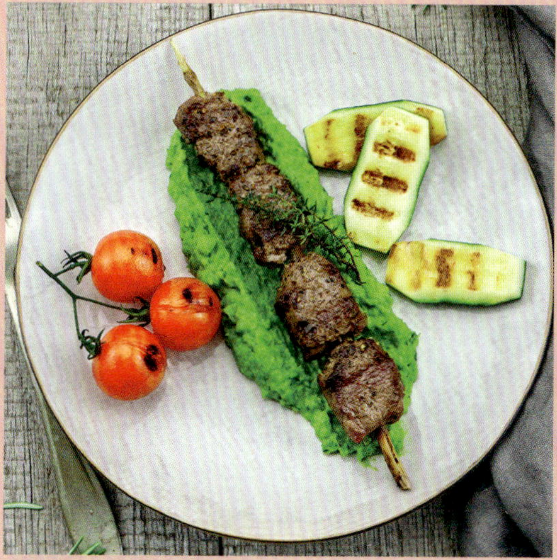
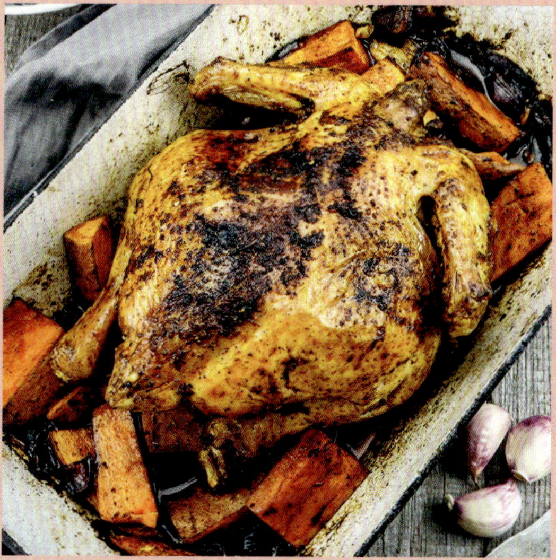
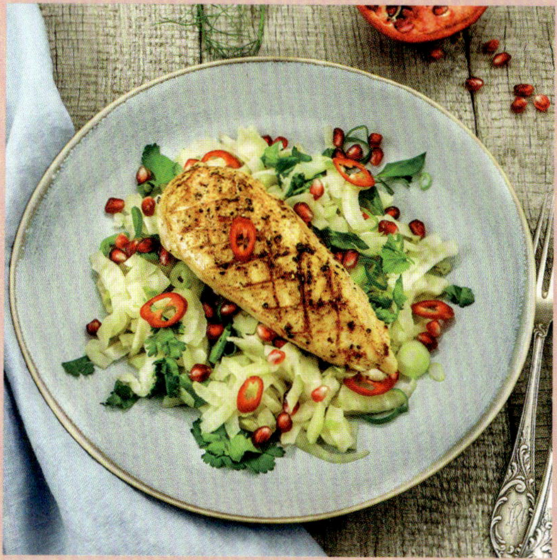
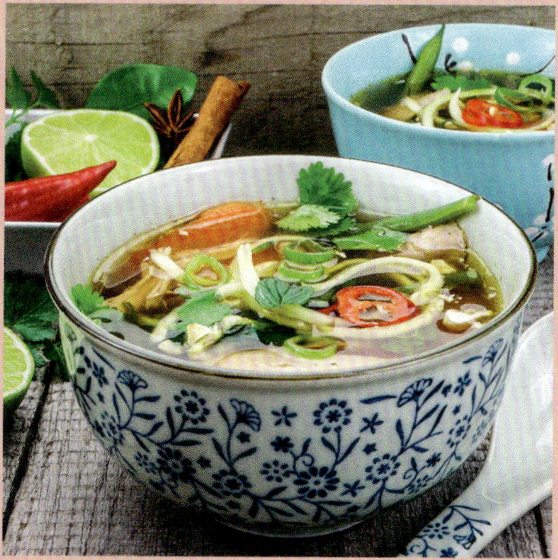
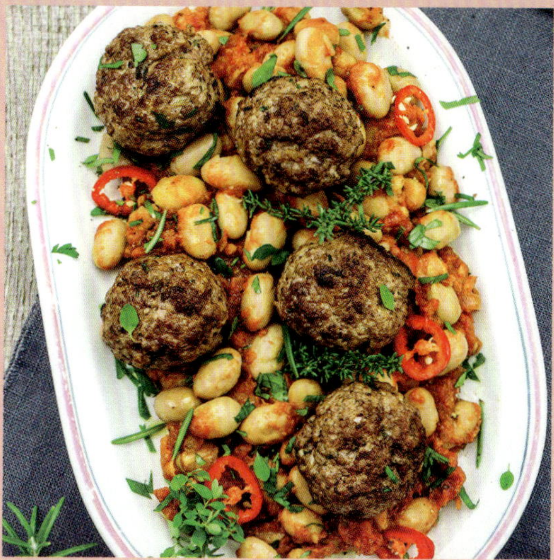
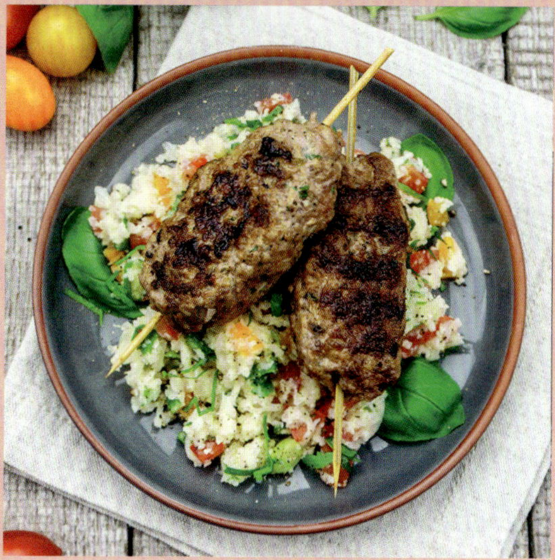

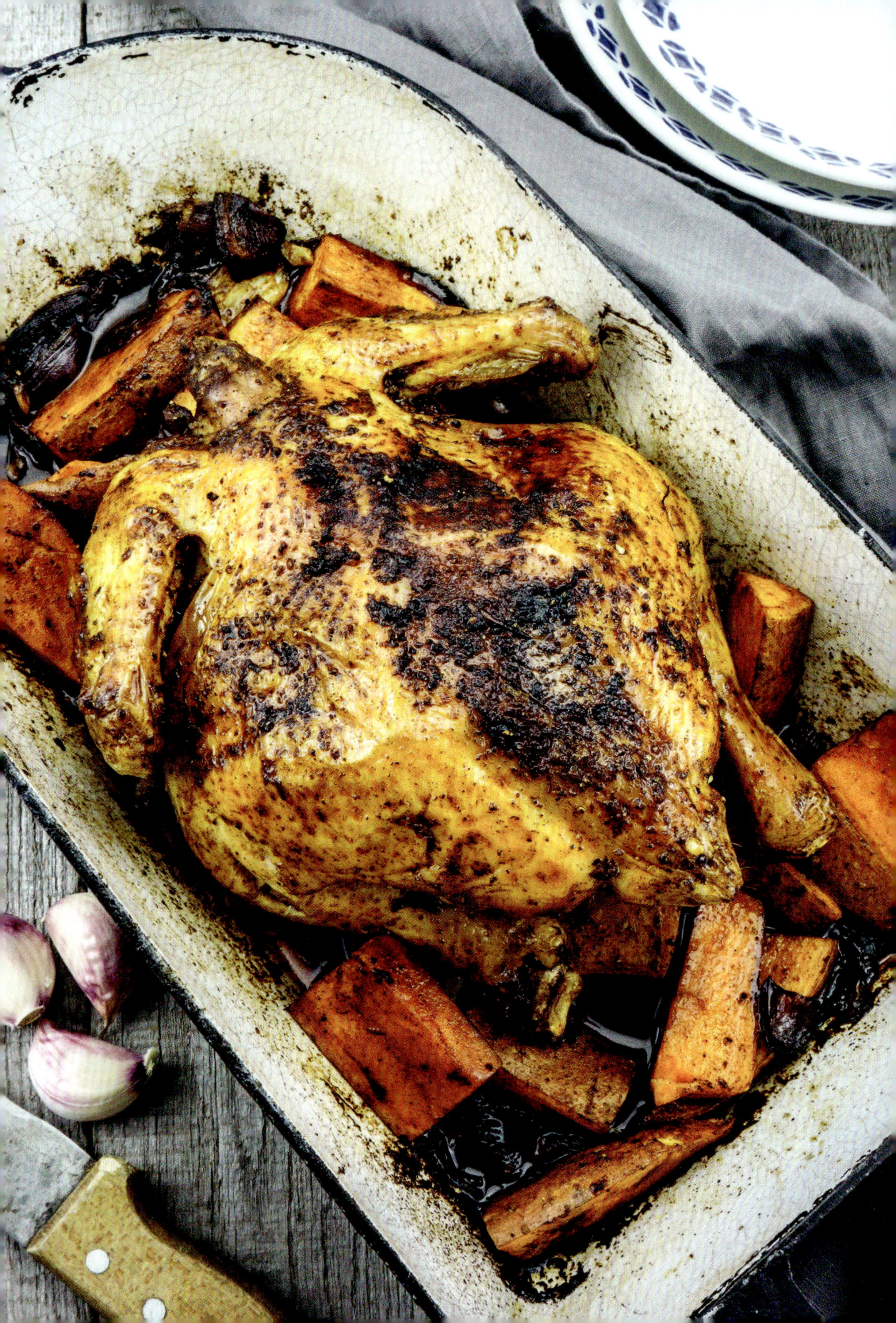

Würziges Ofen-Hähnchen

mit Süßkartoffeln

Zeit	Portionen	Kalorien	Eiweiß	Kohlenhydrate	Fett
100 min	4	881 kcal	77 g	22 g	53 g

1 Hähnchen, ca. 1,5 kg

300 g Süßkartoffeln, in Bio Qualität

4 Knoblauchzehen

4 Schalotten

1 Bio Zitrone

6 EL Kokosöl, flüssig

1 EL Balsamico

1 EL Harissa Paste

1 EL Paprika de la Vera

1 TL Kreuzkümmel

Meersalz

Pfeffer

Das Hähnchen waschen und gut abtropfen lassen • Süßkartoffeln waschen und abtropfen lassen, dann in Stücke schneiden • Knoblauchzehen mit der flachen Messerseite zerdrücken • Schalotten schälen • Zitrone heiß waschen und mit der Reibe die Schale abreiben.

Kokosöl mit Zitronenschalenabrieb, Balsamico, Harissa, Paprikapulver, Kreuzkümmel, Salz und Pfeffer in einer Schüssel verrühren und damit das Hähnchen und die Süßkartoffelstücke marinieren.

Das Hähnchen in einen großen Bräter legen und noch einmal kräftig mit Salz und Pfeffer würzen • Knoblauch und Schalotten um das Hähnchen verteilen und 60 Minuten im vorgeheizten Backofen bei 200°C garen.

Dann die Süßkartoffelstücke zum Hähnchen in den Bräter geben und wenn vorhanden, die restliche Marinade über dem Hähnchen verteilen • Alles zurück in den heißen Ofen geben und weitere 30 Minuten garen • Bräter dann aus dem Ofen nehmen, Hähnchen kurz ruhen lassen und anschließend servieren.

TIPP

Ein einfaches Gericht ohne viel Aufwand, das allein schon optisch überzeugt und wovon mehrere Personen gut satt werden.

Blumenkohl-Taboulé

mit Hackspießen

Zeit	Portionen	Kalorien	Eiweiß	Kohlenhydrate	Fett
30 min	2	638 kcal	37 g	4 g	51 g

FÜR DAS TABOULÉ

130 g Blumenkohl

20 g Butter

15 g Frühlingszwiebel

30 g Tomaten, bunt

2 EL Olivenöl

2 Stängel Basilikum

Zitronensaft, frisch gepresst

FÜR DIE HACKSPIESSE

300 g Rinderhackfleisch

15 g Joghurt, natur

1 Schalotte

1 Ei, Größe M

2 EL Olivenöl

1 TL Kapern, aus dem Glas

1 TL Senf

Kräuter nach Belieben

UND AUSSERDEM

Pfeffer

Meersalz

Für die Hackspieße die Schalotte schälen und fein hacken • Kapern fein hacken • Kräuter waschen und trocken schütteln, dann die Blätter abzupfen und fein hacken • Das Ei in einer Schüssel aufschlagen und mit dem Rinderhackfleisch, Joghurt, Senf, Schalotte, Kapern und Kräuter in einer Schüssel zu einem Teig mischen • Alles salzen und pfeffern.

Für das Taboulé den Blumenkohl mit der Reibe reiben, so dass er eine reisähnliche Konsistenz hat • Blumenkohl mit etwa 50 ml Wasser in einen Topf geben und bei mittlerer Hitze 4-6 Minuten bei geschlossenem Deckel garen.

Frühlingszwiebel in dünne Ringe schneiden • Tomaten waschen und in kleine Würfel schneiden • Basilikum waschen und trocken schütteln, dann die Blätter abzupfen und hacken.

Butter, Olivenöl, Frühlingszwiebel, Tomaten und Basilikum zum gegarten Blumenkohl geben und durchrühren • Einen Spritzer Zitronensaft dazugeben und alles mit Salz und Pfeffer würzen.

Die Hackfleischmasse mit den Händen in ovale Formen kneten und jeweils auf ein Holzspieß stecken • Olivenöl in der Pfanne erhitzen und die Hackspieße rundum braten.

Das Blumenkohl-Taboulé auf zwei Teller geben und die Hackspieße darauf anrichten.

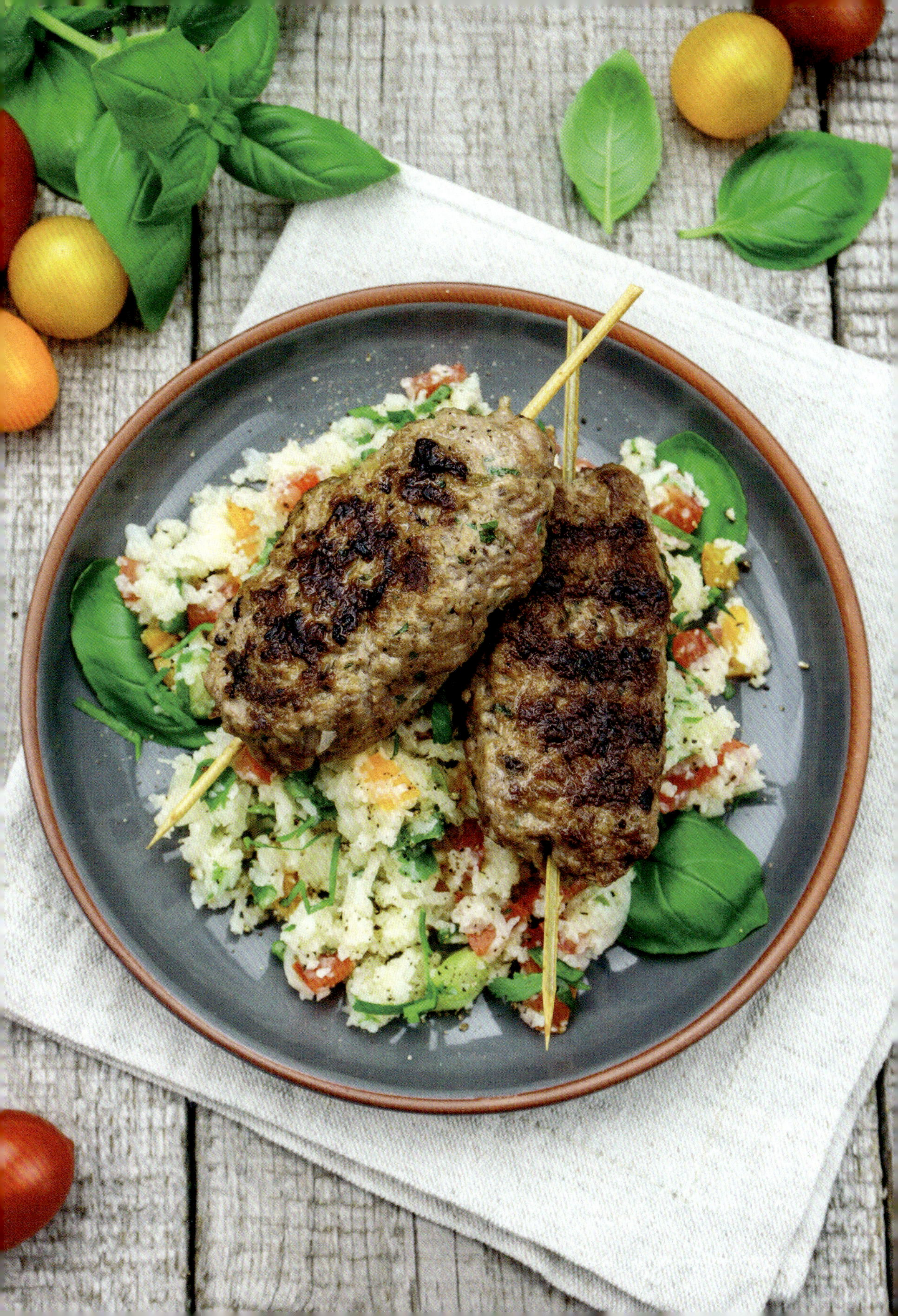

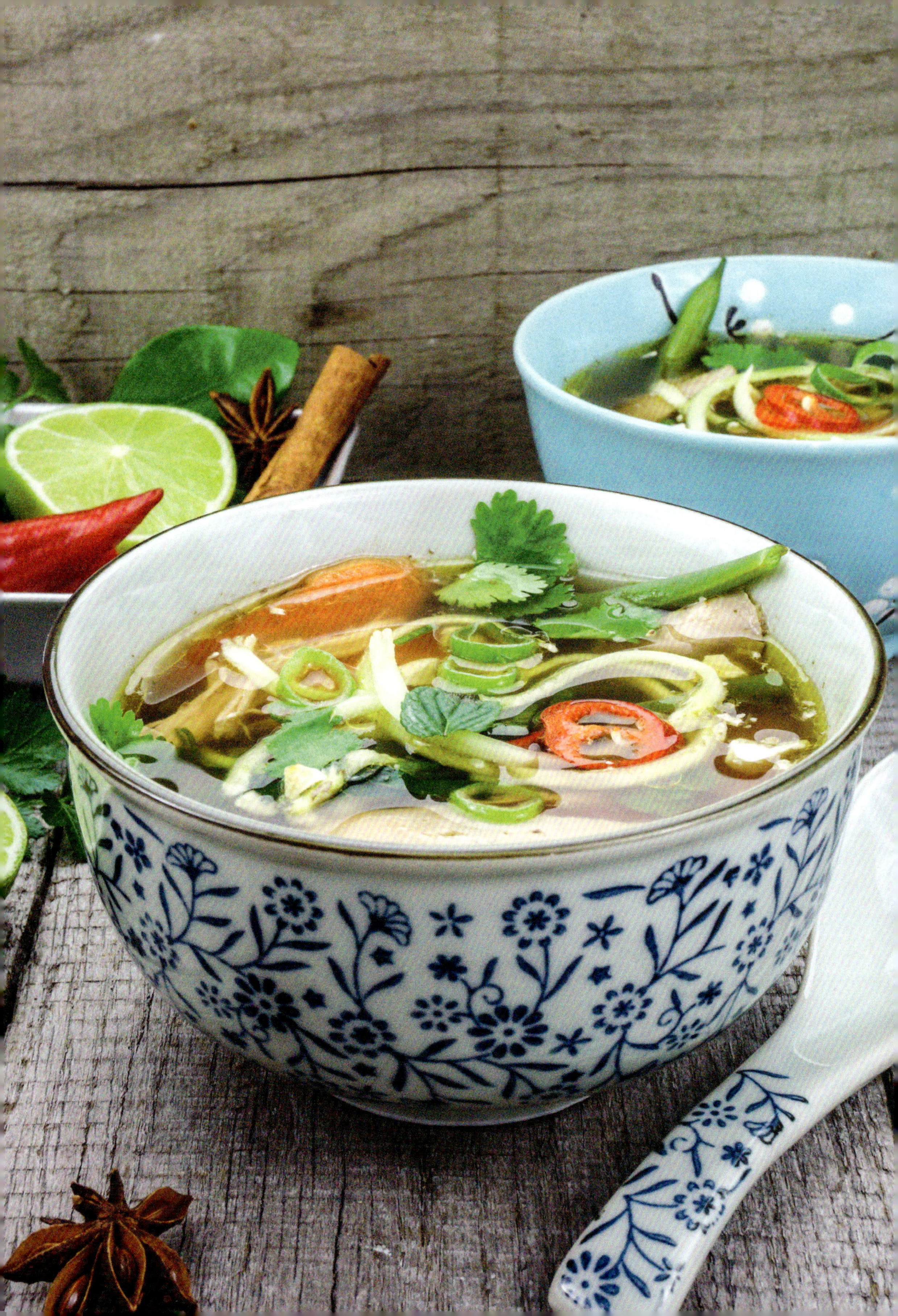

Hähnchen-Suppe

mit Zucchininudeln

Zeit	Portionen	Kalorien	Eiweiß	Kohlenhydrate	Fett
45 min	4	426 kcal	28 g	10 g	30 g

2 Hähnchenschenkel

2 kleine Zucchini

80 g grüne Bohnen

70 g Sprossen

1 Möhre

1 Frühlingszwiebel

20 g Ingwer

1 Knoblauchzehe

1 Limette, Bio

1 Chilischote

2 EL Cashewkerne

1 Stängel Minze

1 Stängel Koriander

1 Liter Knochenbrühe, alternativ Gemüsebrühe

2 Gewürznelken

1 Sternanis

½ Zimtstange

Meersalz

Pfeffer

Hähnchenschenkel waschen und trocken tupfen • Ingwer in dünne Scheiben schneiden • Knoblauch schälen und in dünne Scheiben schneiden • Brühe, Ingwer und Knoblauch in einem großen Topf zum Kochen bringen, dann Gewürznelken, Zimt, Sternanis und etwas Salz dazugeben • Hähnchenschenkel dazugeben und bei mittlerer Hitze etwa 30 Minuten köcheln lassen.

Währenddessen die Sprossen in ein Sieb geben und unter fließendem Wasser abspülen, dann abtropfen lassen • Chilischote in dünne Ringe schneiden • Frühlingszwiebel putzen und in dünne Ringe schneiden • Zucchini waschen und trocknen, dann die Enden abschneiden • Zucchini mit dem Spiralschneider in lange Nudeln schneiden • Bohnen waschen und putzen, lange Bohnen halbieren • Möhre schälen und schräg in dünne Scheiben schneiden.

Cashewkerne in einer Pfanne ohne Fett goldbraun anrösten, dann herausnehmen und grob hacken • Minze und Koriander waschen und trocken schütteln, dann die Blätter abzupfen • Limette heiß waschen und trocknen, dann mit der Reibe die Schale abreiben • Abgeriebene Limette halbieren und den Saft auspressen.

Nun die durchgegarten Hähnchenschenkel aus dem Topf nehmen, etwas abkühlen lassen und mit der Gabel das Fleisch in Stücke zupfen • Die Brühe durch ein Sieb geben und wieder in den warmen Topf füllen • Bohnen und Möhre dazugeben und etwa 5 Minuten garen, so dass diese noch knackig sind.

Zucchininudeln, Frühlingszwiebel, Chilischote, Sprossen und das Hähnchenfleisch zur Brühe geben und alles kurz bei kleiner Hitze aufwärmen • Limettenabrieb zur Suppe geben und diese mit etwas Limettensaft, Salz und Pfeffer abschmecken • Suppe in Schälchen füllen und jeweils etwas von den gehackten Cashewkernen und Kräutern dazugeben.

Hackbällchen mit Bohnen

in Tomatensauce

Zeit	Portionen	Kalorien	Eiweiß	Kohlenhydrate	Fett
30 min	2	604 kcal	45 g	22 g	35 g

FÜR DIE HACKBÄLLCHEN

300 g Rinderhackfleisch

1 EL Joghurt, natur

1 kleine Zwiebel

1 TL Senf

1 Ei, Größe M

1 TL Kapern, aus dem Glas

1 EL Olivenöl

FÜR DIE BOHNEN

250 g Borlotti Bohnen, aus der Dose

240 g Tomaten, stückig, aus der Dose

1 Knoblauchzehe

½ Zwiebel, rot

¼ Chilischote

1 EL Olivenöl

1 EL Kräuter, frisch

Kreuzkümmel

UND AUSSERDEM

Kräuter (z.B. Rosmarin, Thymian, Petersilie)

Pfeffer

Meersalz

Die Bohnen in einem Sieb unter fließendem Wasser abspülen, dann abtropfen lassen • Zwiebel schälen und fein würfeln • Knoblauch schälen und fein hacken • Chilischote in Ringe schneiden.

Für die Hackbällchen die Zwiebel schälen und fein hacken • Kapern ebenfalls fein hacken • Das Rinderhackfleisch mit Joghurt, Zwiebel, Senf und Kapern in eine Schüssel geben • Das Ei dazugeben und alles mit Salz und Pfeffer würzen • Mit den Händen alles zu einem Teig verkneten und Bällchen daraus formen • Olivenöl in der Pfanne erhitzen und die Hackbällchen rundum braun braten.

In einer zweiten Pfanne ebenfalls 1 EL Olivenöl erhitzen und Zwiebel mit Knoblauch für die Bohnen anschwitzen • Tomaten dazugeben und erhitzen • Bohnen zusammen mit der Chilischote dazugeben und gut durchrühren • Die Bohnen mit Kreuzkümmel, Salz und Pfeffer würzen und die gehackten Kräuter dazugeben.

Bohnen in Tomatensauce auf einen großen Teller geben und die Hackbällchen darauf legen • Alles mit frischen Kräutern bestreuen und servieren.

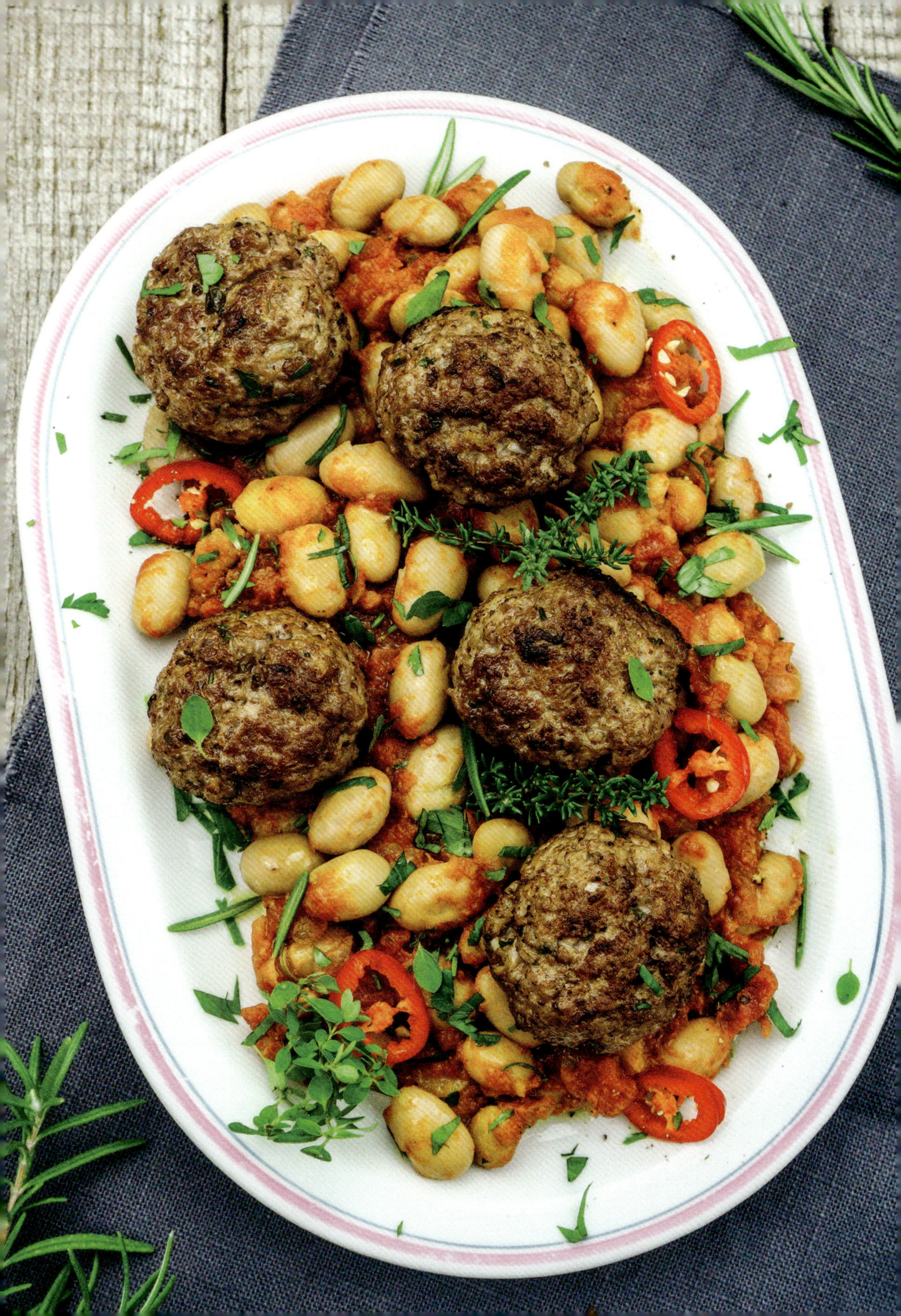

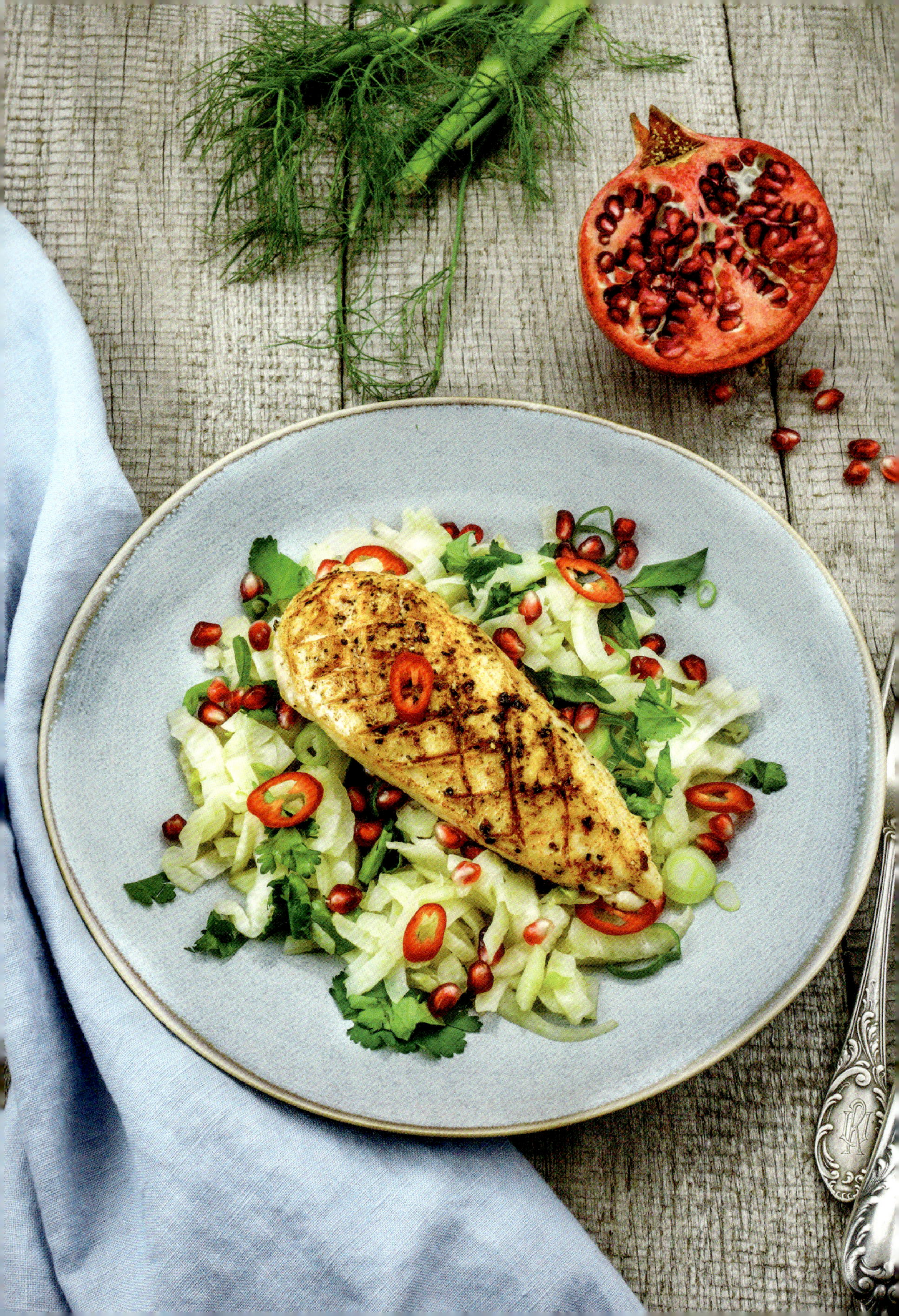

Fenchelsalat mit Hähnchenbrust

und Granatapfelkernen

Zeit	Portionen	Kalorien	Eiweiß	Kohlenhydrate	Fett
25 min	2	225 kcal	24 g	7 g	10 g

1 Hähnchenbrust

300 g Fenchel

1 Frühlingszwiebel

¼ Chilischote

1 EL Granatapfelkerne

1 Knoblauchzehe

1 Stängel Koriander

1 Stängel Petersilie

2 EL Olivenöl

1 EL Limettensaft, frisch gepresst

Paprikapulver

Meersalz

Pfeffer

Fenchel putzen und in dünne Streifen schneiden • Frühlingszwiebel putzen und in Ringe schneiden • Chilischote in Ringe schneiden, die Kerne entfernen • Knoblauch schälen und fein hacken • Koriander und Petersilie waschen und trocken schütteln, dann die Blätter abzupfen und hacken.

Fenchel, Frühlingszwiebel, Chilischote, Knoblauch und die Kräuter in eine Salatschüssel geben und mit Salz und Pfeffer würzen • Limettensaft und 1 EL Olivenöl zum Salat geben und alles durchmischen.

Das Fleisch waschen und trocken tupfen • Mit einem scharfen Messer die Oberfläche einritzen • Die Hähnchenbrust mit 1 EL Olivenöl einpinseln und mit Paprika, Salz und Pfeffer einreiben • Hähnchenbrust in der heißen Pfanne von jeder Seite 5-6 Minuten braten, bis sie goldbraun ist • Fenchelsalat auf einen Teller geben und die Hähnchenbrust darauf anrichten.

TIPP

Granatapfelkerne haben antibakterielle Eigenschaften und können verschiedene Bakterien im Körper bekämpfen.

Lammspieß mit Erbsenpüree

an Rosmarinzweigen gegrillt

Zeit	Portionen	Kalorien	Eiweiß	Kohlenhydrate	Fett
30 min	2	570 kcal	33 g	24 g	38 g

150 g Lamm

50 g Zucchini

6 kleine Tomaten

2 Stängel Rosmarin

2 Stängel Thymian

1 EL Olivenöl

FÜR DAS PÜREE

250 g Erbsen, frisch oder tiefgekühlt

1 Schalotte

40 g Butter

4 Stängel Petersilie

50 ml Sahne

Muskatnuss

Meersalz

Pfeffer

UND AUSSERDEM

2 Holzpieße oder 2 große Rosmarinzweige

Für das Püree die frischen Erbsen putzen, die tiefgekühlten Erbsen auftauen lassen • Schalotte schälen und fein würfeln • Petersilie waschen, trocken schütteln und hacken.

Butter in einem Topf erhitzen und Schalotte anschwitzen • Erbsen und Petersilie dazugeben und kurz dünsten • Topf von der Herdplatte nehmen und alles mit dem Stabmixer fein pürieren, wer sein Püree ganz fein mag, gibt die Masse noch durch ein Sieb • Sahne in einem kleinen Topf erhitzen und dann zum Püree geben • Püree mit frisch geriebener Muskatnuss, Salz und Pfeffer würzen, gut durchrühren und noch einmal abschmecken.

Rosmarinzweige abzupfen, säubern und anspitzen, alternativ 2 Holzspieße bereitlegen • Lammfleisch waschen und mit einem Küchenkrepp trocken tupfen • Fleisch in etwa 2 cm große Würfel schneiden und auf die Spieße stecken • Zucchini in Stücke schneiden und die Kerne entfernen • Tomaten an der Rispe waschen und abtropfen lassen • Kräuter waschen und trocken schütteln.

Grillpfanne erhitzen und mit Olivenöl auspinseln • Lammspieße, Tomaten und Zucchini in der Pfanne grillen • Rosmarin- und Thymianzweige auf die Spieße legen • Spieße nach wenigen Minuten wenden und auf der anderen Seite grillen.

Das Erbsenpüree auf zwei Teller geben und die Lammspieße, Tomaten und Zucchinistücke dazu servieren.

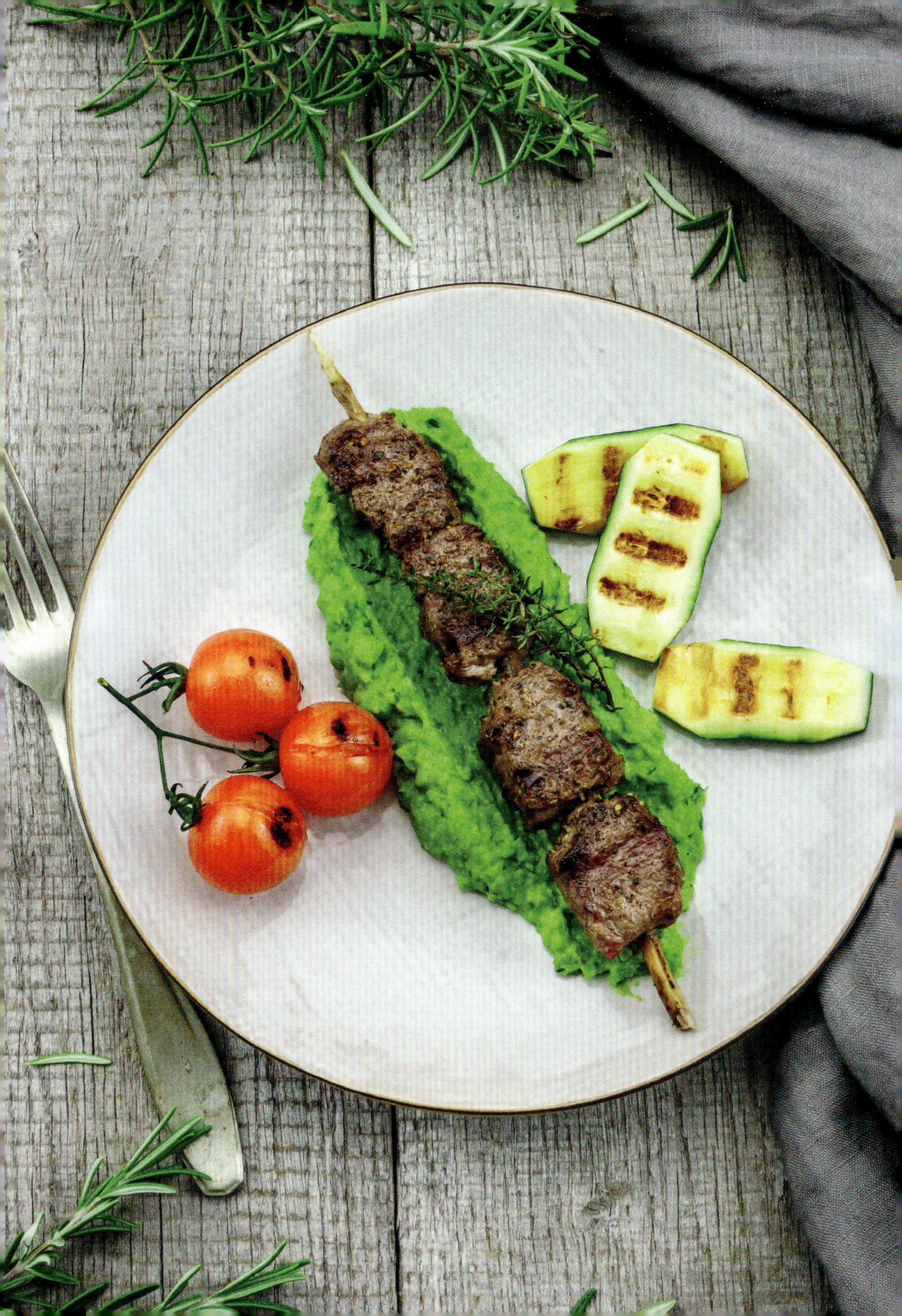

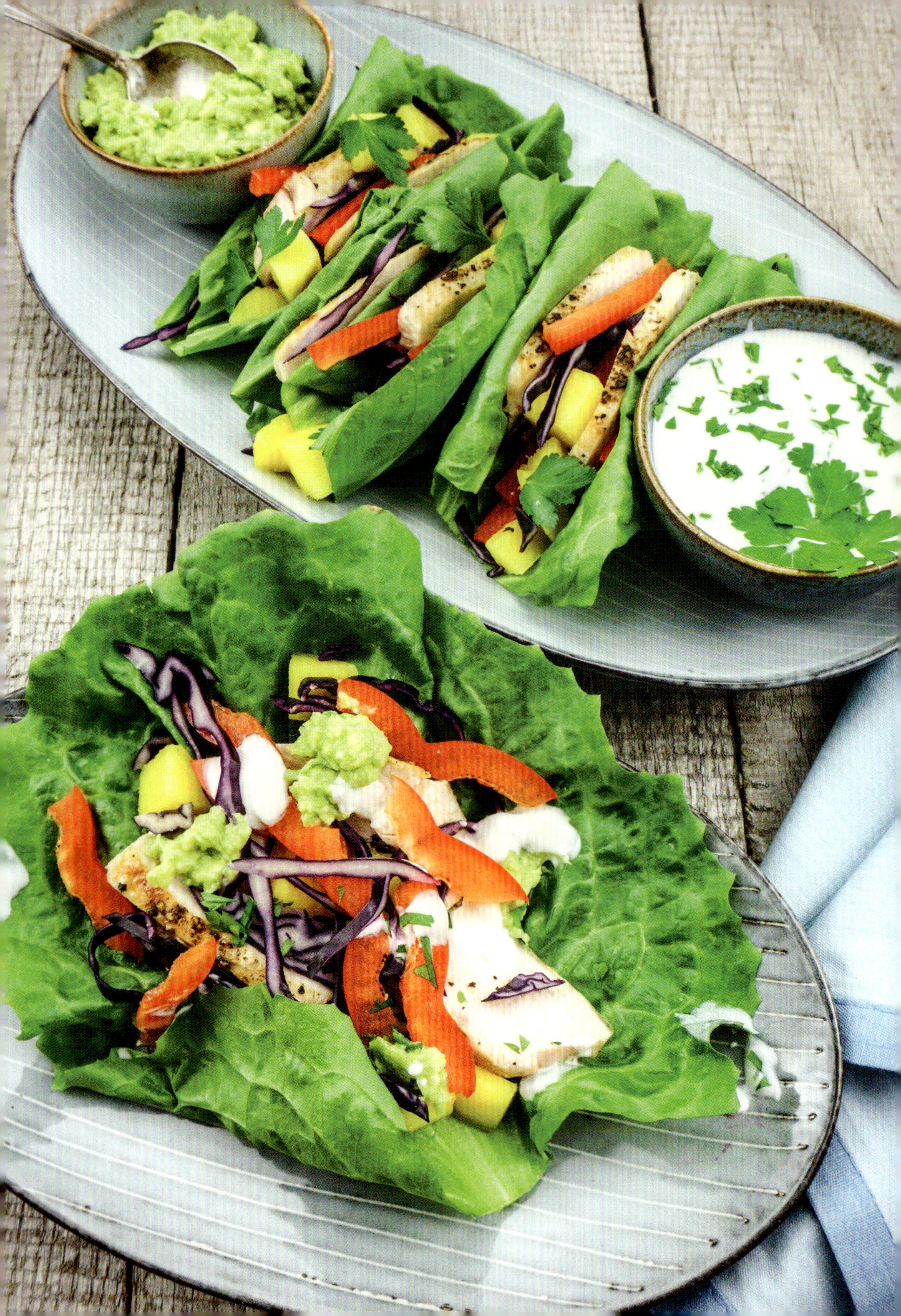

Hähnchen-Salat-Wraps

mit zweierlei Dips

Zeit	Portionen	Kalorien	Eiweiß	Kohlenhydrate	Fett
30 min	2	282 kcal	25 g	10 g	15 g

FÜR DIE WRAPS

4 große Salatblätter

1 Hähnchenbrust

50 g Mangofruchtfleisch

50 g Paprika

50 g Rotkohl

1 Stängel Petersilie

1 EL Olivenöl

FÜR DEN AVOCADO-DIP

½ Avocado

Saft von ½ Limette, frisch gepresst

1 EL Olivenöl

1 Stängel Koriander

FÜR DEN JOGHURT-DIP

100 g Joghurt, natur

2 EL Zitronensaft, frisch gepresst

1 Stängel Petersilie

UND AUSSERDEM

Meersalz

Pfeffer

Salatblätter waschen und abtropfen lassen • Mango schälen und in Würfel schneiden • Paprika von Kernen und Trennwänden befreien und in dünne Streifen schneiden • Rotkohl in feine Streifen schneiden • Petersilie waschen und trocken schütteln, dann die Blätter abzupfen und fein hacken.

Für den Avocado-Dip die Avocado halbieren und den Kern entfernen, dann das Fruchtfleisch aus der Schale lösen und mit der Gabel zerdrücken • Koriander waschen und trocken schütteln, dann die Blätter abzupfen und fein hacken • Limettensaft, Olivenöl, Koriander, Salz und Pfeffer zur Avocado geben und alles vermischen.

Für den Joghurt-Dip die Petersilie waschen und trocken schütteln, dann die Blätter abzupfen und fein hacken • Joghurt, Zitronensaft, Petersilie und Salz vermischen.

Hähnchenbrust waschen und trocken tupfen • Olivenöl in der Pfanne erhitzen und das Fleisch von jeder Seite 5-8 Minuten braten, dann salzen und pfeffern • Hähnchenbrust in schmale Streifen schneiden.

Die Salatblätter auf ein großes Brett legen und mit Rotkohl, Paprika, Mango und Hähnchenstreifen belegen • Dips dazugeben und mit Petersilie bestreuen • Salatblätter zusammenklappen und servieren.

TIPP

Große Salatblätter sind eine prima Low Carb Alternative zu herkömmlichen Wraps.

Hähnchen im Kokosmantel

mit Süßkartoffelpüree

Zeit	Portionen	Kalorien	Eiweiß	Kohlenhydrate	Fett
20 min	1	874 kcal	48 g	34 g	60 g

- 1 Hähnchenbrust
- 2 TL Curry Paste
- 2 EL Kokosflocken
- 1 EL Kokosöl
- 200 ml Kokosmilch
- 100 g Süßkartoffel
- 1 EL Kresse
- Meersalz
- Pfeffer

Süßkartoffel schälen und in kleine Würfel schneiden • Süßkartoffel mit Wasser bedeckt für 8-12 Minuten kochen, bis die Stücke weich sind, dann abgießen, das Kochwasser dabei in einem Becher oder ähnlichem auffangen • Die Kartoffelwürfel mit dem Stampfer zu Püree verarbeiten, zwischendurch etwas Kochwasser dazugeben, bis die gewünschte Konsistenz erreicht ist • Das Püree mit Salz und Pfeffer abschmecken.

Für die Sauce Kokosmilch und Curry Paste in einem kleinen Topf verrühren, aufkochen und dann etwa 5 Minuten köcheln lassen, zwischendurch mehrmals rühren.

Hähnchenbrust waschen und trocken tupfen, leicht salzen • Fleisch in gleich große Stücke schneiden und auf Holzspieße stecken • Kokosflocken auf einen Teller geben und die Hähnchenspieße darin wenden • Kokosöl in der Pfanne erhitzen und die Spieße darin bei mittlerer Hitze von beiden Seiten knusprig braten.

Das Süßkartoffelpüree auf einem Teller anrichten und die Hähnchenspieße im Kokosmantel mit der Sauce dazugeben • Kresse zum Püree geben und servieren.

TIPP

Kokosöl ist besonders hitzestabil und eignet sich prima zum Braten.

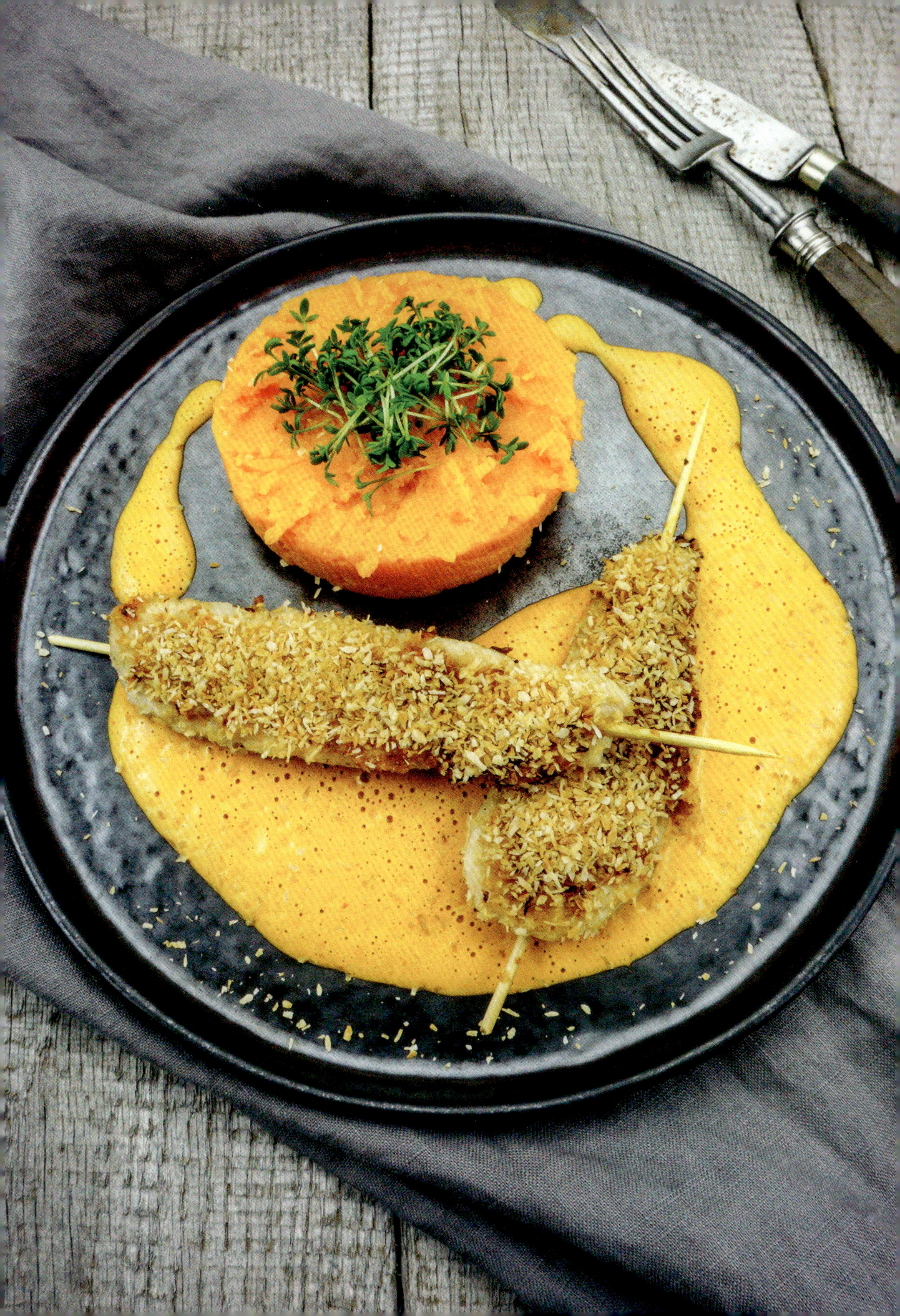

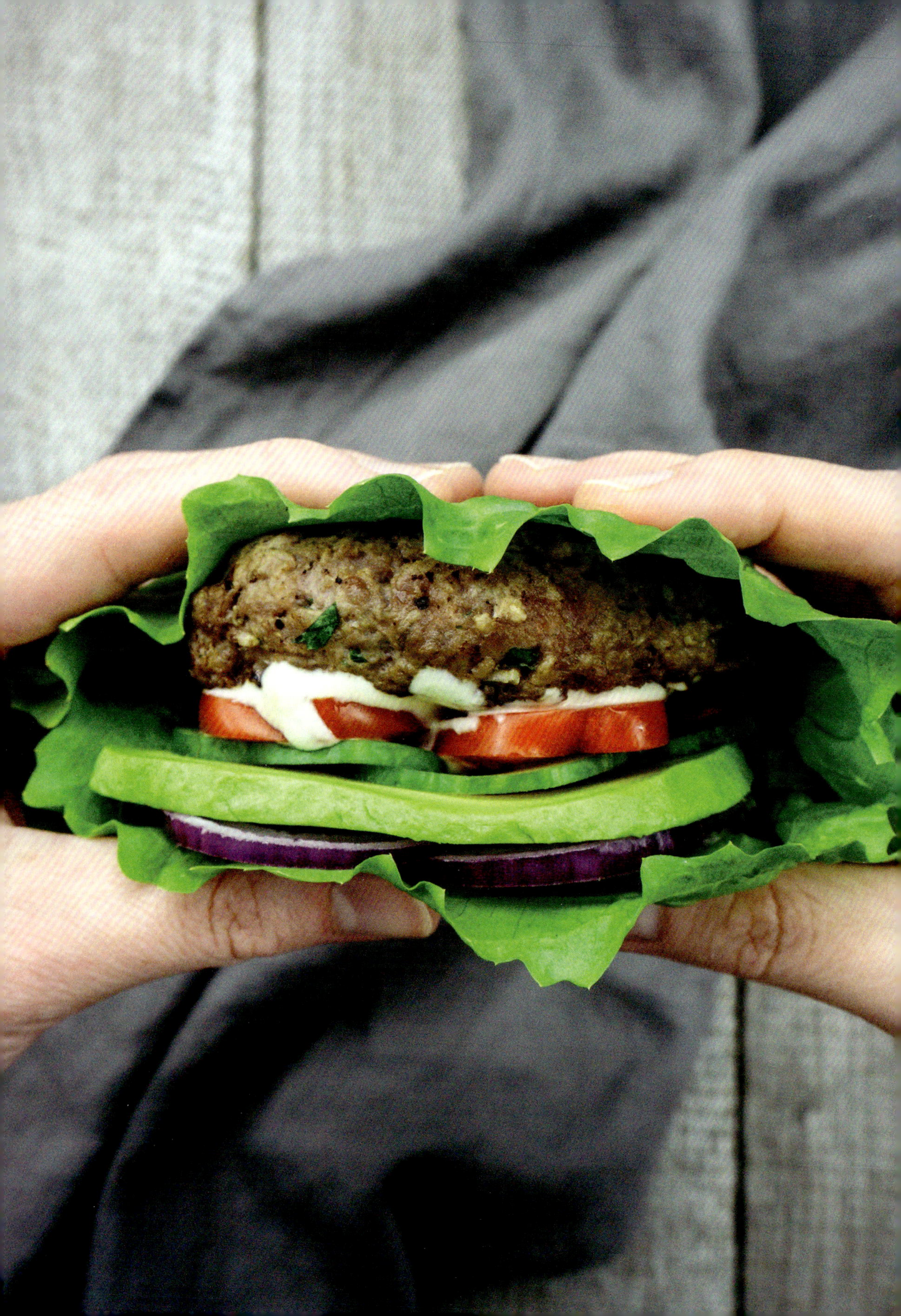

Burger im Salatblatt

mit selbstgemachter Burger-Sauce

Zeit	Portionen	Kalorien	Eiweiß	Kohlenhydrate	Fett
20 min	2	391 kcal	31 g	5 g	27 g

FÜR DEN BURGER PATTIE

240 g Rinderhackfleisch

1 TL Joghurt, natur

1 Schalotte

1 TL Senf

1 Ei, Größe M

1 Stängel Petersilie

1 EL Olivenöl

FÜR DIE BURGER-SAUCE

4 EL Joghurt, natur

2 TL Senf

etwas Zitronensaft, frisch gepresst

etwas Agavendicksaft oder ein anderes Süßungsmittel nach Belieben

UND AUSSERDEM

20 g Avocadofruchtfleisch

2 große Salatblätter

50 g Tomate

½ rote Zwiebel

20 g Gurke

Meersalz

Pfeffer

Für die Patties die Schalotte schälen und fein würfeln • Petersilie waschen, trocken schütteln und fein hacken • Schalotte mit Rinderhackfleisch, Joghurt, Senf, Petersilie und Ei in einer Schüssel mischen • Alles mit Salz und Pfeffer würzen und mit den Händen zu zwei Patties formen.

Olivenöl in der Pfanne erhitzen und die Patties von jeder Seite 3-4 Minuten braten • Patties anschließend für 10 Minuten in den vorgeheizten Backofen geben und bei 120°C Umluft ruhen lassen.

Währenddessen die Avocado aus der Schale lösen und in Scheiben schneiden • Salatblätter waschen und gut abtropfen lassen • Tomate und Gurke in Scheiben schneiden • Zwiebel schälen und in dünne Scheiben schneiden.

Für die Sauce Joghurt und Senf in einer kleinen Schüssel mischen, mit etwas Zitronensaft, Salz und Pfeffer abschmecken, nach Belieben etwas süßen.

Die beiden Salatblätter auf ein Brett legen und das Gemüse jeweils auf die eine Hälfte vom Salatblatt geben • Sauce daraufgeben und zuletzt die heißen Patties dazugeben • Die Salatblätter zusammenklappen und servieren, nach Bedarf mit einem Holzspieß fixieren.

TIPP

Als Low Carb Burger Buns können auch zwei Oopsies anstatt des Salatblattes verwendet werden.

FISCH

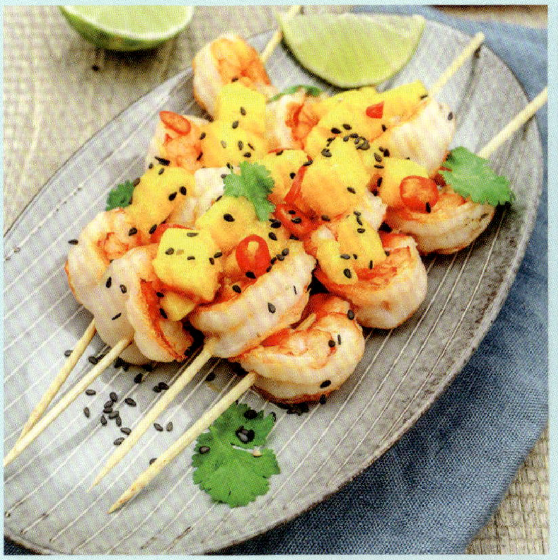
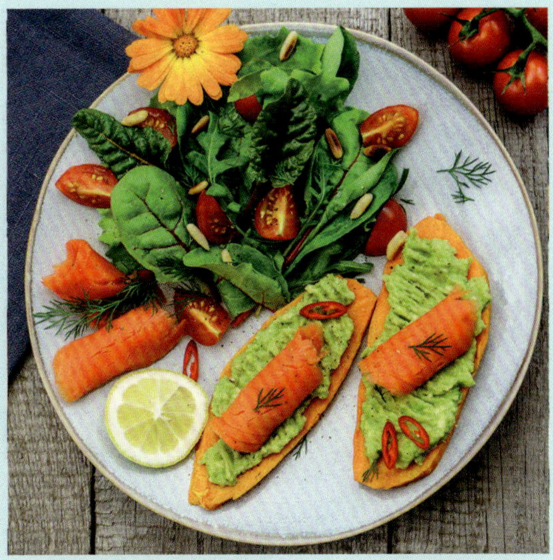
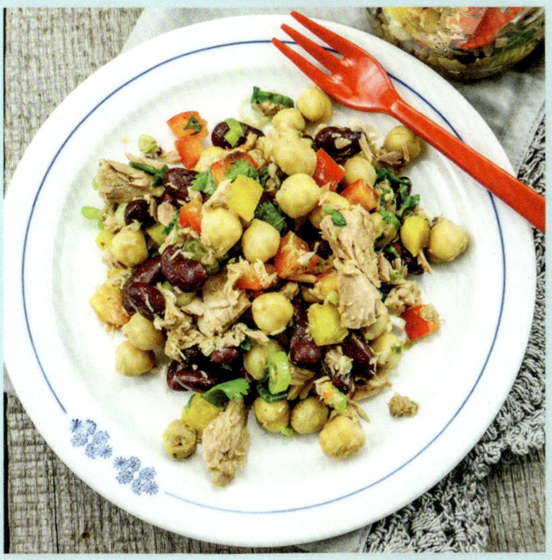
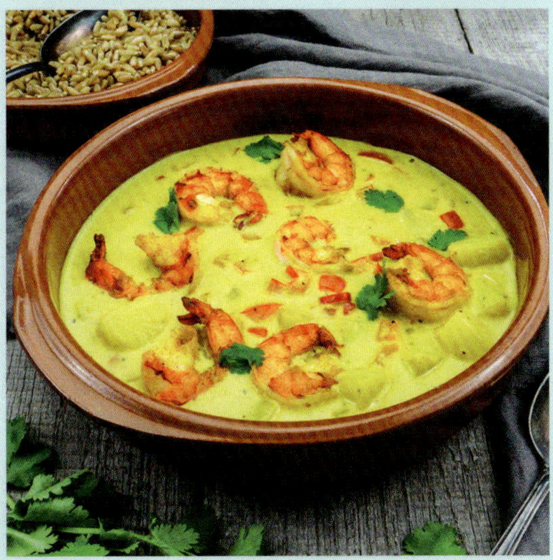
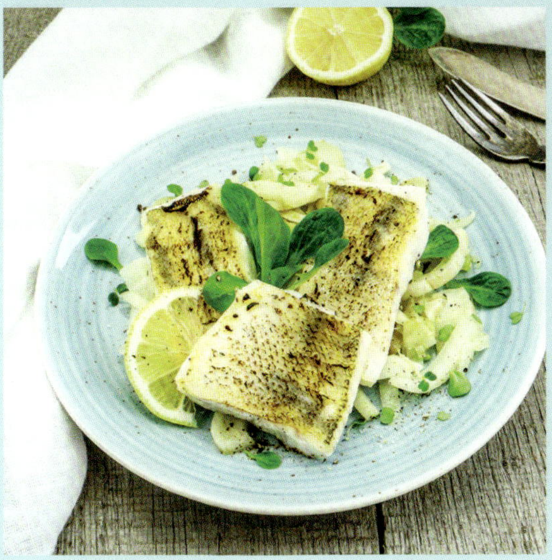
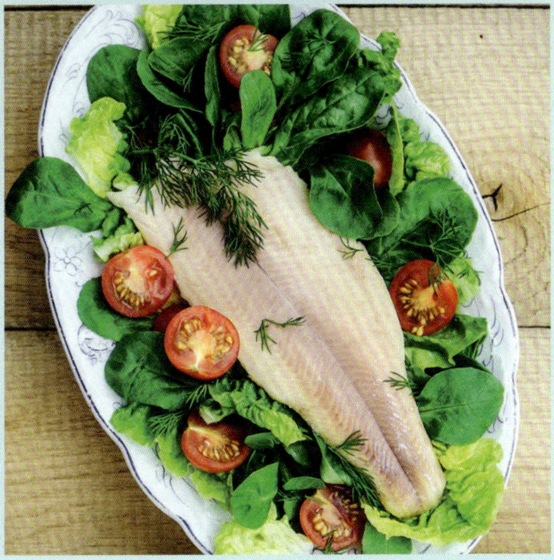

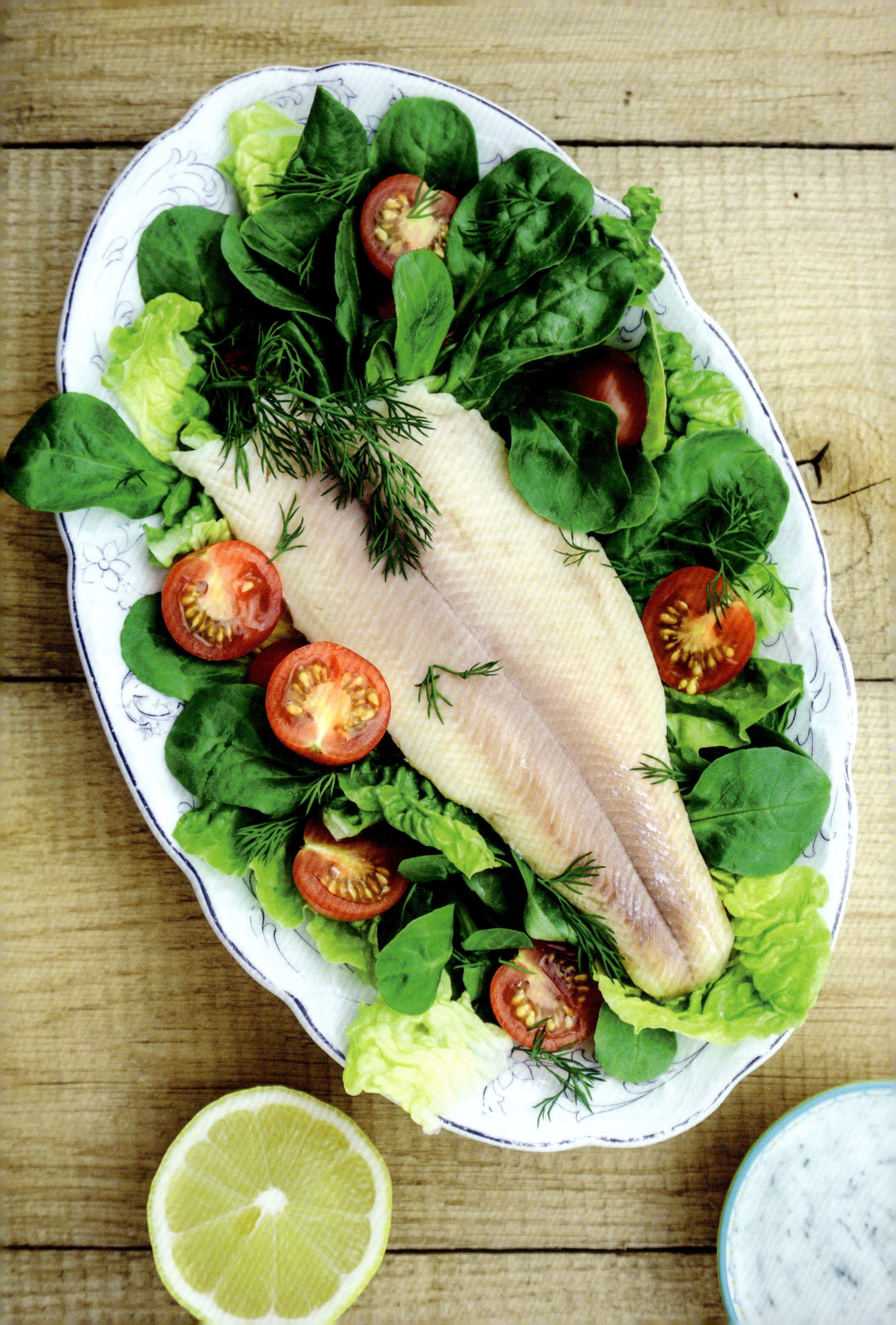

Räucherforelle auf Salat

mit frischem Joghurt-Dressing

Zeit	Portionen	Kalorien	Eiweiß	Kohlenhydrate	Fett
10 min	1	135 kcal	17 g	11 g	3 g

- 60 g Räucherforelle
- 30 g Feldsalat
- 30 g Romana Salatherz
- 6 Cherrytomaten
- 2 Stängel Dill
- 60 g Joghurt, natur
- 1 TL Zitronensaft, frisch gepresst
- Meersalz
- 1 TL Agavendicksaft oder ein anderes Süßungsmittel nach Belieben

Salatblätter waschen und abtropfen lassen, dann in kleine Stücke zupfen • Tomaten waschen und halbieren • Dill waschen und trocken schütteln, dann die feinen Blättchen vom Stiel zupfen und hacken.

Für das Dressing den Joghurt mit Zitronensaft, 1 EL gehacktem Dill, einem Spritzer Agavendicksaft und etwas Salz in einem Schälchen verrühren und abschmecken.

Salatblätter mit Tomaten und etwas Dill auf einer großen Platte anrichten • Das geräucherte Forellenfilet zum Salat geben und mit dem Dressing zusammen servieren • Nach Belieben die Räucherforelle mit etwas Zitronensaft beträufeln.

TIPP

Ein schneller Salat, der ohne viel Aufwand zubereitet werden kann, wenn es abends mal schnell gehen soll.

Garnelenspieße

mit schnellem Mango-Chutney

Zeit	Portionen	Kalorien	Eiweiß	Kohlenhydrate	Fett
15 min	2	191 kcal	13 g	5 g	12 g

130 g Garnelen, geschält

50 g Mangofruchtfleisch

2 cm Chilischote

½ TL Ingwer, gerieben

1 TL Soja Sauce

1 TL Teriyaki Sauce

½ Limette

1 TL Sesam, schwarz

1 Stängel Koriander

2 EL Olivenöl

Meersalz

Pfeffer

Mango schälen und in Würfel schneiden • Chilischote in dünne Ringe schneiden • Mango, Chili, Ingwer, Teriyaki und Soja Sauce in einem Schälchen mischen.

Koriander waschen, dann die Blätter abzupfen • Limette in schmale Schiffchen schneiden.

Garnelen auf Spieße stecken und mit Öl beträufeln • Spieße mit Salz und Pfeffer würzen • Pfanne erhitzen und die Garnelenspieße von beiden Seiten jeweils 4-5 Minuten braten • Spieße dann aus der Pfanne nehmen.

Das schnelle Mango-Chutney über die Spieße geben • Alles mit etwas frisch gepressten Limettensaft beträufeln, Sesam und Koriander dazugeben und heiß servieren.

TIPP

Die Garnelen vor dem Aufstecken auf die Spieße vom Darm befreien.

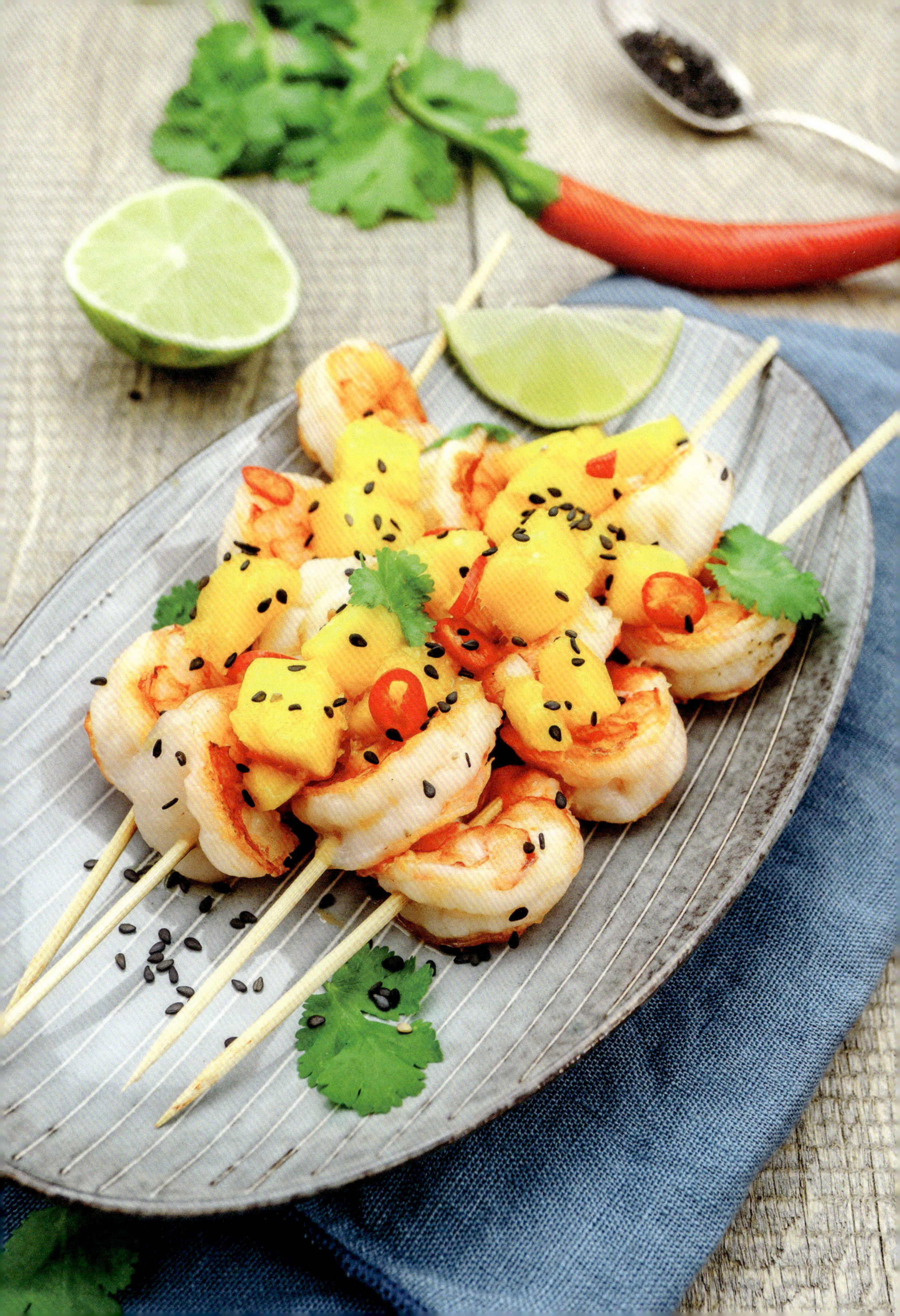

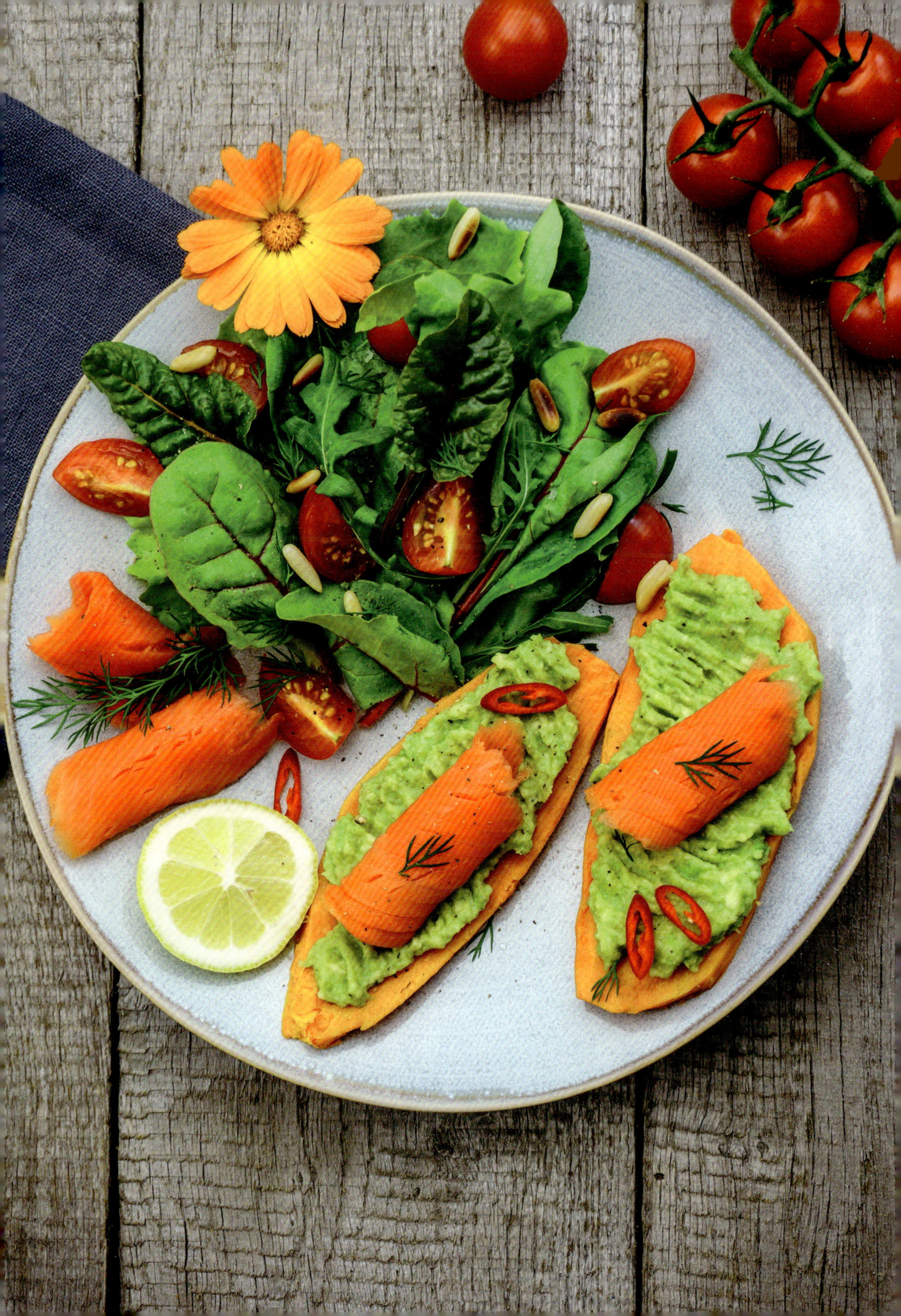

Räucherlachs mit Süßkartoffel

und buntem Salat

Zeit	Portionen	Kalorien	Eiweiß	Kohlenhydrate	Fett
20 min	1	614 kcal	36 g	26 g	39 g

- 150 g Räucherlachs
- 80 g Süßkartoffel
- ½ Avocado
- 20 g Salatblätter, gemischt (z.B. Mangold, Kopfsalat, Rucola)
- 3 Cherrytomaten
- 1 EL Olivenöl
- ½ Limette
- ½ Zitrone
- 1 TL Pinienkerne
- 1 Stängel Dill
- etwas Chilischote nach Belieben
- Meersalz
- Pfeffer

Süßkartoffel schälen und in Scheiben schneiden • Süßkartoffelscheiben auf ein mit Backpapier ausgelegtes Backblech legen, mit Olivenöl beträufeln und im vorgeheizten Backofen bei 180°C etwa 20 Minuten backen.

Währenddessen die Salatblätter waschen und trocken schütteln • Tomaten waschen und vierteln • Pinienkerne in einer Pfanne ohne Fett goldbraun anrösten, dann herausnehmen und abkühlen lassen.

Avocadofruchtfleisch aus der Schale lösen und mit der Gabel zerdrücken • Limette auspressen • Avocadomus mit etwas Limettensaft, Salz und Pfeffer abschmecken • Dill waschen und trocken schütteln, dann die Blättchen abzupfen • Chilischote in Ringe schneiden.

Süßkartoffelscheiben aus dem Ofen nehmen und kurz etwas abkühlen lassen • Avocadomus auf die Scheiben streichen und den Räucherlachs darauf anrichten • Lachs mit etwas Zitronensaft beträufeln.

Salatblätter mit Tomaten und Pinienkernen zu den Süßkartoffelscheiben geben und die Dillspitzen darüberstreuen • Chilischote dazugeben und alles mit Salz und Pfeffer würzen.

TIPP

Beim Lachs sollte auf eine gute Qualität, am besten Fisch aus Wildfang, geachtet werden.

Thunfisch-Salat

mit Kidneybohnen und Kichererbsen

Zeit	Portionen	Kalorien	Eiweiß	Kohlenhydrate	Fett
15 min	2	206 kcal	18 g	9 g	10 g

130 g Thunfisch, aus der Dose

30 g Paprika, rot

30 g Paprika, gelb

50 g Kichererbsen, aus der Dose

50 g Kidneybohnen, aus der Dose

15 g Frühlingszwiebel

1 Knoblauchzehe

2 EL Olivenöl

2 Stängel Koriander

etwas Chilischote nach Belieben

Muskatnuss

Meersalz

Pfeffer

Thunfischdose etwas öffnen und den Saft abgießen, dann ganz öffnen, den Thunfisch mit der Gabel auseinander zupfen und in eine Salatschüssel geben • Kichererbsen und Kidneybohnen in einem Sieb unter fließendem Wasser abspülen und abtropfen lassen.

Bei den Paprikas die Kerne und Trennwände entfernen und in kleine Würfel schneiden • Frühlingszwiebel putzen und in dünne Ringe schneiden • Knoblauch schälen und mit der Knoblauchpresse auspressen • Koriander waschen, trocken schütteln, und die Blätter fein hacken • Chilischote fein hacken.

Kichererbsen, Kidneybohnen, Paprika, Frühlingszwiebel, Knoblauch, Koriander und Chilischote zum Thunfisch in die Schüssel geben und durchrühren • Olivenöl und etwas frisch geriebene Muskatnuss hinzufügen und den Salat mit Salz und Pfeffer abschmecken.

TIPP

Am besten schmeckt der Salat, wenn man ihn 2-3 Stunden im Kühlschrank ziehen lässt.

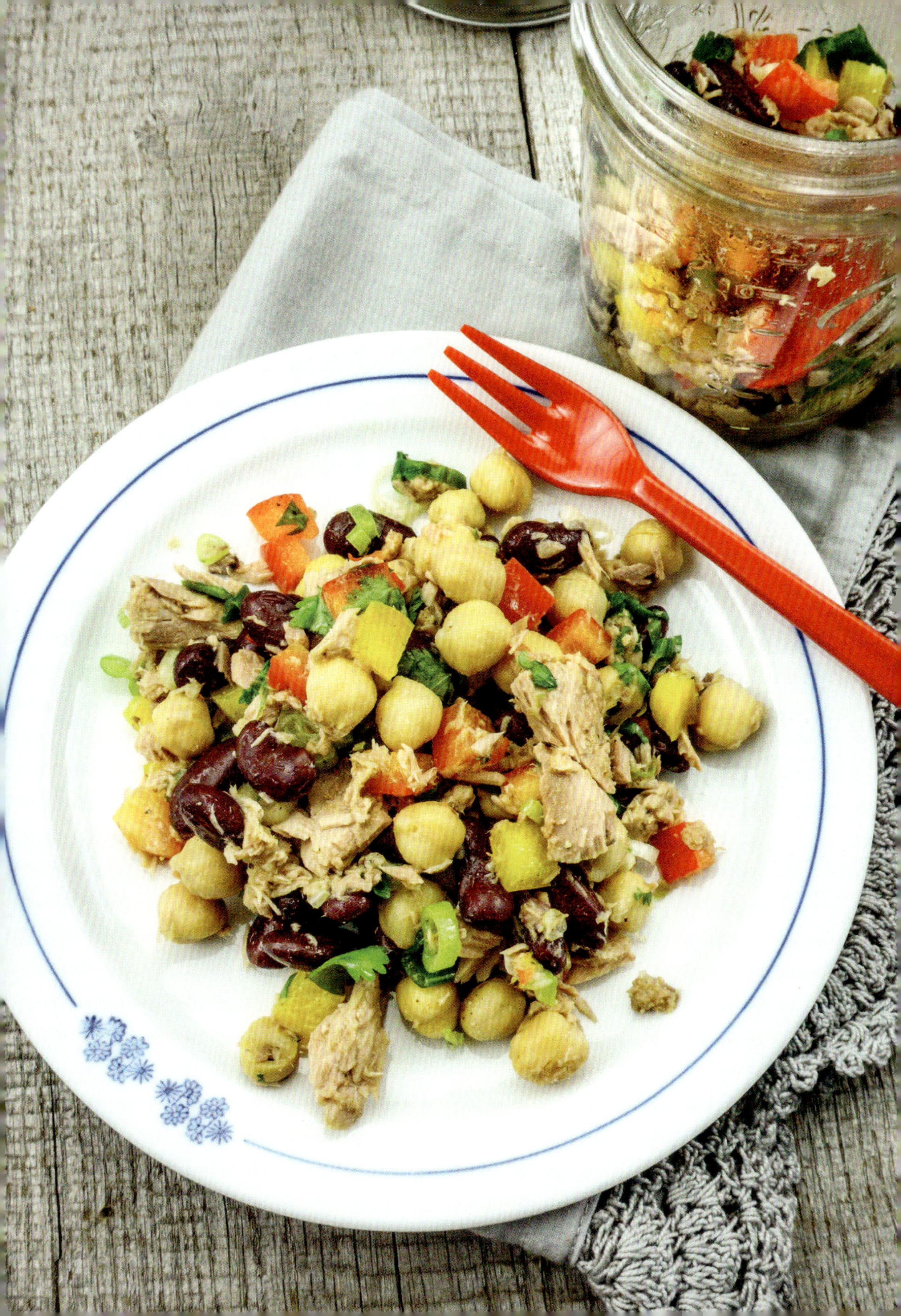

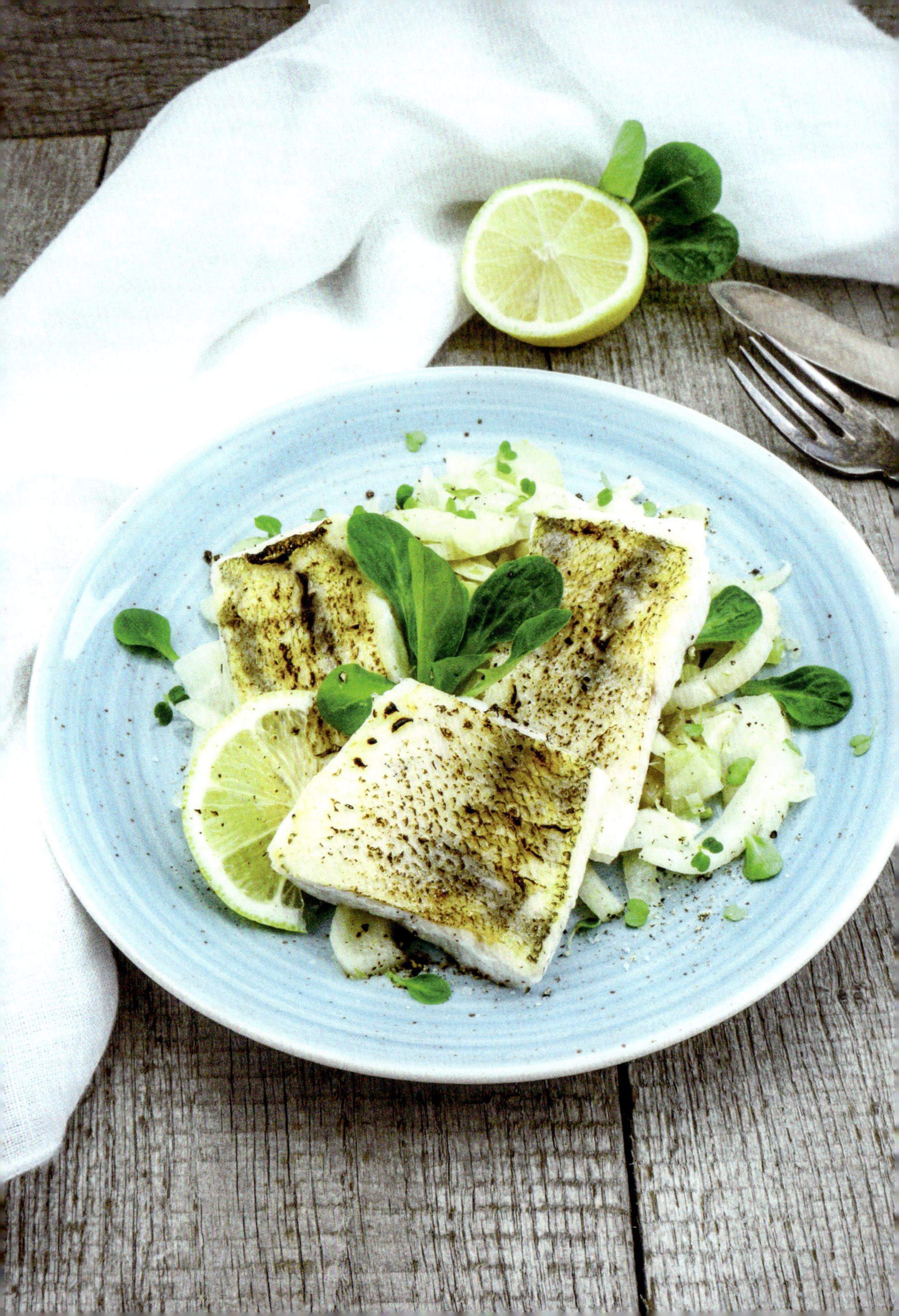

Zanderfilet auf Fenchelgemüse

mit Feldsalat und Kresse

Zeit	Portionen	Kalorien	Eiweiß	Kohlenhydrate	Fett
30 min	1	262 kcal	15 g	10 g	15 g

FÜR DEN ZANDER

60 g Zanderfilet

1 EL Olivenöl

FÜR DAS FENCHELGEMÜSE

200 g Fenchel

1 Schalotte

1 Knoblauchzehe

1 Stängel Petersilie

1 TL Olivenöl

1 Bio Zitrone

UND AUSSERDEM

Meersalz

Pfeffer

etwas Feldsalat

etwas Kresse

Fenchel putzen und in dünne Streifen schneiden • Schalotte schälen und fein würfeln • Knoblauch schälen und fein würfeln • Petersilie waschen, trocken schütteln und fein hacken.

Zitrone heiß waschen und abtrocknen, dann mit der Reibe die Schale abreiben • Zitrone halbieren und den Saft auspressen • Feldsalat waschen und gut abtropfen lassen.

Olivenöl in der Pfanne erhitzen und Schalotte und Knoblauch anschwitzen • Fenchel dazugeben und unter Rühren 5-10 Minuten braten • Petersilie, Zitronenschalenabrieb und etwas Zitronensaft hinzufügen und alles mit Salz und Pfeffer würzen • Fenchelgemüse von der heißen Herdplatte nehmen und in der Pfanne kurz beiseite stellen, so bleibt es warm.

Zander waschen und trocken tupfen, dann in Stücke schneiden • Zander mit Salz würzen • Olivenöl in einer zweiten Pfanne erhitzen und die Zanderstücke zuerst auf der Hautseite für wenige Minuten braten, dann wenden und auf der anderen Seite braten • Damit sich die Fischstücke in der Pfanne nicht wölben, können sie mit einem kleinen Topf oder ähnlichem beschwert werden.

Das Fenchelgemüse mit Feldsalat und Kresse auf einem Teller anrichten • Zanderfiletstücke dazugeben und nach Belieben noch mit etwas Zitronensaft beträufeln.

TIPP

Zander schmeckt nur dezent nach Fisch und ist eine gute Eiweißquelle.

Garnelen-Curry-Pfanne

mit Dinkel

Zeit	Portionen	Kalorien	Eiweiß	Kohlenhydrate	Fett
30 min	2	548 kcal	25 g	42 g	29 g

12 Garnelen ohne Kopf und Schale

100 g Dinkel

80 g Paprika

60 g Ananas, frisch oder aus der Dose

200 ml Kokosmilch

1 Knoblauchzehe

1 EL Kokosöl, flüssig

1 EL Xucker oder ein anderes Süßungsmittel

2 TL Currypulver

2 Stängel Koriander

etwas Zitronensaft, frisch gepresst

etwas Chilischote

Meersalz

Pfeffer

Dinkel in einem Topf mit Wasser bedeckt für 15-20 Minuten bissfest kochen • Dann das restliche Wasser abgießen und die Körner im Topf ausdampfen lassen.

Währenddessen Knoblauch schälen, mit der Knoblauchpresse auspressen und mit 1 TL Currypulver und Kokosöl in einer Schüssel zu einer Marinade verrühren • Garnelen zur Marinade geben, durchrühren und darin ziehen lassen.

Paprika von Kernen und Trennwänden befreien und in kleine Würfel schneiden • Ananas in kleine Stücke schneiden • Chilischote in feine Ringe schneiden und die Kerne entfernen • Koriander waschen und trocken schütteln, dann die Blätter abzupfen.

Eine große Pfanne erhitzen und die Garnelen mit der Marinade hineingeben • Garnelen kurz von allen Seiten scharf anbraten, dann herausnehmen und beiseite stellen • Paprika in die Pfanne geben und anbraten • Kokosmilch dazugeben und das restliche Currypulver einrühren • Kokosmilch aufkochen lassen, dann die Ananas und Chilischote dazugeben und alles bei mittlerer Hitze etwa 5 Minuten köcheln lassen • Die Sauce mit Xucker, etwas Zitronensaft und Salz und Pfeffer abschmecken • Garnelen zur Curry-Sauce geben und kurz mit erwärmen • Das Garnelen-Curry in eine Schüssel füllen und mit Koriander und Dinkel zusammen servieren.

TIPP

Dinkelkörner enthalten erheblich mehr gesunde Nährstoffe als Reis.

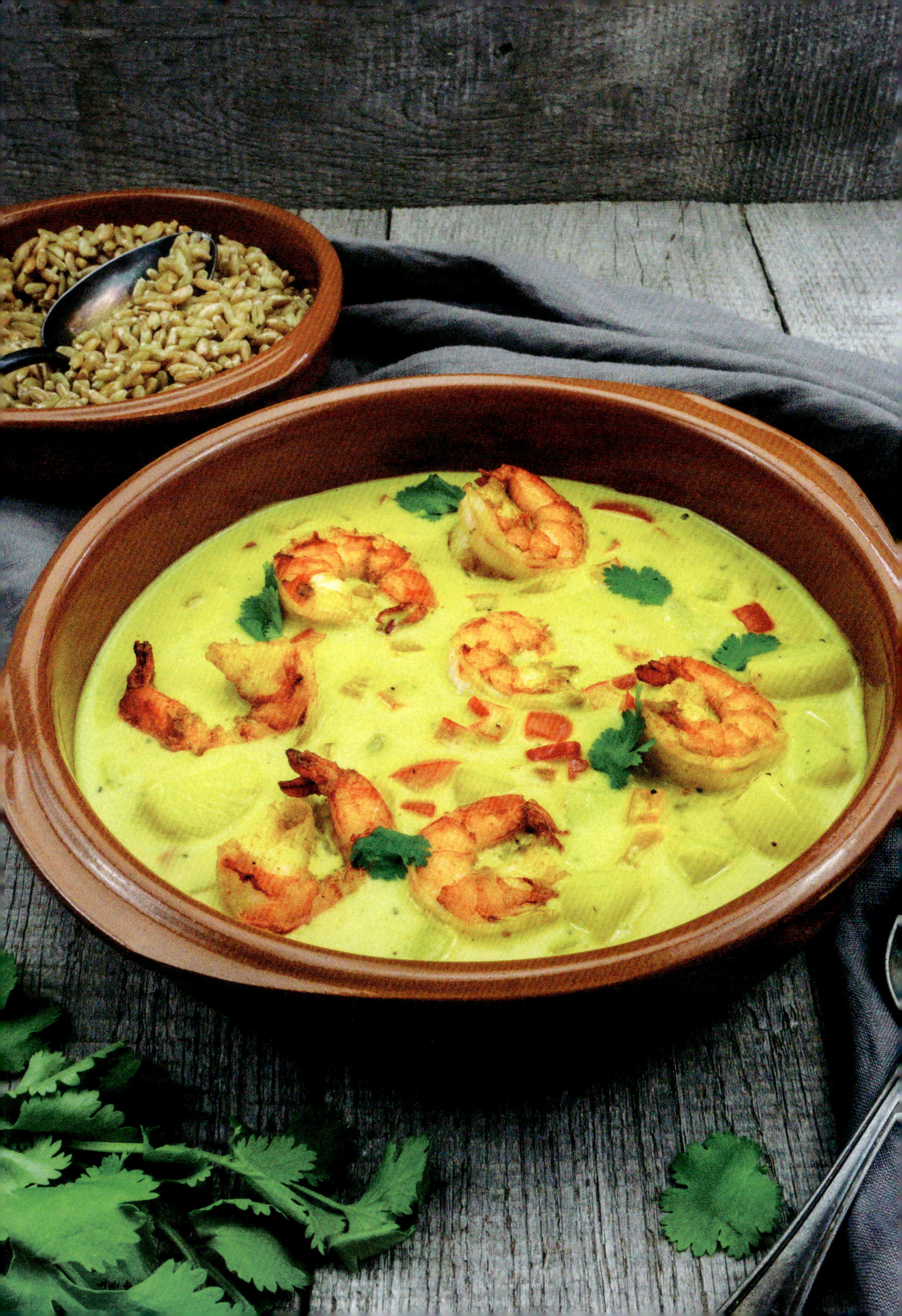

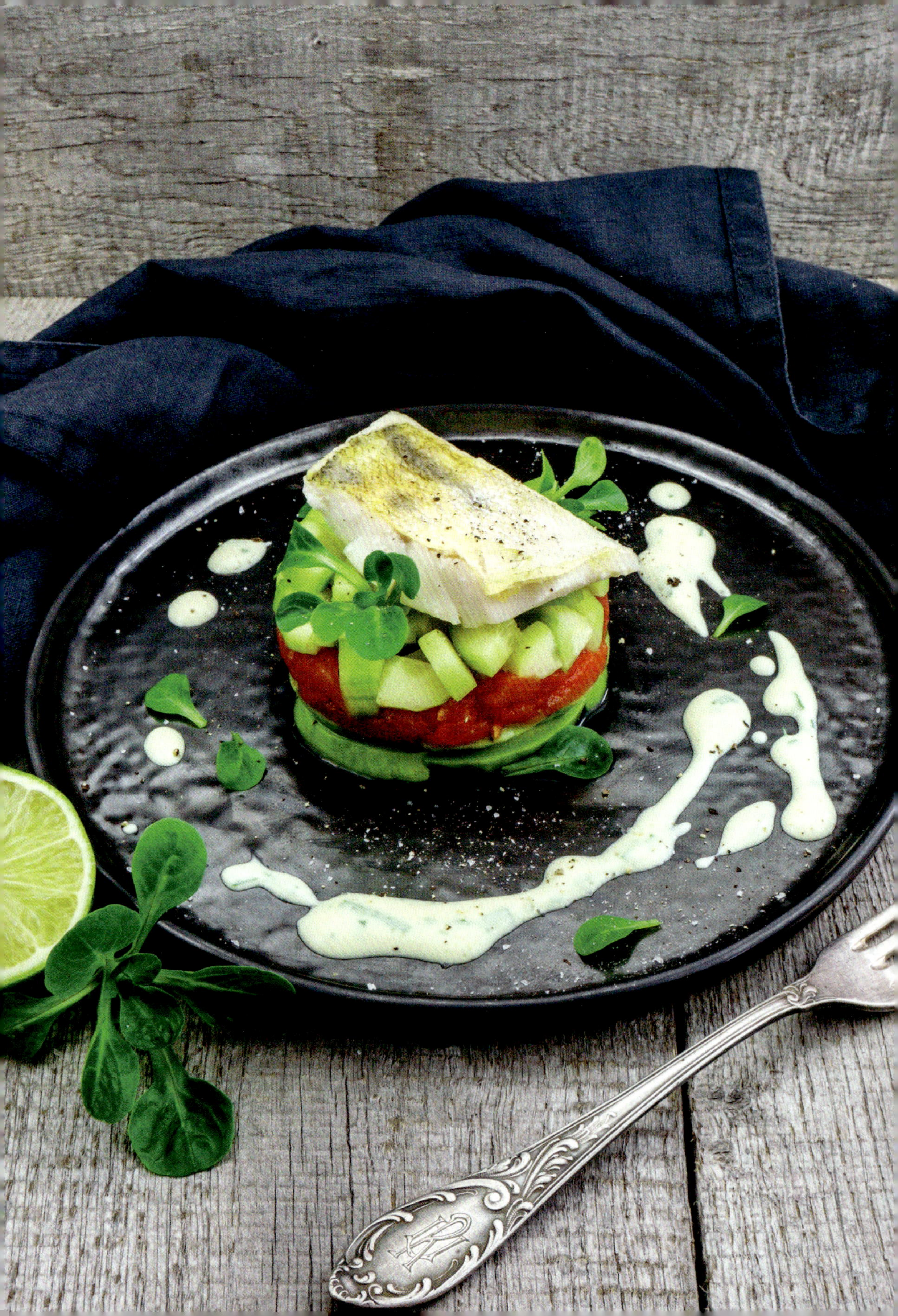

Zanderfilet auf Gemüse

mit Gurke, Tomate und Avocado

Zeit	Portionen	Kalorien	Eiweiß	Kohlenhydrate	Fett
15 min	1	198 kcal	16 g	9 g	12 g

- 50 g Zander
- 2 kleine Tomaten
- 30 g Gurke
- ¼ Avocado
- etwas Feldsalat
- 1 TL Olivenöl
- 1 EL Joghurt
- 1 TL Senf
- 1 Stängel Petersilie
- etwas Agavendicksaft oder ein anderes Süßungsmittel
- Meersalz
- Pfeffer

Tomaten am Stielansatz über Kreuz mit dem Messer leicht einritzen und für wenige Minuten in einen Topf mit kochendem Wasser geben, so dass sich die Haut der Tomaten leicht abziehen lässt • Tomaten dann in Stücke schneiden.

Gurke schälen und in kleine Würfel schneiden • Feldsalat waschen und gut abtropfen lassen • Avocadofruchtfleisch aus der Schale lösen und in dünne Scheiben schneiden • Petersilie waschen und trocken schütteln, dann die Blätter abzupfen und fein hacken.

Auf einem Teller Avocado, Tomaten, Gurke und Feldsalat nach Belieben mit einem Speisering anrichten oder einfach als Salat auf den Teller geben.

In einem Schälchen Joghurt, Senf, Petersilie, etwas Agavendicksaft und Salz und Pfeffer zu einem Dip verrühren und abschmecken.

Zander waschen und trocken tupfen, dann mit Salz würzen • Olivenöl in der Pfanne erhitzen und Zander zuerst auf der Hautseite, dann auf der anderen Seite für wenige Minuten braten • Damit der Fisch sich nicht in der Pfanne wölbt, kann er mit einem kleinen Topf oder ähnlichem beschwert werden • Den gebratenen Zander dann zum Gurken-Tomaten-Salat geben und zusammen mit dem Dip servieren.

TIPP

Schau beim Einkaufen nach einheimischen Fischen. Zander & Co. sind gute und leckere Alternativen zu importierter Ware.

BACKWAREN & CO.

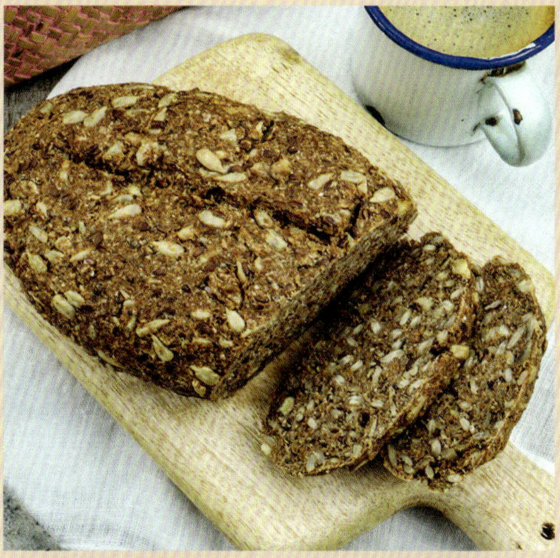
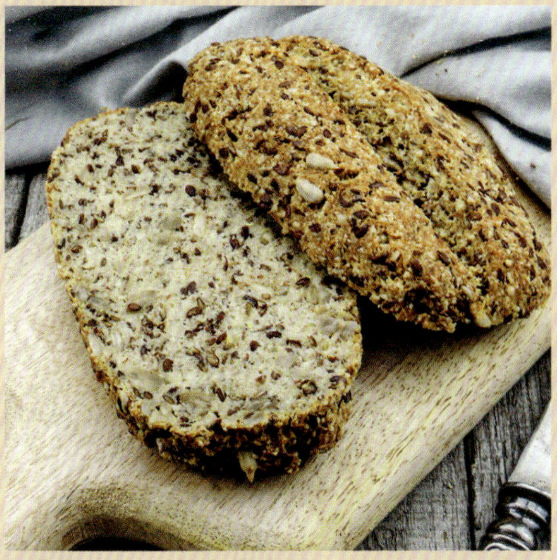
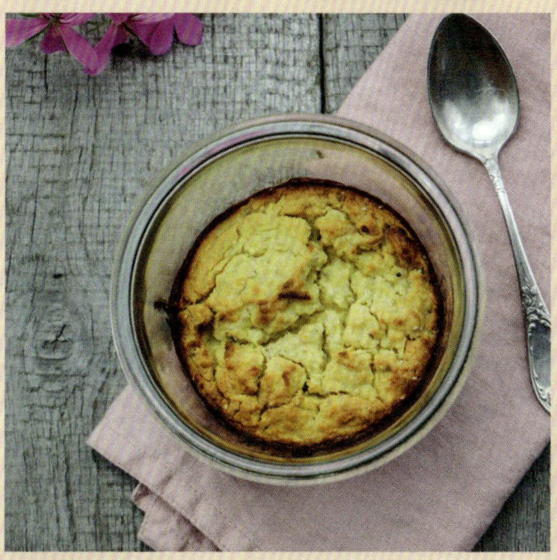
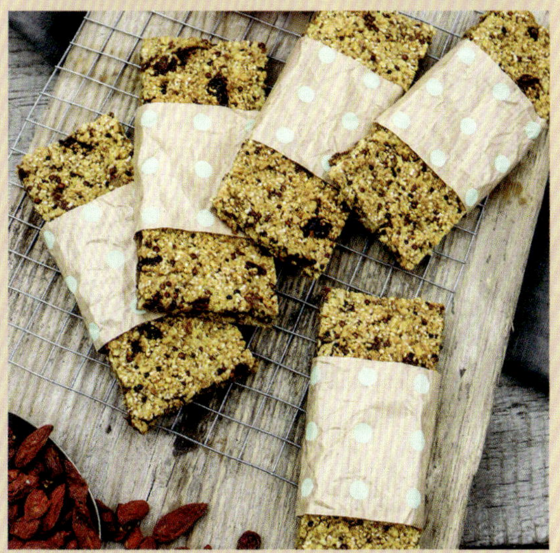
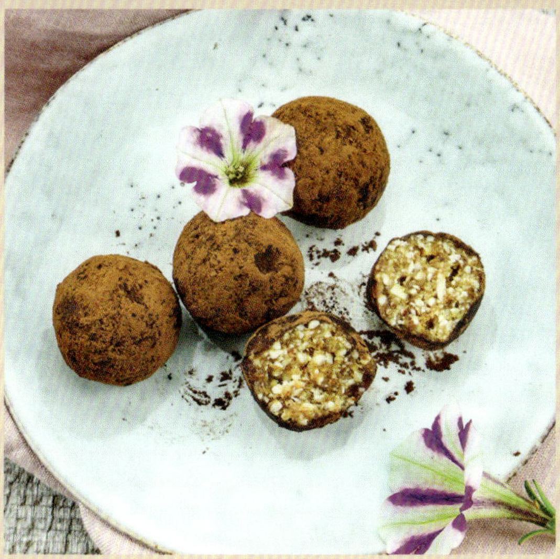
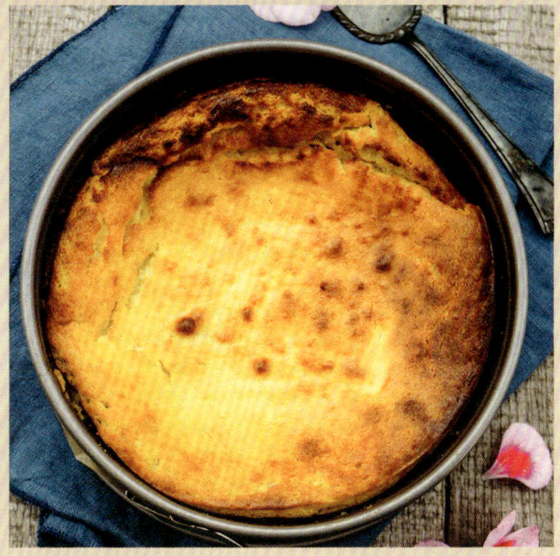

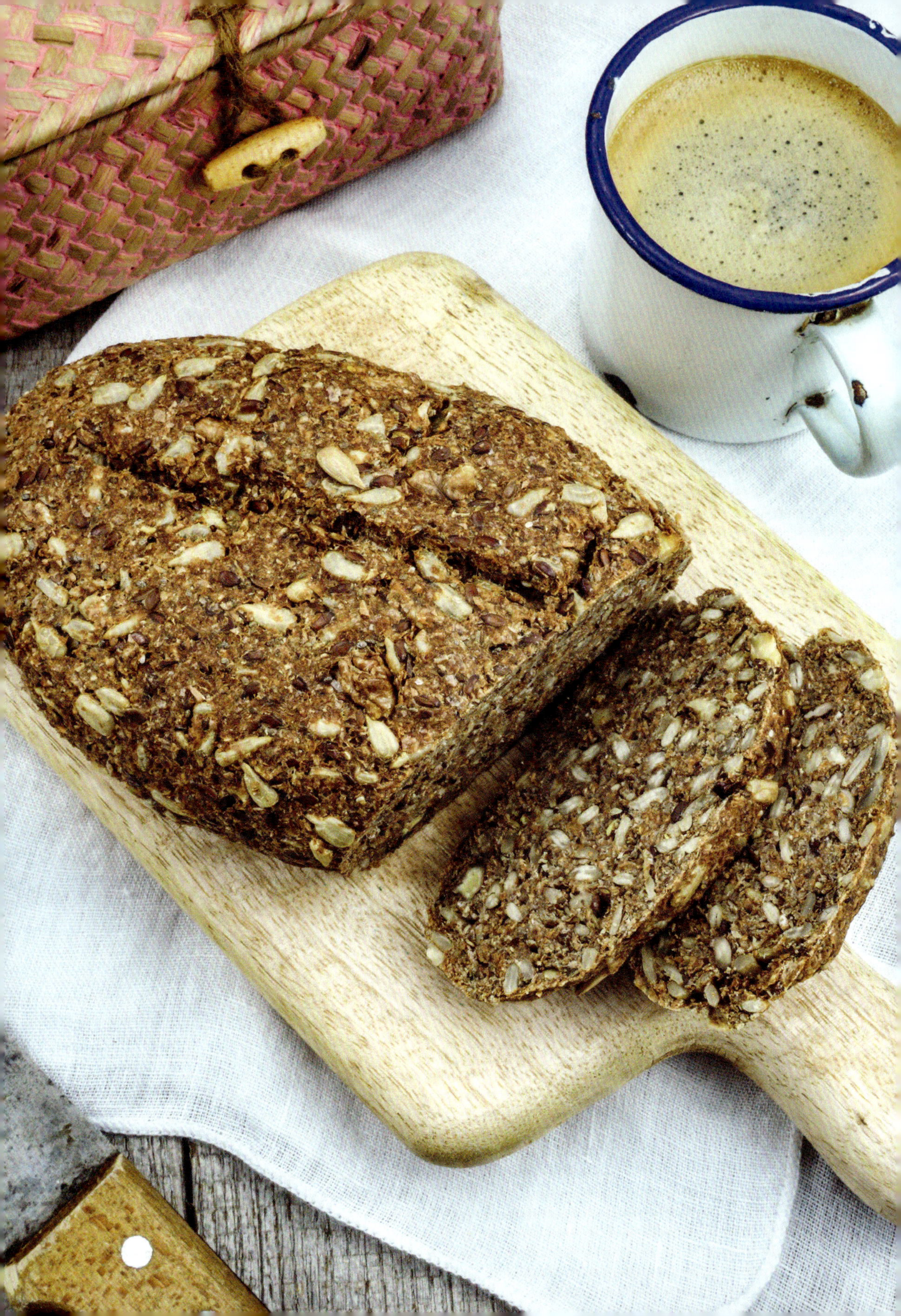

Körniges Brot

mit Sonnenblumenkernen

Zeit	Portionen	Kalorien	Eiweiß	Kohlenhydrate	Fett
70 min	10	177 kcal	8 g	3 g	13 g

- 50 g Mandelmehl
- 50 g Dinkelkleie
- 25 g Flohsamenschalen
- 30 g Leinsamen, geschrotet
- 30 g Chia-Samen
- 25 g Walnusskerne, gehackt
- 1 TL Weinsteinbackpulver
- 120 g Sonnenblumenkerne
- 220-250 ml warmes Wasser
- 2 EL Olivenöl
- 1 TL Balsamicoessig, hell
- 1 TL Meersalz

Mandelmehl, Dinkelkleie, Flohsamenschalen, Leinsamen, Chia-Samen, Walnüsse, Sonnenblumenkerne, Backpulver und Salz in einer Schüssel verrühren • Olivenöl, Balsamicoessig und 200 ml warmes Wasser dazugeben und durchmischen • Nach und nach Wasser dazugeben, bis ein kompakter Teig entsteht.

Mit feuchten Händen aus dem Teig ein Brotlaib formen und auf ein mit Backpapier ausgelegtes Backblech geben • Brotlaib längs mit dem Messer einritzen und im vorgeheizten Backofen bei 200°C Ober-/Unterhitze 50-60 Minuten backen, dann herausnehmen und auf einem Kuchengitter abkühlen lassen.

TIPP

Das Brot geht nicht großartig beim Backen auf und verändert auch nicht seine Form, daher sollte es vor dem Backen so geformt werden, wie es später aussehen soll.

Low Carb Kraft Baguette

ein echter Leckerbissen

Zeit	Portionen	Kalorien	Eiweiß	Kohlenhydrate	Fett
45 min	2	486 kcal	20 g	10 g	38 g

- 2 Eier, Größe M
- 40 g Joghurt, natur
- 15 ml Kokosöl, flüssig
- 30 g Cashewkerne
- 30 g Mandeln
- 25 g Leinsamen, geschrotet
- 25 g Flohsamenschalen
- 20 g Sonnenblumenkerne
- 1 TL Weinsteinbackpulver
- ¼ TL Meersalz

Eier in einer Schüssel aufschlagen und verquirlen • Kokosöl und Joghurt zu den Eiern geben und alles gut verrühren.

Mandeln und Cashewkerne in der Moulinette oder einer anderen leistungsstarken Küchenmaschine mahlen • Mandeln, Cashewkerne und alle weiteren trockenen Zutaten in eine zweite Schüssel geben und vermischen • Ei-Mischung zu den trockenen Zutaten geben und mit einem Löffel oder Schneebesen zu einem homogenen Teig verrühren • Teig mindestens 5 Minuten ruhen lassen.

Aus dem Teig mit den Händen ein Baguette formen und auf ein mit Backpapier ausgelegtes Backblech legen • Baguette mit einem Messer an der Oberseite leicht einritzen und im vorgeheizten Backofen bei 180°C Umluft 30 Minuten backen • Baguette dann herausnehmen und auskühlen lassen.

TIPP

Aus dem Teig lassen sich auch prima zwei kleinere Brötchen herstellen, die Backzeit verkürzt sich dann um etwa 5 Minuten.

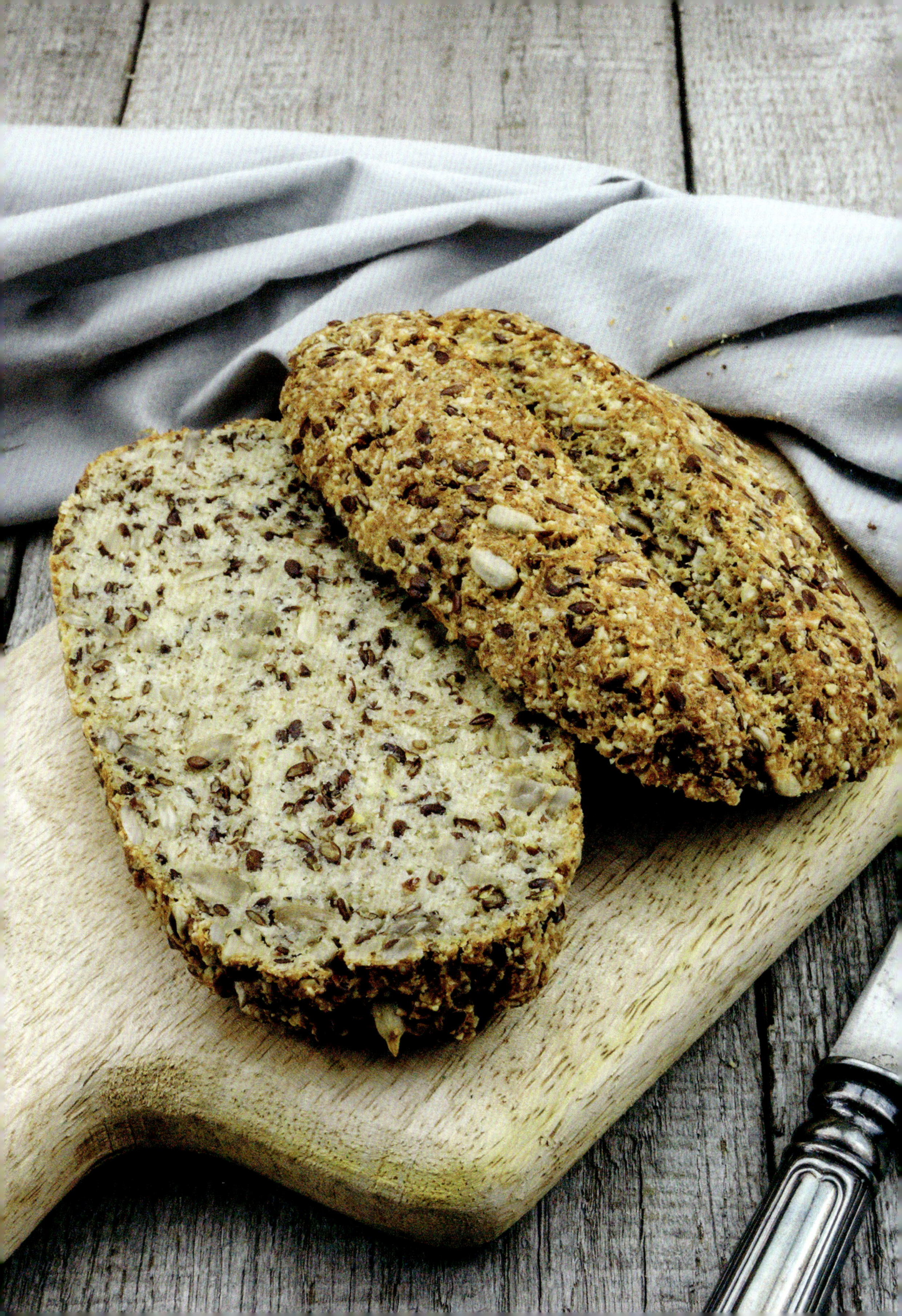

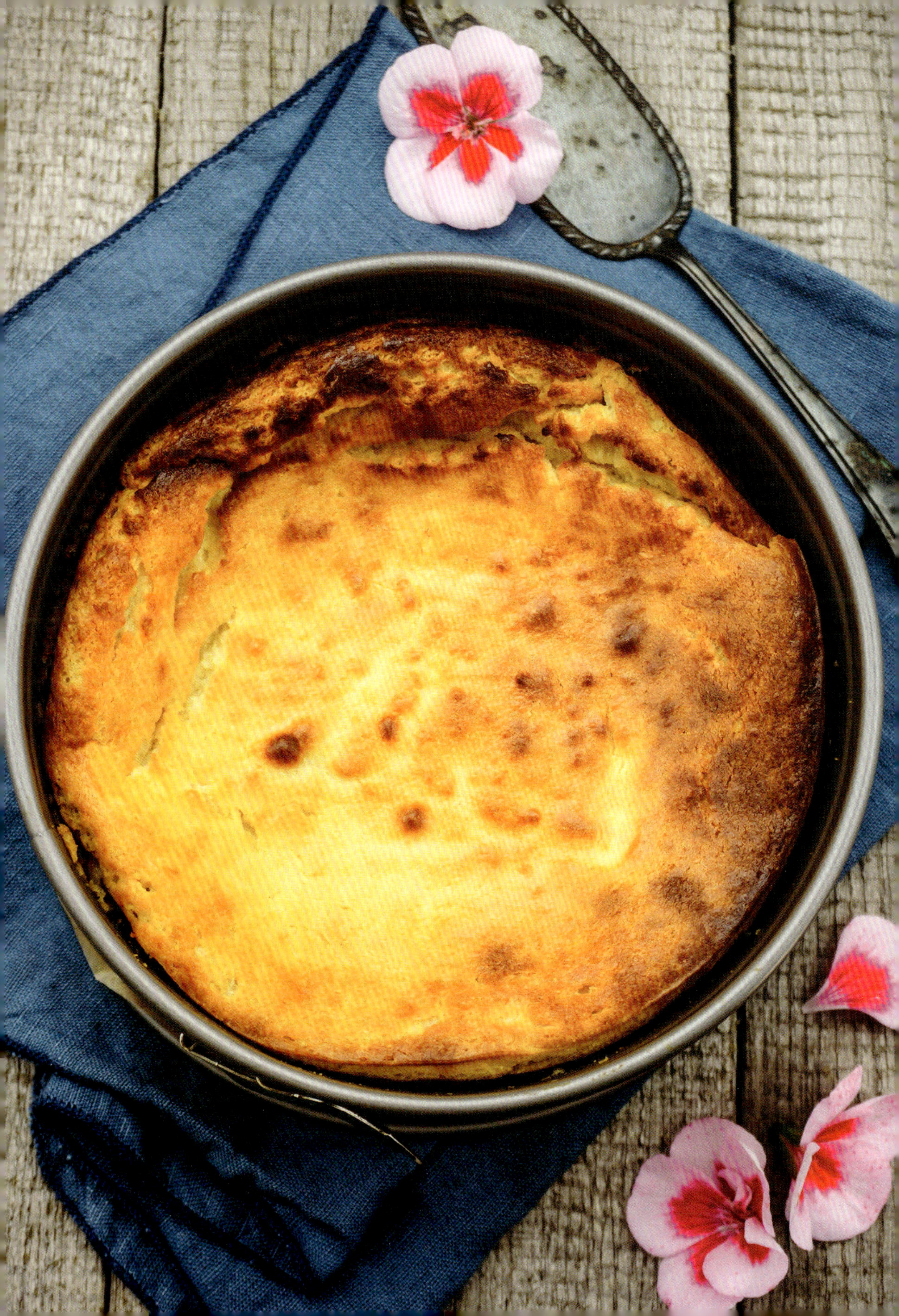

Käsekuchen

und die Kaffeerunde ist gerettet

Zeit	Portionen	Kalorien	Eiweiß	Kohlenhydrate	Fett
55 min	8 Stücke	225 kcal	8 g	7 g	15 g

500 g Quark (40 % Fett i. Tr.)

2 Eier, Größe M

100 g Xucker

65 g Butter, weich

40 g Dinkelmehl, Typ 1050

10 g Kokosmehl

½ Päckchen Weinsteinbackpulver

1 EL Zitronensaft, frisch gepresst

5 g Vanille, gemahlen

Alle Zutaten für den Käsekuchen in eine Schüssel geben und mit dem Handrührgerät zu einem glatten Teig verarbeiten • Den Boden einer kleinen Springform (etwa 20 cm Durchmesser) mit Backpapier auslegen • Den Innenrand der Springform etwas mit Butter bepinseln und dann den Teig hineingeben.

Den Kuchen im vorgeheizten Backofen bei 160°C Umluft etwa 45 Minuten backen • Kuchen dann herausnehmen und abkühlen lassen • Mit einem Messer vorsichtig am Rand der Springform entlanggehen und dann den Ring entfernen • Kuchen in 8 Stücke schneiden und servieren.

TIPP

Dieser Kuchen kommt auch bei allen sehr gut an, die sich nicht Low Carb ernähren.

Energie-Balls

für den kleinen Energieschub

Zeit	Portionen	Kalorien	Eiweiß	Kohlenhydrate	Fett
10 min	8 Kugeln	91 kcal	2 g	7 g	6 g

FÜR DIE KUGELN

30 g Mandeln

30 g Cashewkerne

4 Medjool Datteln, entsteint

1 TL Kokosöl, flüssig

FÜR DAS TOPPING

Sesam, weiß

Sesam, schwarz

Kokosraspeln

Pistazienkerne, gehackt

Mandeln und Cashewkerne in der Moulinette oder einer anderen leistungsstarken Küchenmaschine fein häckseln • Datteln und Kokosöl dazugeben und alles noch einmal durchmixen • Mit den Händen 8 Kugeln aus der Mischung formen.

Die Topping-Zutaten auf kleine Teller geben und die Kugeln nacheinander jeweils im Topping rundum wälzen • Die Energiekugeln sind luftdicht verschlossen gelagert mindestens 1 Woche haltbar.

TIPP

Für das Topping kannst du auch andere fein gehackte Zutaten, etwa Nüsse, verwenden.

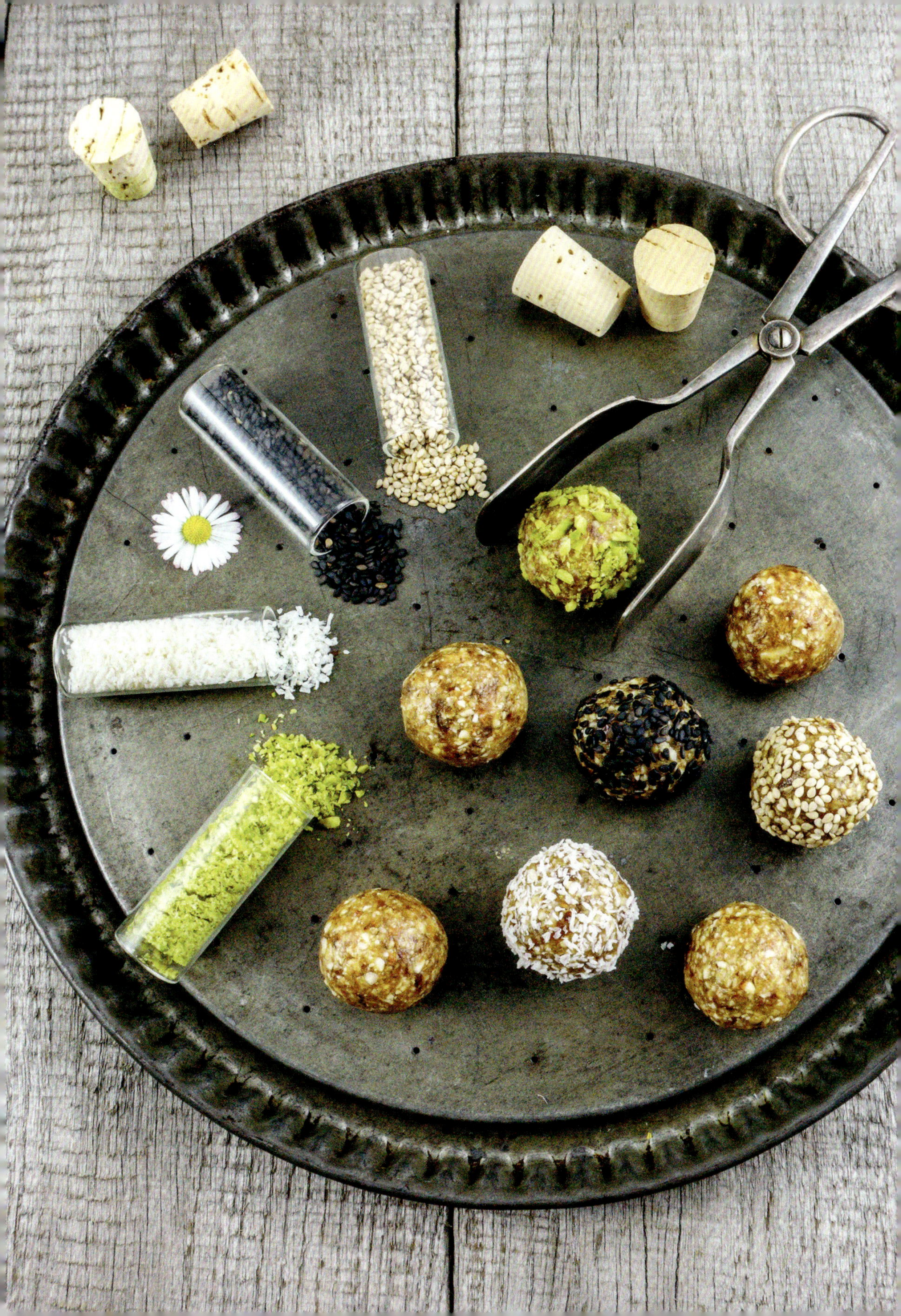

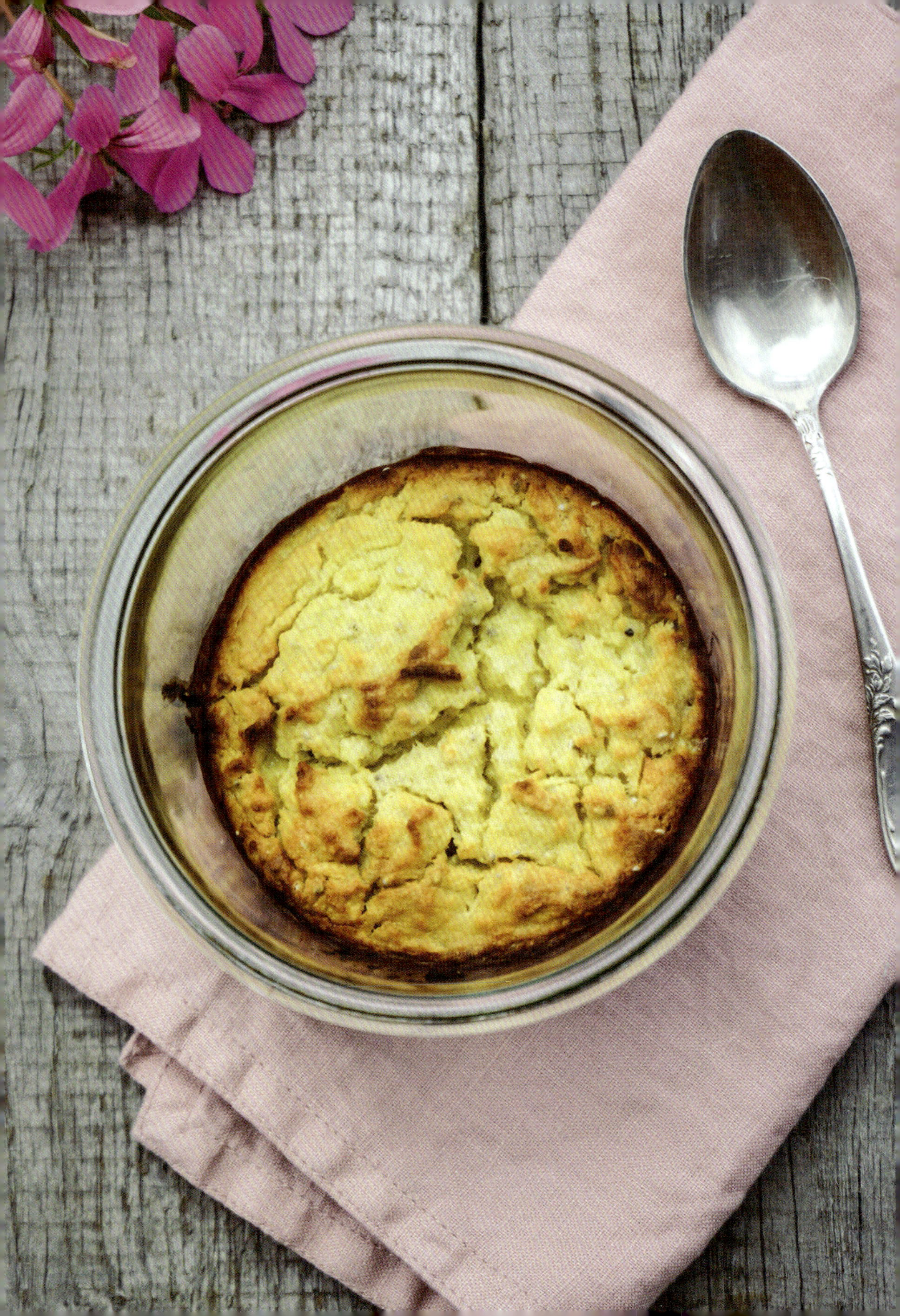

Kuchen im Glas

du wirst ihn lieben

Zeit	Portionen	Kalorien	Eiweiß	Kohlenhydrate	Fett
40 min	2	271 kcal	13 g	11 g	18 g

100 g Apfel, ohne Schale

30 g Mandelmehl, teilentölt

1 Ei, Größe M

30 g Frischkäse (Doppelrahmstufe)

20 g Butter

5 g Vanille, gemahlen

5 g Chia-Samen

Butter in einem kleinen Topf schmelzen • Apfelstücke mit der Reibe fein reiben • Mandelmehl, Vanille und Chia-Samen in einer Schüssel verrühren • Apfel, Ei, Frischkäse und Butter dazugeben und alles zu einem Teig vermischen.

Kuchenteig in ein Glas geben und im vorgeheizten Backofen auf mittlerer Schiene bei 200°C etwa 30 Minuten backen • Kuchen im Glas dann herausnehmen und abkühlen lassen.

TIPP

Dazu passt prima ein Topping aus Naturjoghurt mit frischen Beeren oder selbstgemachtes Fruchtmus.

Low Carb Riegel

mit Amaranth

Zeit	Portionen	Kalorien	Eiweiß	Kohlenhydrate	Fett
55 min	16 Riegel	127 kcal	4 g	15 g	5 g

1 Banane

100 g Haferflocken

60 g Quinoa

100 g Mandeln, gemahlen

50 g Amaranth, gepufft

45 g Goji-Beeren, getrocknet

40 g Datteln, entsteint

20 g Rosinen

3 EL Ahornsirup

125 ml Wasser

15 ml Kokosöl, flüssig

Quinoa in ein feines Sieb geben und die Körnchen unter fließendem Wasser abspülen - so werden die Bitterstoffe herausgespült • Quinoa in einem Topf mit Wasser bedeckt 8-10 Minuten bissfest kochen, abgießen und kurz im warmen Topf ausdampfen lassen.

Banane schälen und mit der Gabel zerdrücken • Datteln grob mit dem Messer hacken • Quinoa, Datteln, Goji-Beeren, Rosinen, gemahlene Mandeln, Haferflocken und Amaranth in einer Schüssel mischen • Kokosöl in einem kleinen Topf erhitzen • Kokosöl, Ahornsirup, Banane und Wasser zu den trockenen Zutaten in die Schüssel geben und alles mischen.

Riegelmasse auf ein mit Backpapier ausgelegtes Backblech geben und zusammenhängend glatt streichen, bis der Teig etwa 5 mm dick ist • Riegelmasse im vorgeheizten Backofen bei 170°C etwa 45 Minuten backen, nach 20 Minuten die Temperatur auf 150°C reduzieren.

Das Backblech herausnehmen und die Riegelmasse erst einmal abkühlen lassen • Dann in Riegel schneiden und gut verschlossen lagern.

TIPP

Die Riegel können auch eingefroren und am Abend zuvor in den Kühlschrank gelegt werden, dann sind sie am Morgen verzehrbereit.

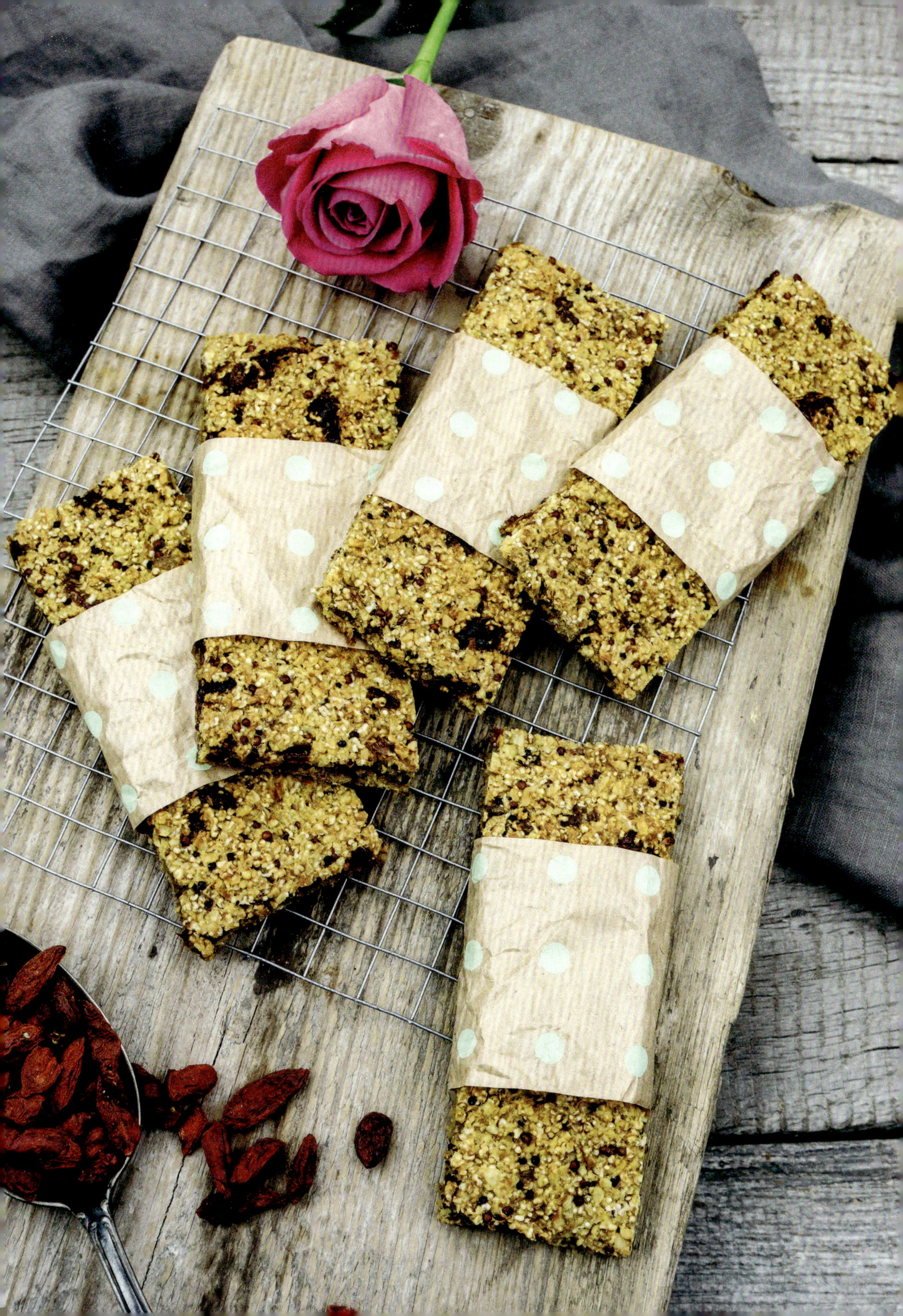

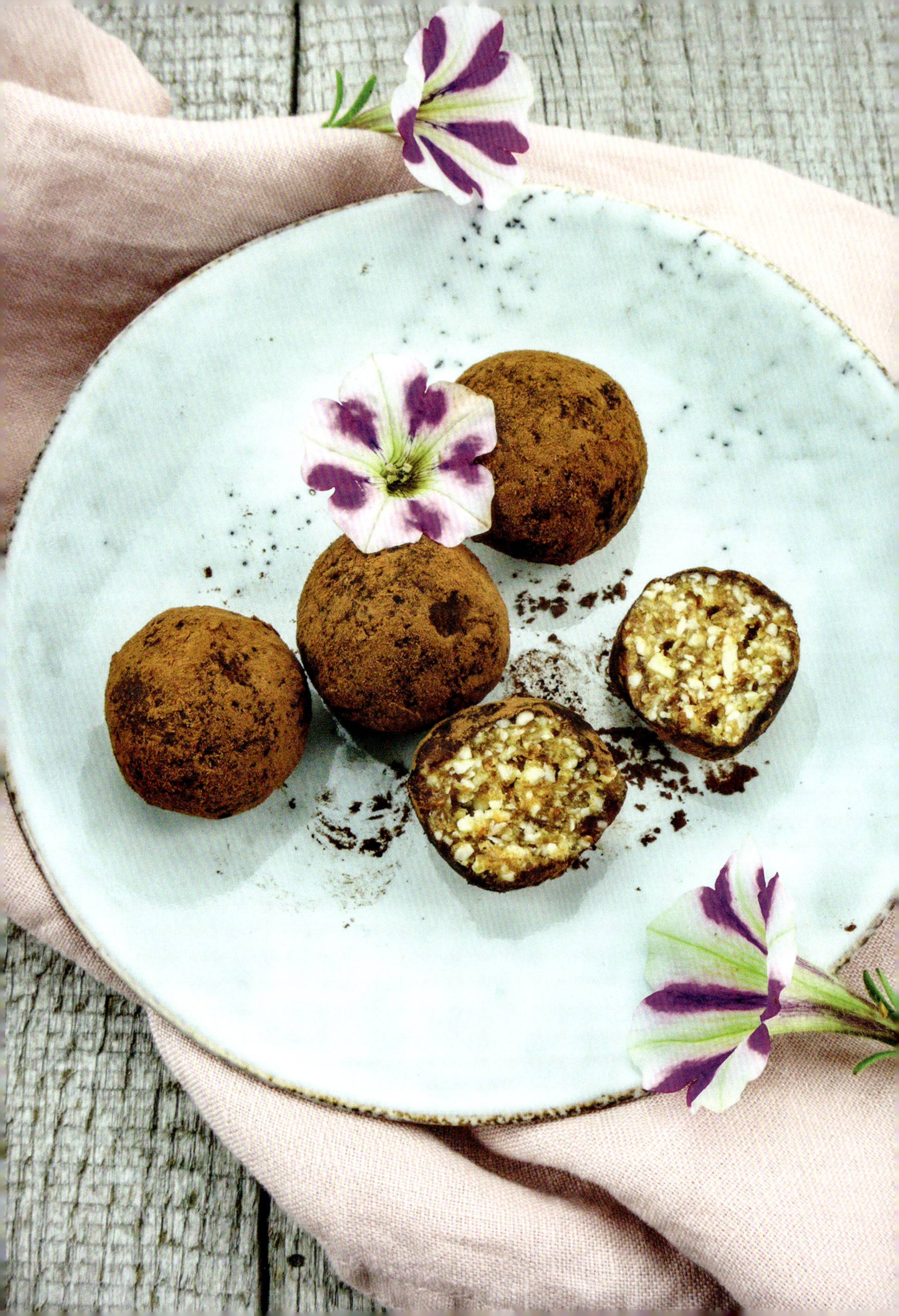

Schoko-Balls

wir lieben sie

Zeit	Portionen	Kalorien	Eiweiß	Kohlenhydrate	Fett
10 min	8 Kugeln	76 kcal	2 g	6 g	5 g

40 g Mandeln

20 g Haselnüsse

4 Medjool Datteln, entsteint

1 TL Kokosöl, flüssig

1 TL Kakao, schwach entölt

Mandeln und Haselnüsse in der Moulinette oder einer anderen leistungsstarken Küchenmaschine fein häckseln • Datteln und Kokosöl dazugeben und alles noch einmal durchmixen • Mit den Händen 8 Kugeln aus der Mischung formen.

Jede Kugel in Kakao wenden, so dass diese rundum mit einer feinen Kakaoschicht bedeckt sind • Die Schoko Balls sind luftdicht verschlossen gelagert mindestens 1 Woche haltbar.

TIPP

Auch toll als Topping zum Frühstück!

Power-Riegel

für den Energie-Schub

Zeit	Portionen	Kalorien	Eiweiß	Kohlenhydrate	Fett
10 min	6 Riegel	220 kcal	6 g	18 g	13 g

- 70 g Haferflocken, zart
- 60 g Datteln, entsteint
- 50 g Mandeln
- 40 g Cashewkerne
- 20 ml Kokosöl, flüssig
- 20 ml Ahornsirup
- 1 EL Orangenschalenabrieb, frisch von einer Bio Orange
- 10 g Leinsamen
- 10 g Chia-Samen

Mandeln und Cashewkerne in der Moulinette oder einer anderen leistungsstarken Küchenmaschine klein häckseln, aber nicht fein mahlen • Datteln, Haferflocken und Kokosöl dazugeben und nochmals kurz durchmixen.

Die Masse dann mit Leinsamen, Chia-Samen, Ahornsirup und Orangenschalenabrieb in einer Schüssel vermischen und mit den Händen zu 6 kompakten Riegeln formen • Riegel im Kühlschrank fest werden lassen.

Gut verschlossen sind die Power-Riegel im Kühlschrank mindestens 1 Woche haltbar.

TIPP

Besonders lecker schmecken die Riegel auch, wenn sie mit etwas geschmolzener Zartbitterschokolade beträufelt werden.

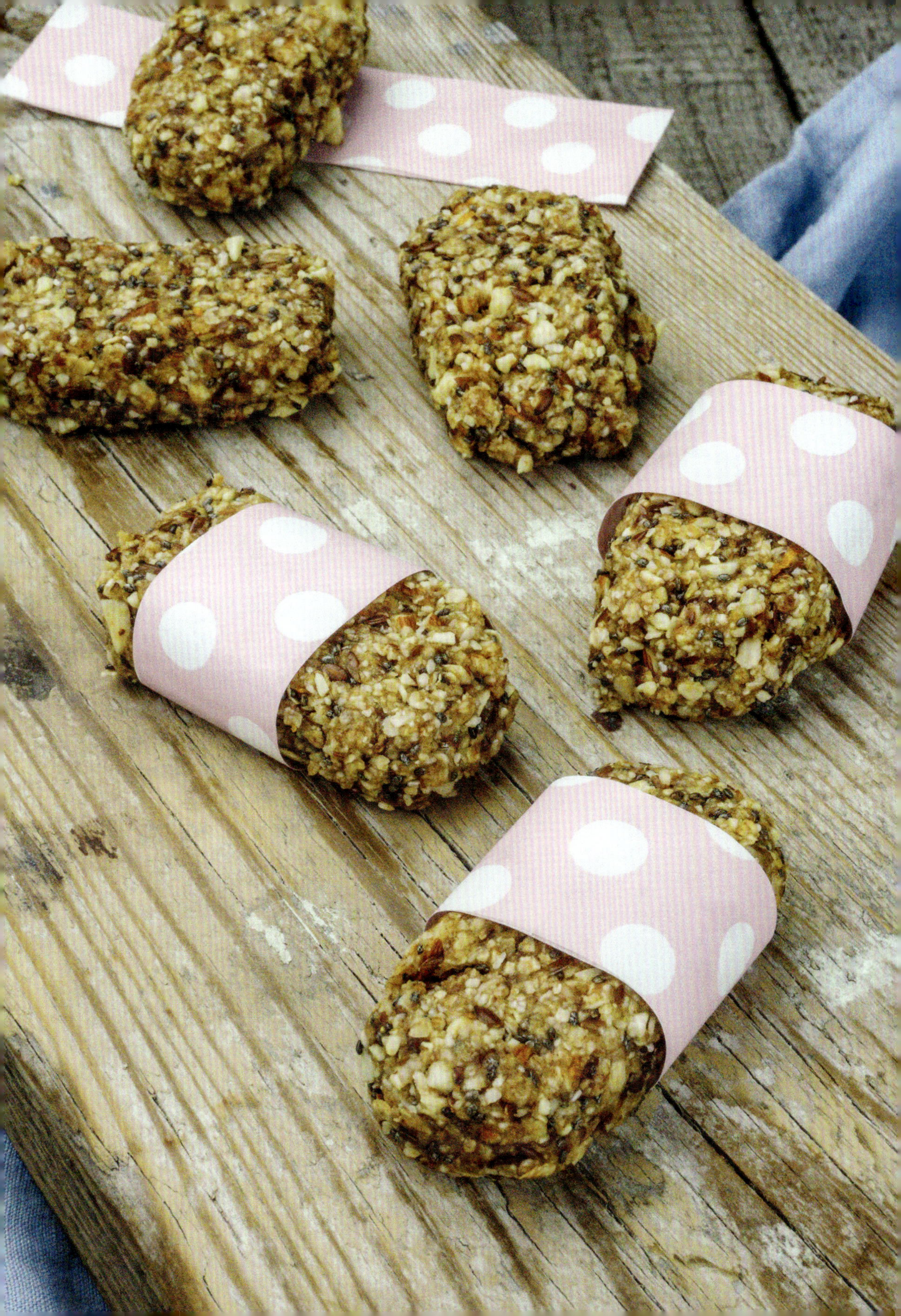

HIER BEGINNT DEIN PLAN

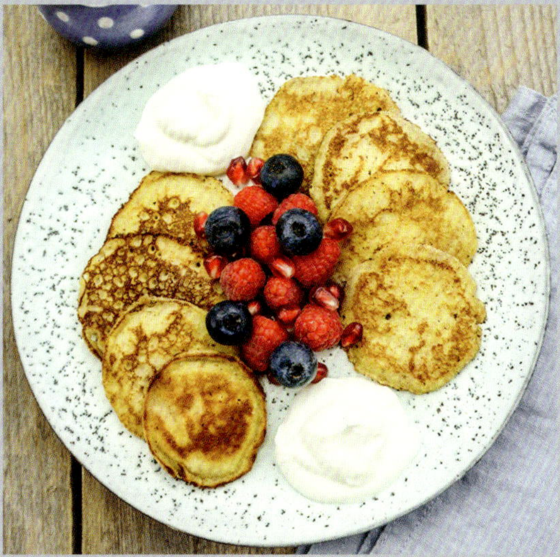
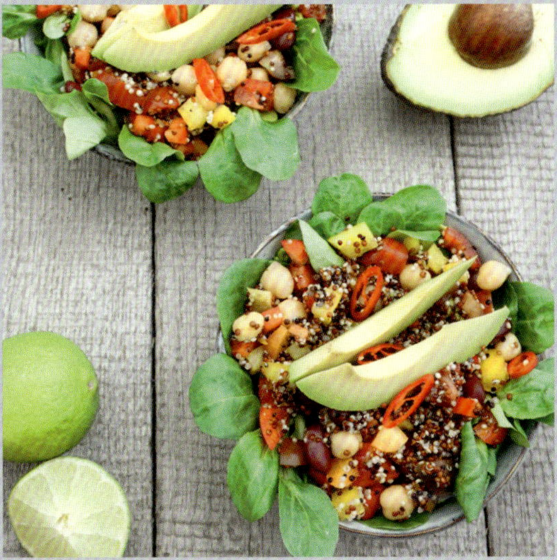
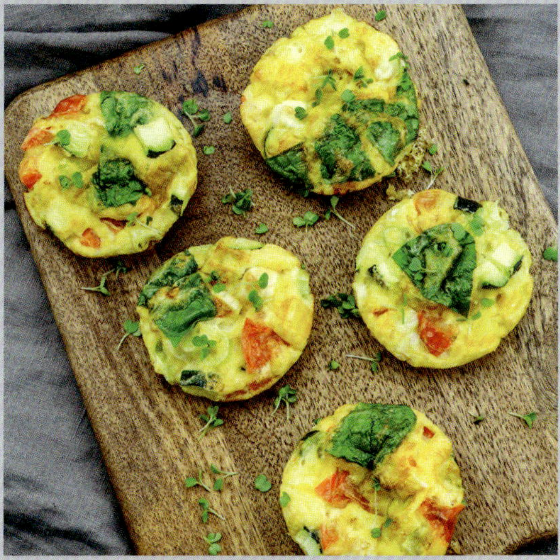
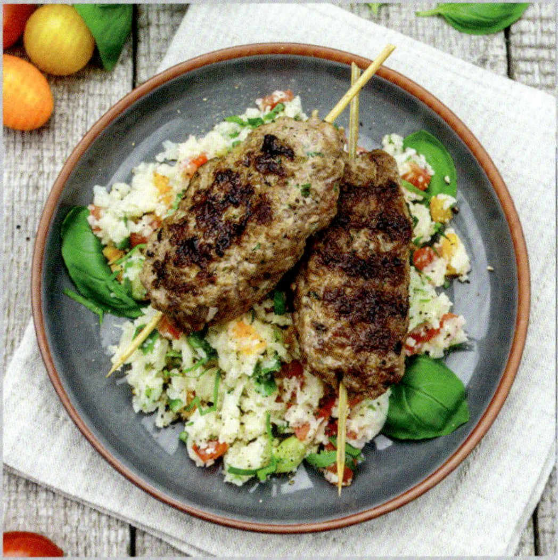
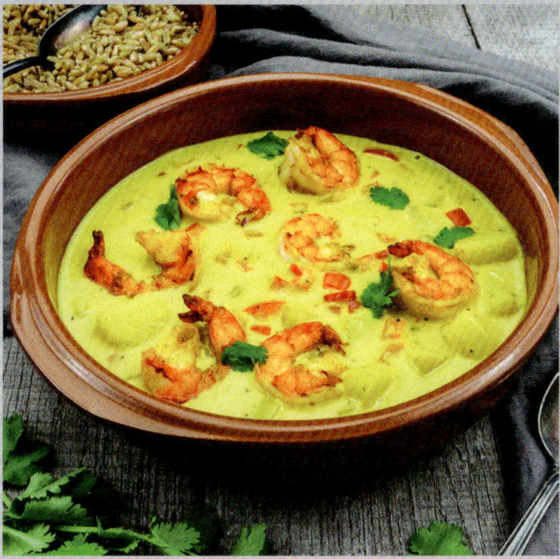
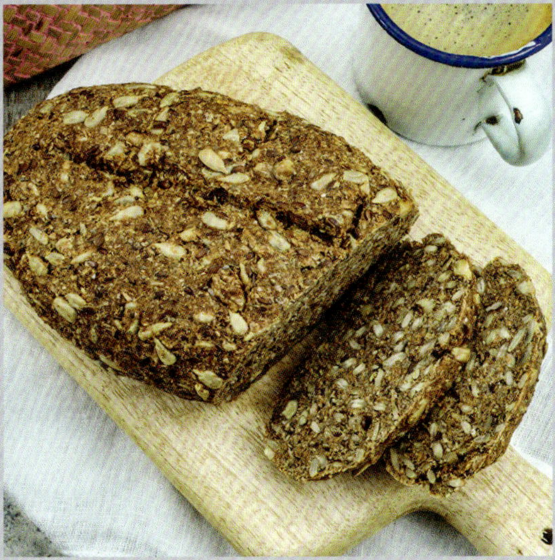

DER 4-WOCHEN-ERNÄHRUNGSPLAN

Der Low Carb Ernährungsplan soll dir helfen, deine Ernährung innerhalb von 4 Wochen auf eine gesunde, kohlenhydratarme Ernährungsweise umzustellen. Die Rezepte im Wochenplan sind so zusammengestellt, dass du ausreichend mit guten, qualitativ hochwertigen Kohlenhydraten, Fetten und Eiweißen versorgt bist.

Die Anzahl der Kohlenhydrate beträgt pro Tag zwischen 60 - 80 g und ist damit ideal zum Abnehmen.

„Der Beginn ist der wichtigste Teil der Arbeit."

Platon

AUFBAU DES WOCHENPLANS

Du bekommst für 4 Wochen abwechslungsreiche Rezepte für jeden Tag im Plan vorgeschlagen. Pro Tag findest du Low Carb Gerichte für das Frühstück, Mittag und Abendessen sowie alle dazugehörigen Nährwerte.

Im unteren Bereich kannst du jeden Tag deine Gesamt-Kalorienanzahl der Rezepte vom Tag sehen. An Trainingstagen kannst du die durch Sport verbrauchten Kalorien von deinen zugeführten Kalorien abziehen.

SO KANNST DU LOW CARB GERICHTE RICHTIG AUSTAUSCHEN

Bekannterweise sind Geschmäcker sehr verschieden. Wir können mit unseren Rezepten daher nicht jeden Geschmack genau treffen. Aber das ist kein Problem, denn sollte ein Rezept so gar nicht zu dir passen, kannst du es im Plan gegen ein anderes Rezept aus dem Kochbuch oder mit einem eigenen Low Carb Rezept deiner Wahl austauschen.

Viele weitere tolle Rezepte findest du auch auf unserer Webseite **www.lowcarbrezepte.org.** Achte beim Austausch auf die im Originalrezept angegebenen Nährwerte und orientiere dich daran. So weichst du am Ende des Tages nicht großartig vom Gesamtwert ab und bleibst dem Konzept des Plans treu.

WASSER IST DAS A UND O

Bei der täglichen Menge an Flüssigkeit, die dein Körper braucht, wähle am besten stilles Wasser. Denn je mehr Stoffe, egal welche, eine Flüssigkeit enthält, desto weniger kann das Getränk eine seiner wichtigsten Missionen erfüllen, nämlich Giftstoffe aus dem Körper schwemmen. Dies funktioniert umso weniger, je mehr Substanzen, wie Zucker, Geschmacksstoffe u.ä., die Flüssigkeit selbst mit sich führt. Das ist auch für das Abnehmen wichtig.

Mit frischen Zutaten kannst du dein Wasser geschmacklich toll aufpeppen. Hier sind deiner Kreativität keine Grenzen gesetzt.

PRO KILOGRAMM KÖRPERGEWICHT SIND 30 ML WASSER PRO TAG NOTWENDIG.

Beispiel: Ein Mensch mit 70 kg Körpergewicht benötigt mindestens 2,1 Liter Wasser am Tag.

Bei Sport, Hitze und sonstigen Anstrengungen sollte die Menge an Wasser noch erhöht werden. Prall mit Wasser gefüllte Zellen verleihen zudem ein frisches Aussehen und glatte Haut. Und wer gut mit Wasser versorgt ist, ist auch widerstandsfähiger und weniger anfällig für Infekte.

Beginne am besten direkt nach dem Zähneputzen am Morgen damit, deinen Körper mit Wasser zu versorgen und trinke ein Glas stilles Wasser. Auch bei Hunger zwischen den Mahlzeiten solltest du zuerst zu einem Glas stillem Wasser greifen, oft ist es nur falsch verstandener Durst.

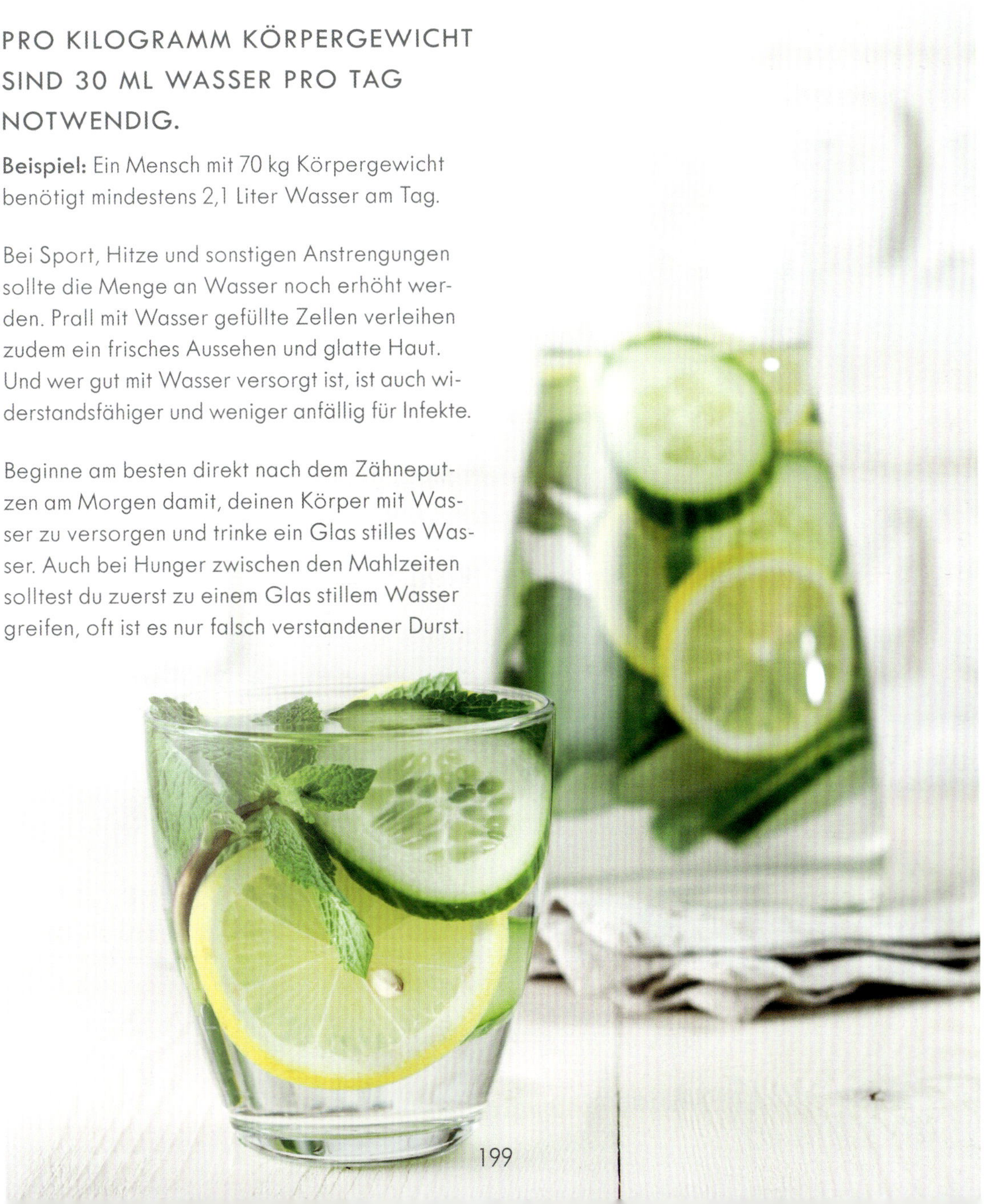

WENIGER SNACKS = MEHR ERFOLG

Deinen größten Abnehmerfolg wirst du haben, wenn du komplett auf Zwischenmahlzeiten verzichtest. Beim Verzehren von drei Hauptmahlzeiten am Tag kann dein Körper am besten arbeiten, denn die Verdauung wird nicht durch ständig neu ankommende Nahrung beeinflusst. Deine Verdauungsorgane haben somit genügend Zeit zwischen den Mahlzeiten, die aufgenommenen Speisen zu zersetzen und zu verarbeiten.

Wer gerade am Anfang nicht auf Snacks verzichten kann, sollte nur gesunde Snacks zu sich nehmen. Dazu zählen neben Obst und Gemüse auch Nüsse und Kerne und gesunde Riegel aus Low Carb Zutaten etc.

Besser ist es, die Snacks mit einer Mahlzeit zu essen. Ein kleiner Obstsalat oder einfach frisches Obst und Gemüse kannst du am besten in dein Frühstück oder zum Mittagessen integrieren. Auch kannst du bei Keksen, Riegeln und ähnlichem in der gleichen Weise verfahren. So musst du nicht komplett darauf verzichten, bleibst aber bei deinen drei Hauptmahlzeiten. Wenn du dir am Wochenende oder zu besonderen Anlässen eine vierte Mahlzeit, etwa den leckeren Käsekuchen schmecken lässt, tu es mit vollem Genuss.

„Tue deinem Leib etwas Gutes, damit deine Seele Lust hat, darin zu wohnen."

Teresa von Ávila

WARUM EIN CHEAT DAY IN DER ANFANGSZEIT HELFEN KANN, BESSER DURCHZUHALTEN

Ein Cheat Day ist ein sogenannter Schummeltag. An diesem Tag brauchst du dich nicht an die Vorgaben deiner Diät oder üblichen Ernährungsweise halten, sondern kannst alles essen, wonach dir ist. Der Vorteil dabei ist, dass du dich ganz bewusst an einem Tag dafür entscheidest und so nicht das Gefühl hast, du müsstest dauerhaft auf alles verzichten (auch wenn du weißt, dass es ungesund ist, was du an diesem Tag dann zu dir nimmst). Ein Cheat Day wird gerne an einem Samstag oder Sonntag im Speiseplan integriert.

Gerade während einer Abnehmphase oder Ernährungsumstellung kann es aber besser sein, du beschränkst dich, wenn überhaupt, auf ein Cheat Meal - also auf eine Schummelmahlzeit - in der Woche und schlägst dir nicht einen ganzen Tag den Bauch voll. So kannst du dich auf eine Mahlzeit mit viel Genuss freuen und behältst deine Motivation während der Abnehmphase. Beachte: Wenn du die vier Wochen ohne einen Schummeltag auskommst, ist das natürlich am besten für deinen Abnehmerfolg.

Bei einem Cheat Day oder einem Cheat Meal kannst du aber auch gesunde Sachen essen. Du musst dich nicht mit Fast Food oder Süßkram vollstopfen. Du kannst auch eine gute Portion Kohlenhydrate zu dir nehmen ohne dabei die gesunde Ernährung völlig außer Acht lassen zu müssen. Wähle beispielsweise ein Gericht mit Pasta - vielleicht ja sogar Vollkorn, dann isst du zwar deutlich mehr Kohlenhydrate als sonst, bleibst deiner gesunden Ernährungsweise aber weiterhin treu. Weitere Beispiele für gesunde Cheat Mahlzeiten sind Gerichte mit Naturreis, Pizza und anderes Gebäck aus Dinkelmehl, Vollkornbrötchen, Kartoffeln.

EINKAUFSLISTEN - DAS MUSST DU WISSEN

Auf deinen Einkaufslisten findest du immer passend für jede Woche alle Zutaten, die du für die Zubereitung deiner Rezepte benötigst. Die Lebensmittel sind in verschiedene Kategorien unterteilt, so findest du dich beim Einkaufen schnell zurecht. Zu den Einkaufslisten:
www.lowcarbrezepte.org/4w-downloads

Lade dir die Einkaufslisten hier herunter.

ZEIT SPAREN MIT REZEPTEN FÜR MEHRERE PORTIONEN

Einige Rezepte wie beispielsweise Müsli, Brot oder Kuchen müssen für mehrere Portionen zubereitet werden, da sie sich sonst nicht gut herstellen lassen. Beispielsweise lässt sich ½ Eiweiß verständlicherweise nicht so gut verarbeiten. Daher konnten die Zutaten solcher Rezepte nicht auf eine Portion heruntergerechnet werden und müssen für die im Rezept angegebene Menge zubereitet werden.

Die Zutaten dieser Rezepte sind in der Einkaufsliste bereits berücksichtigt. Riegel und ähnliches sind meist länger haltbar und müssen nicht hintereinander aufgegessen werden. Die Zubereitung für mehrere Portionen lohnt sich also. Brot kann man zudem portionsweise einfrieren und vor dem Verzehr rechtzeitig aus dem Gefrierschrank nehmen.

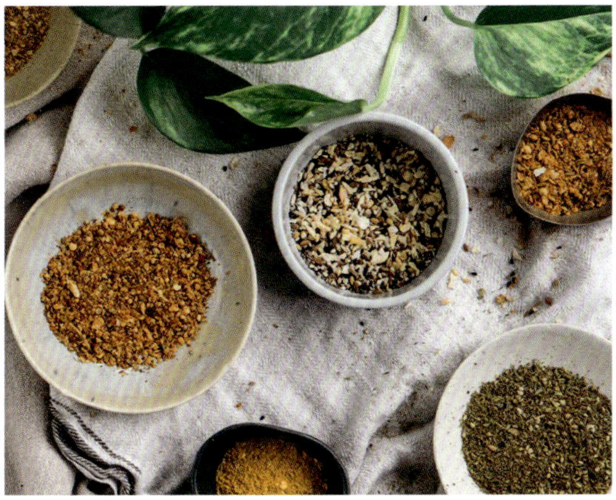

DIE GRUNDZUTATEN

Einige Zutaten müssen nicht bei jedem Einkauf berücksichtigt werden, da sie nur in kleinen Mengen verbraucht werden und man lange etwas von ihnen hat. Deshalb bekommst du zusätzlich zur wöchentlichen Einkaufsliste eine Liste mit allen Grundzutaten, die im Wochenplan benötigt werden. Diese solltest du dir idealerweise vor Beginn des Plans besorgen.

Hierbei handelt es sich vor allem um Gewürze, getrocknete Kräuter und Früchte, Nüsse, Samen, Kerne, Mehle, Öle, Saucen und Süßungsmittel. Diese Zutaten kannst du auch ganz entspannt separat an einem späteren Abend einkaufen gehen, auf frische Ware im Obst- und Gemüseabteil bist du hier nicht angewiesen. Der spätere Abend ist empfehlenswert, denn da sind die meisten Menschen bereits zu Hause und du kannst in Ruhe nach allen Zutaten in den Gewürzregalen schauen.

✦ „Alles, was denkbar ist, ist auch machbar.“ ✦

Sokrates

ÜBERPRÜFE JEDE WOCHE VOR DEM EINKAUFEN DEINE GRUNDZUTATEN

Alle Einkaufslisten wurden mit großer Sorgfalt erstellt. Eine Garantie für die Vollständigkeit kann jedoch nicht übernommen werden.

WIE OFT SOLLTE ICH MICH WIEGEN?

Wir empfehlen dir, dich nur einmal in der Woche auf die Waage zu stellen. Wähle dazu immer den gleichen Morgen unter denselben Bedingungen aus, so sind die Voraussetzungen immer gleich. Bewährt hat sich außerdem, den Tag des Wiegens nicht direkt auf den Montag oder Dienstag zu legen, da diese zu nah am Wochenende liegen und da das Ernährungs- und Bewegungsverhalten meist stärker von den restlichen Tagen der Woche abweicht.

Nutze für die Bestimmung deines Gewichtes am besten eine Waage, die Körperwasser und Muskelanteil separat ausweist. Denn nur so kannst du feststellen, was sich verändert hat und wo du abgenommen oder zugenommen hast. Bedenke immer, dass eine muskelbedingte Gewichtszunahme etwas Positives ist, denn somit erhöht sich dein Grundumsatz und du verbrennst auch im Ruhezustand mehr Energie. Eine Zunahme bedingt durch mehr Muskelmasse ist also ein Grund zum Feiern!

SO BLEIBST DU MOTIVIERT DABEI

Überaus hilfreich ist es, ein festes Ziel vor Augen zu haben. Deshalb setze dich vor Beginn deiner Ernährungsumstellung mit deinem Ziel auseinander. Welches Gewicht oder welche Kleidergröße möchtest du nach den 4 Wochen erreicht haben? Oder steht nicht das Gewicht, sondern deine Gesundheit und Leistungsfähigkeit im Vordergrund?

SCHREIBE DEIN ZIEL AUF!

Setze dir ein festes Ziel, entwerfe eine Wunschtafel mit Bildern und Texten oder schreibe deine Ziele genau auf. Schau dir deine Aufzeichnungen immer wieder an und fühle dich, als ob du dein Ziel bereits erreicht hättest. Diese positiven Gedanken werden dir helfen, dein Ziel besser zu erreichen. Überlege dir auch, wie du dich selbst nach dem Erreichen deines Zieles belohnen wirst, vielleicht eine Shoppingtour, ein Essen mit Freunden, ein Ausflug, was auch immer dich motiviert - auch das ist ein guter Ansporn.

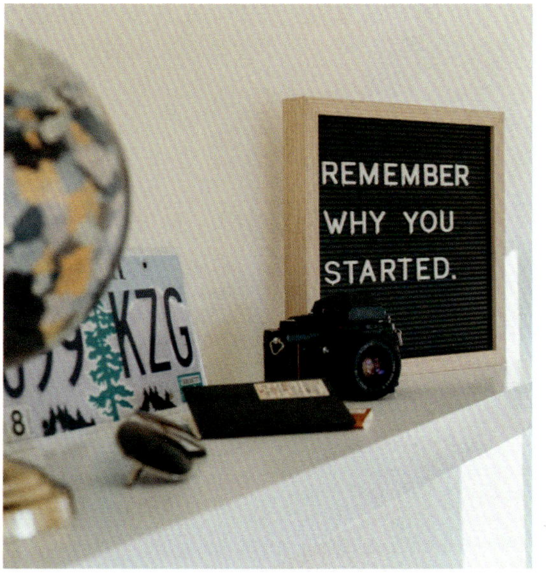

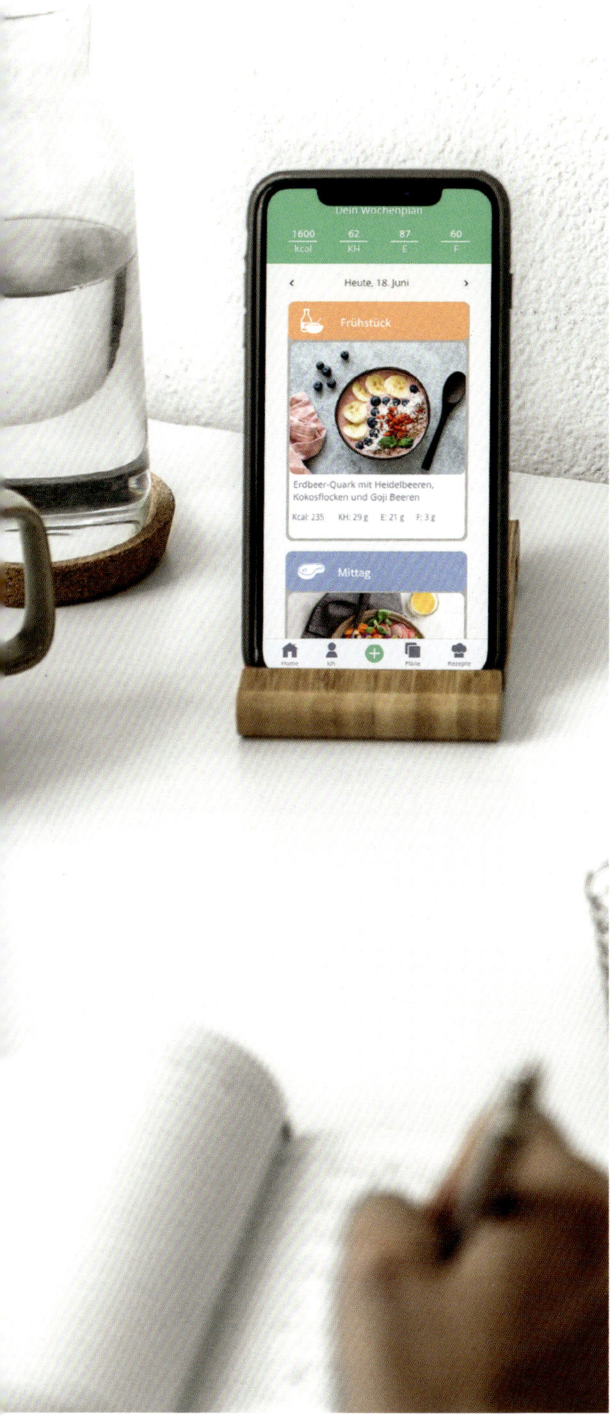

WIE GEHT ES NACH DER 4 WOCHEN UMSTELLUNG WEITER?

In den 4 Wochen gewöhnst du dich und dein Essverhalten gut an die Low Carb Ernährung. Die kohlenhydratarme, gesunde Ernährungsweise ist nicht als kurze Diät zu verstehen, sondern kann als langfristige Ernährungsweise angesehen werden. Bereite dir also auch nach dem 4 Wochen Plan deine Low Carb Rezepte zu und du wirst weitere Erfolge für deine Gesundheit und deine Figur erzielen.

Wir empfehlen dir, weiterhin für die nächsten Wochen einen Plan mit den Low Carb Mahlzeiten deiner Wahl zu erstellen, so kannst du nicht in alte Raster verfallen und hast die Nährwerte im Blick.

Ideal dafür ist der Meal Planner, wo du selbst Pläne erstellen kannst und für jede Kalenderwoche im Jahr einen Wochenplan mit saisonalen Low Carb Rezepten von unseren Ernährungsexperten bekommst. Weiterhin kannst du verschiedene Ernährungsprogramme nutzen. Du kannst so deine Nährwerte immer tracken und aus über tausenden von Rezepten deine Pläne erstellen bzw. fertige Pläne nach deinen Vorlieben anpassen. Das hilft besonders nach der Umstellung, der neuen Ernährungsweise treu zu bleiben. Zum Meal Planner:
www.lowcarbrezepte.org/mealplanner

WOCHE 1 • TAG 1

FRÜHSTÜCK

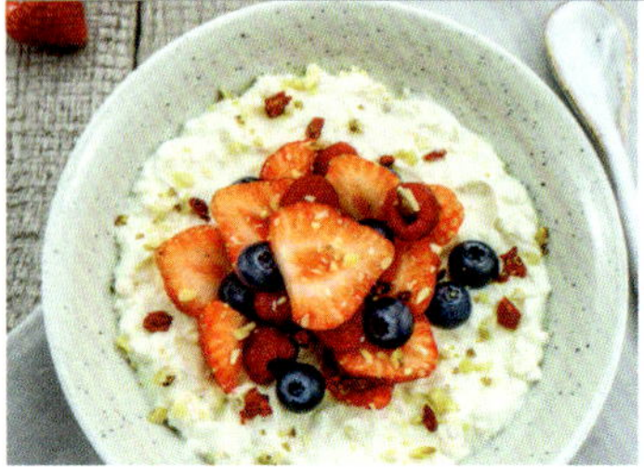

Joghurt mit Haferflocken

Seite: 28

Kalorien	Eiweiß	Kohlenhydrate	Fett
281 kcal	14 g	35 g	8 g

MITTAG

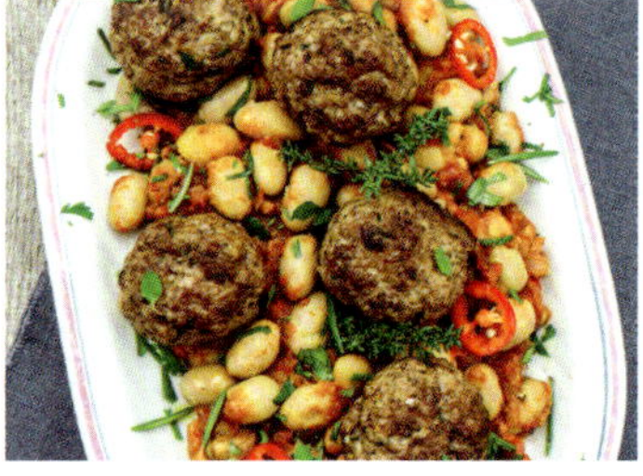

Hackbällchen mit Bohnen in Tomatensauce

Seite: 150

Kalorien	Eiweiß	Kohlenhydrate	Fett
604 kcal	45 g	22 g	35 g

ABENDESSEN

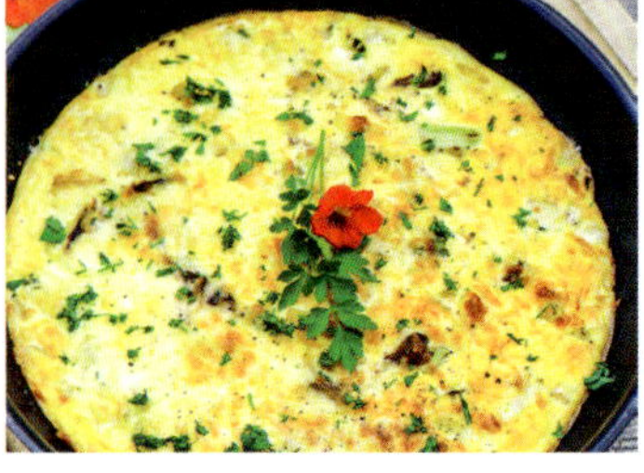

Frittata

Seite: 128

Kalorien	Eiweiß	Kohlenhydrate	Fett
422 kcal	26 g	7 g	32 g

GESAMTWERT:	**1307 kcal**	**85 g**	**64 g**	**75 g**

TAG 2

FRÜHSTÜCK

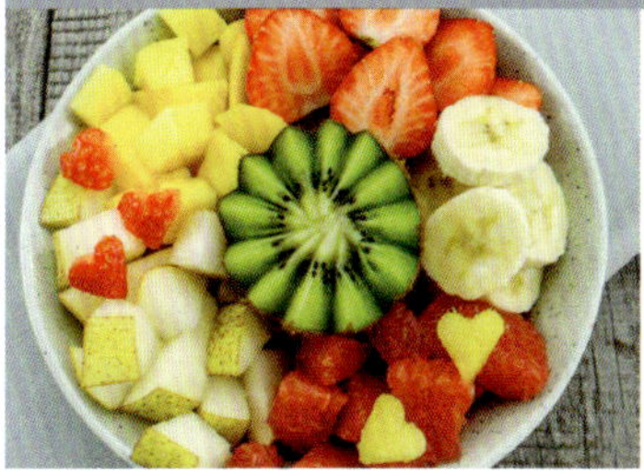

Obst-Bowl mit Birne und Pampelmuse
Seite: 46

Kalorien	Eiweiß	Kohlenhydrate	Fett
194 kcal	3 g	42 g	1 g

MITTAG

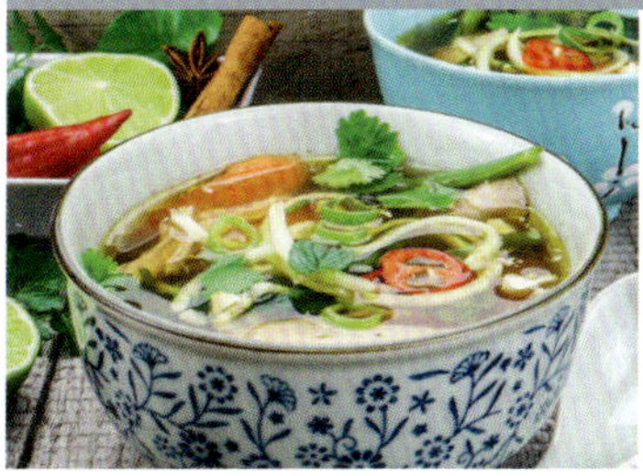

Hähnchen-Suppe mit Zucchininudeln
Seite: 148

Kalorien	Eiweiß	Kohlenhydrate	Fett
426 kcal	28 g	10 g	30 g

ABENDESSEN

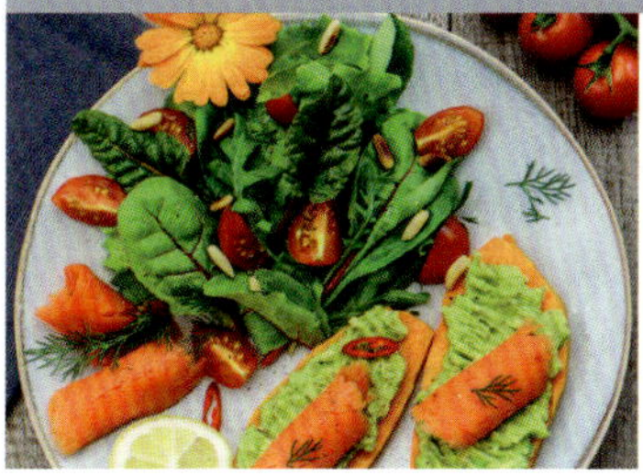

Räucherlachs mit Süßkartoffel
Seite: 168

Kalorien	Eiweiß	Kohlenhydrate	Fett
614 kcal	36 g	26 g	39 g

GESAMTWERT:	1234 kcal	67 g	78 g	70 g

WOCHE 1 • TAG 3

FRÜHSTÜCK

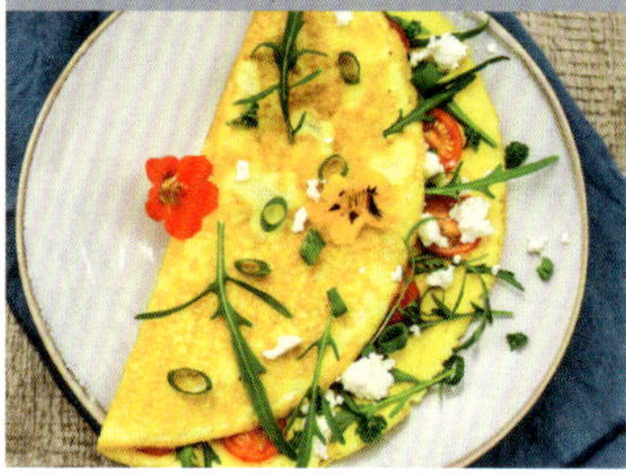

Omelett mit Feta, Tomaten und Frühlingszwiebeln
Seite: 140

Kalorien	Eiweiß	Kohlenhydrate	Fett
483 kcal	21 g	7 g	41 g

MITTAG

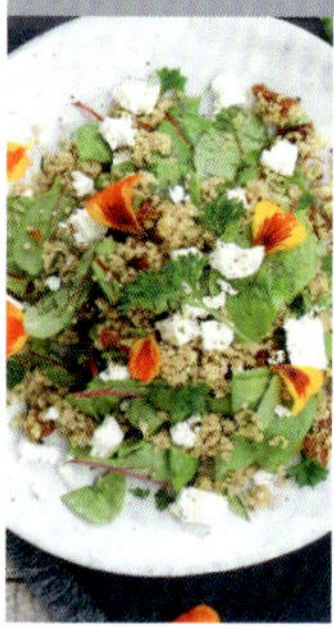

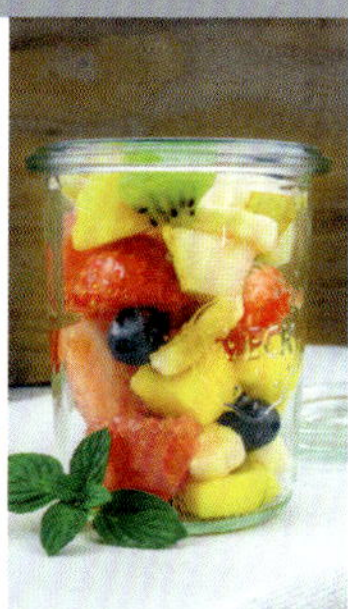

Couscous-Salat
Seite: 80

Kleiner Obstsalat
Seite: 64

Kalorien	Eiweiß	Kohlenhydrate	Fett
477 kcal	18 g	50 g	21 g
64 kcal	1 g	13 g	0 g

ABENDESSEN

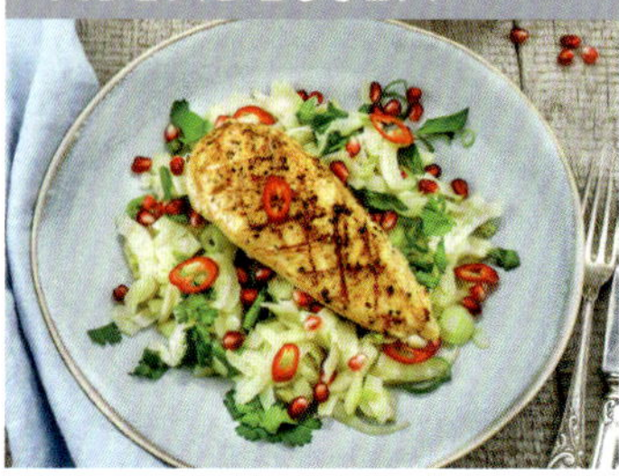

Fenchelsalat mit Hähnchenbrust
Seite: 152

Kalorien	Eiweiß	Kohlenhydrate	Fett
225 kcal	24 g	7 g	10 g

GESAMTWERT:	1249 kcal	64 g	77 g	72 g

TAG 4

FRÜHSTÜCK

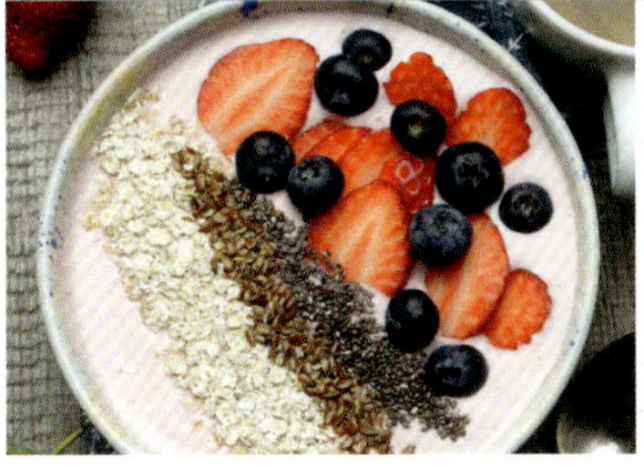

Erdbeer-Quark mit Chia- und Leinsamen
Seite: 50

Kalorien	Eiweiß	Kohlenhydrate	Fett
425 kcal	23 g	23 g	26 g

MITTAG

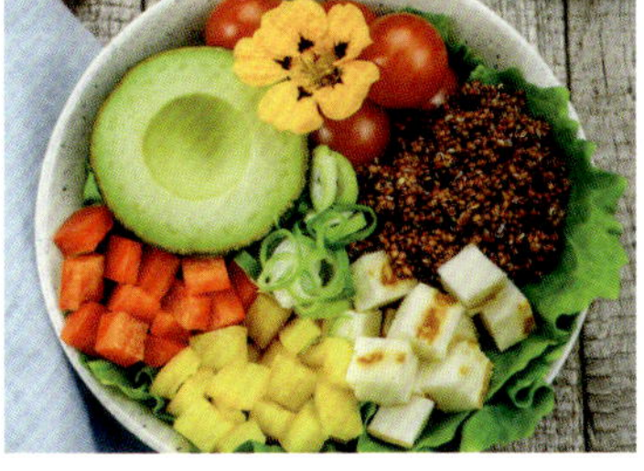

Lunch Bowl mit Halloumi und Quinoa
Seite: 112

Kalorien	Eiweiß	Kohlenhydrate	Fett
632 kcal	23 g	43 g	39 g

ABENDESSEN

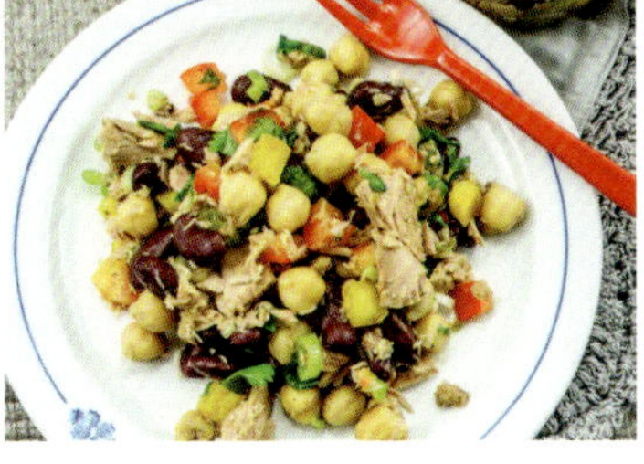

Thunfisch-Salat mit Kidneybohnen und Kichererbsen
Seite: 170

Kalorien	Eiweiß	Kohlenhydrate	Fett
206 kcal	18 g	9 g	10 g

GESAMTWERT:	**1263 kcal**	**64 g**	**75 g**	**75 g**

WOCHE 1 • TAG 5

FRÜHSTÜCK

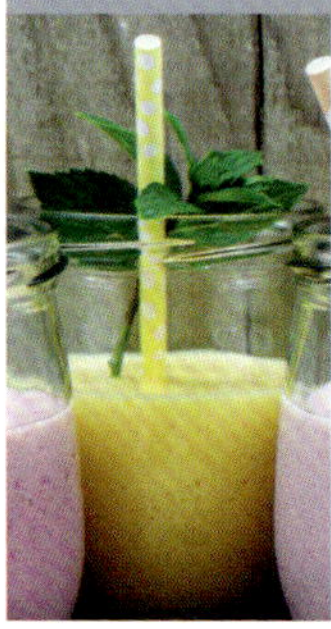
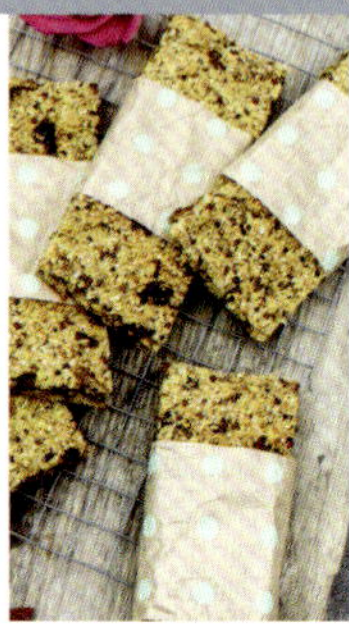

	Kalorien	Eiweiß	Kohlenhydrate	Fett
Mango-Papaya-Shake (Seite: 26)	103 kcal	5 g	13 g	3 g
1 Low Carb Riegel (Seite: 190)	127 kcal	4 g	15 g	5 g

MITTAG

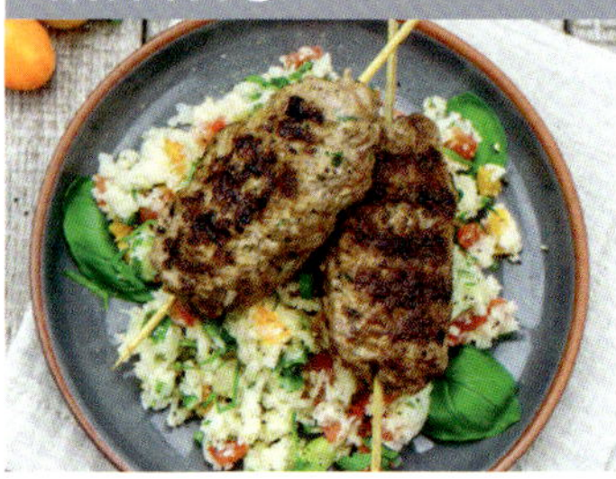

Blumenkohl-Taboulé mit Hackspießen
Seite: 146

Kalorien	Eiweiß	Kohlenhydrate	Fett
638 kcal	37 g	4 g	51 g

ABENDESSEN

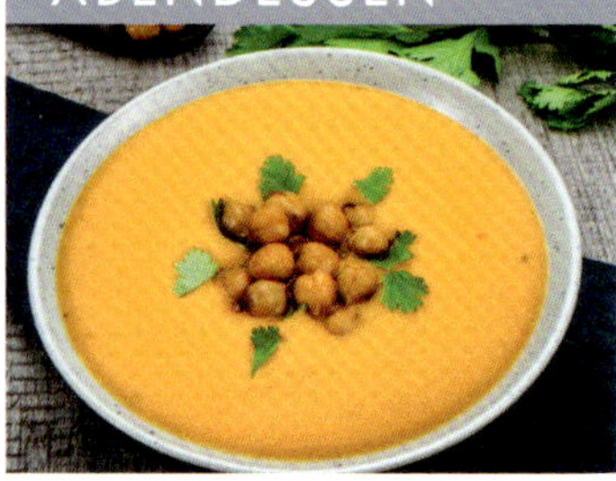

Kürbissuppe mit gerösteten Kichererbsen
Seite: 110

Kalorien	Eiweiß	Kohlenhydrate	Fett
469 kcal	8 g	36 g	31 g

GESAMTWERT:	**1337 kcal**	**54 g**	**68 g**	**90 g**

TAG 6

FRÜHSTÜCK

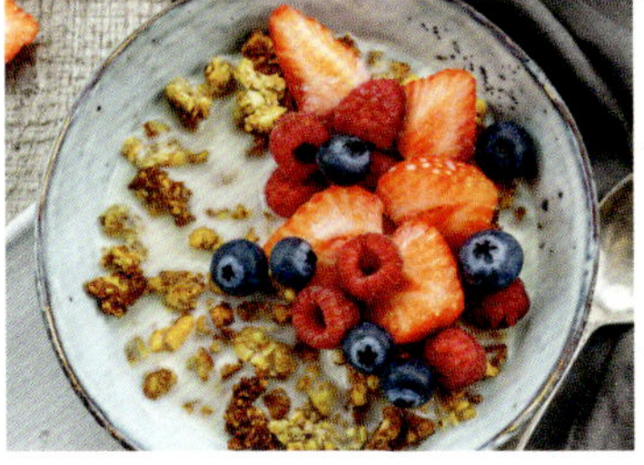

Müsli mit Beeren und Milch
Seite: 52

Kalorien	Eiweiß	Kohlenhydrate	Fett
374 kcal	15 g	21 g	25 g

MITTAG

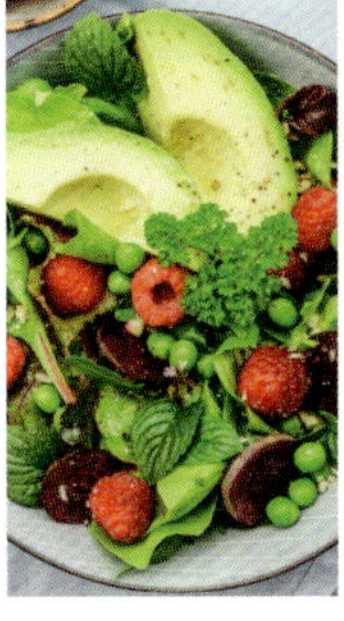

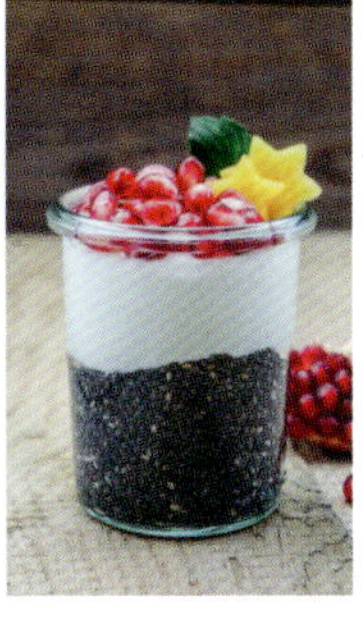

Grüner Vital Salat
Seite: 96

Chia-Joghurt
Seite: 22

Kalorien	Eiweiß	Kohlenhydrate	Fett
357 kcal	10 g	14 g	27 g
127 kcal	6 g	8 g	6 g

ABENDESSEN

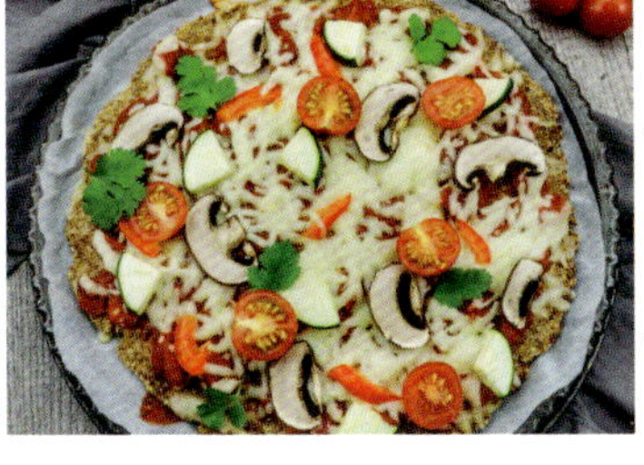

Blumenkohl-Pizza mit Champignons
Seite: 92

Kalorien	Eiweiß	Kohlenhydrate	Fett
403 kcal	18 g	25 g	25 g

GESAMTWERT:	1261 kcal	49 g	68 g	83 g

WOCHE 1 • TAG 7

FRÜHSTÜCK

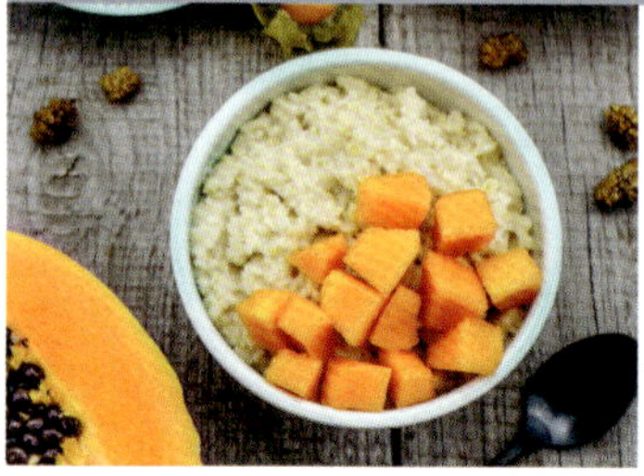

Overnight-Oats mit Papaya
Seite: 44

Kalorien	Eiweiß	Kohlenhydrate	Fett
231 kcal	8 g	35 g	6 g

MITTAG

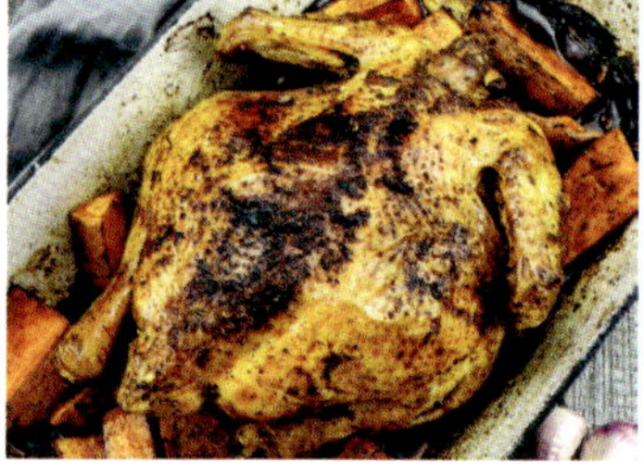

Würziges Ofen-Hähnchen mit Süßkartoffeln
Seite: 144

Kalorien	Eiweiß	Kohlenhydrate	Fett
881 kcal	77 g	22 g	53 g

ABENDESSEN

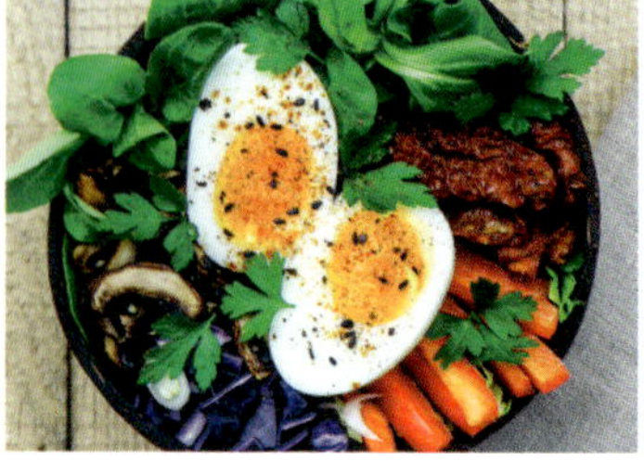

Buddha-Bowl mit Ei, Gemüse und Pilzen
Seite: 136

Kalorien	Eiweiß	Kohlenhydrate	Fett
239 kcal	12 g	8 g	16 g

GESAMTWERT:	1351 kcal	97 g	65 g	75 g

Alle Träume
können wahr werden,
wenn wir den Mut haben,
ihnen zu folgen.

WALT DISNEY

WOCHE 2 • TAG 1

FRÜHSTÜCK

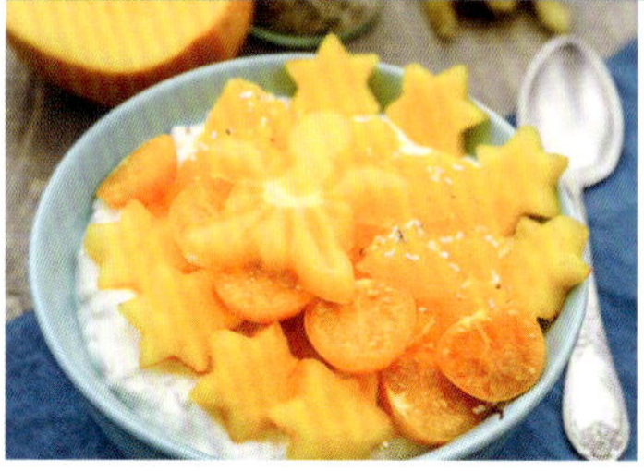

Exotisches Frühstück mit Kaki, Orange und Physalis
Seite: 38

Kalorien	Eiweiß	Kohlenhydrate	Fett
477 kcal	18 g	43 g	25 g

MITTAG

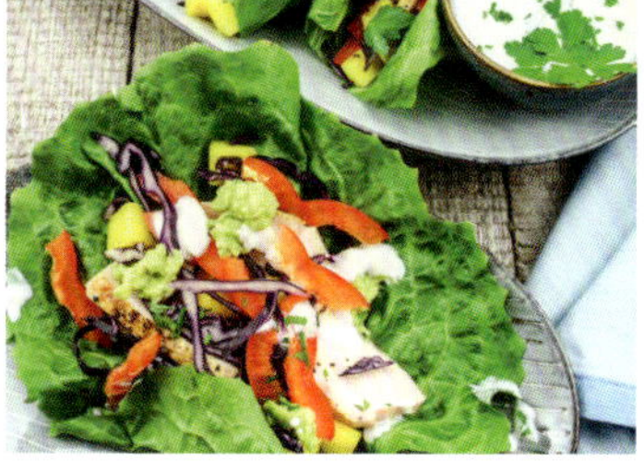

Hähnchen-Salat-Wraps
Seite: 156

Kalorien	Eiweiß	Kohlenhydrate	Fett
282 kcal	25 g	10 g	15 g

ABENDESSEN

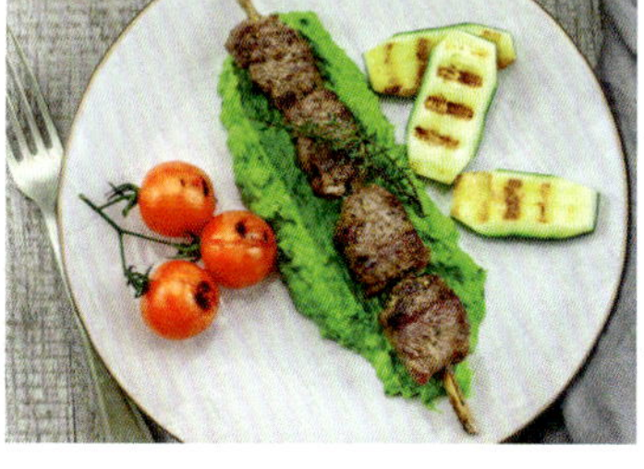

Lammspieß mit Erbsenpüree
Seite: 154

Kalorien	Eiweiß	Kohlenhydrate	Fett
570 kcal	33 g	24 g	38 g

GESAMTWERT:	1329 kcal	76 g	77 g	78 g

TAG 2

FRÜHSTÜCK

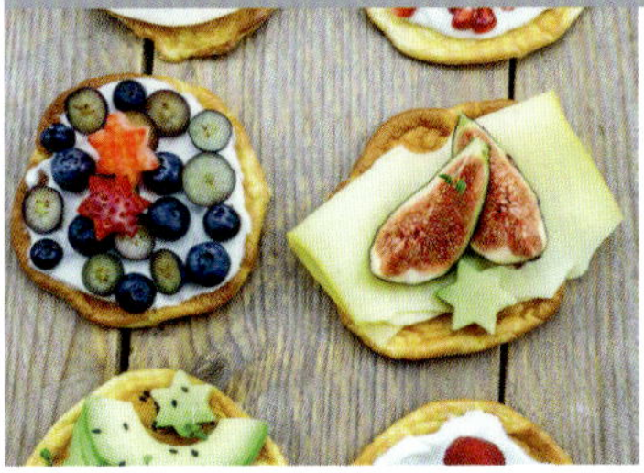

Oopsies
Seite: 42

Kalorien	Eiweiß	Kohlenhydrate	Fett
218 kcal	11 g	4 g	18 g

MITTAG

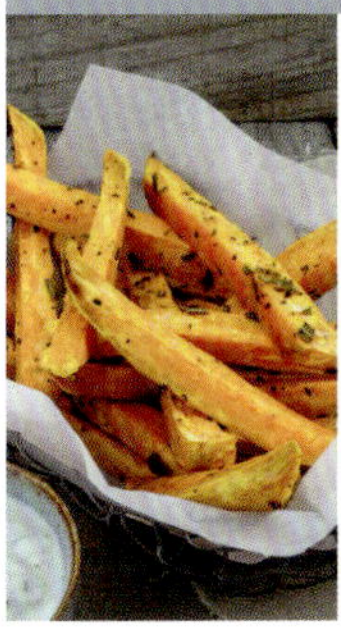

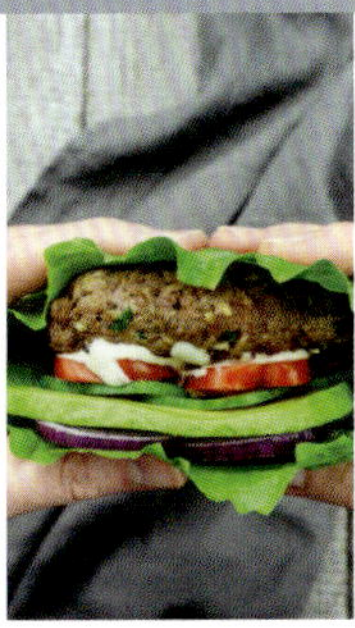

Süßkartoffel Pommes
Seite: 78

Burger im Salatblatt
Seite: 160

Kalorien	Eiweiß	Kohlenhydrate	Fett
251 kcal	4 g	36 g	9 g
391 kcal	31 g	5 g	27 g

ABENDESSEN

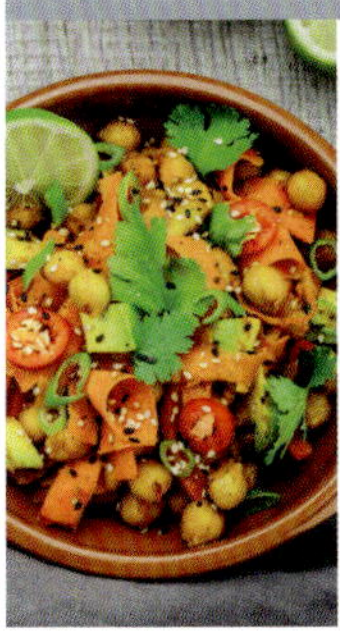

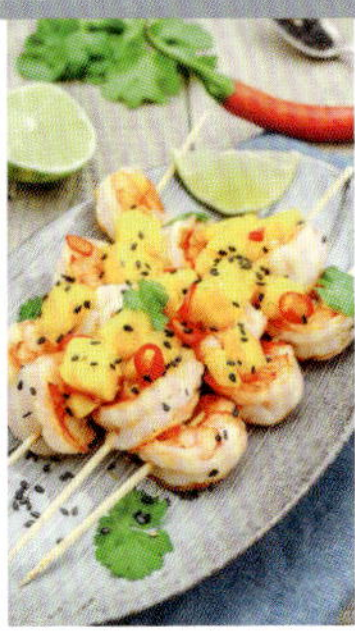

Orientalischer Salat
Seite: 84

Garnelenspieße
Seite: 166

Kalorien	Eiweiß	Kohlenhydrate	Fett
298 kcal	9 g	22 g	18 g
191 kcal	13 g	5 g	12 g

GESAMTWERT:	1349 kcal	68 g	72 g	84 g

WOCHE 2 • TAG 3

FRÜHSTÜCK

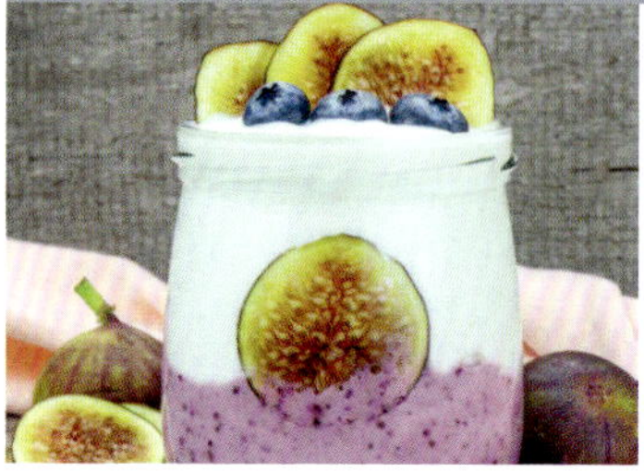

Joghurt mit Heidelbeeren und Feigen
Seite: 40

Kalorien	Eiweiß	Kohlenhydrate	Fett
209 kcal	10 g	18 g	10 g

MITTAG

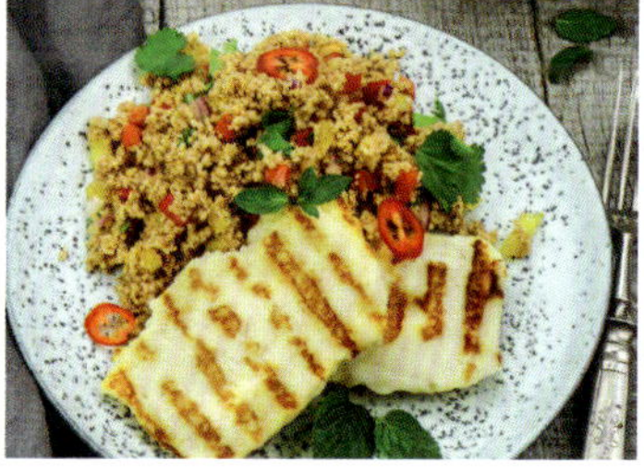

Gegrillter Halloumi mit Couscous-Salat
Seite: 108

Kalorien	Eiweiß	Kohlenhydrate	Fett
589 kcal	35 g	40 g	31 g

ABENDESSEN

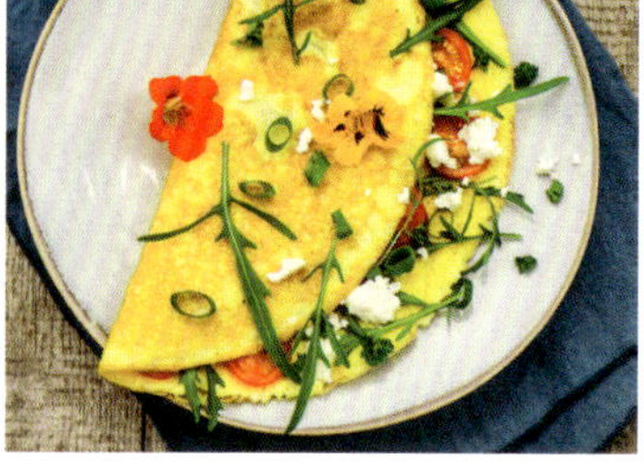

Omelett mit Feta, Tomaten und Frühlingszwiebeln
Seite: 140

Kalorien	Eiweiß	Kohlenhydrate	Fett
483 kcal	21 g	7 g	41 g

GESAMTWERT:	1281 kcal	66 g	65 g	82 g

TAG 4

FRÜHSTÜCK

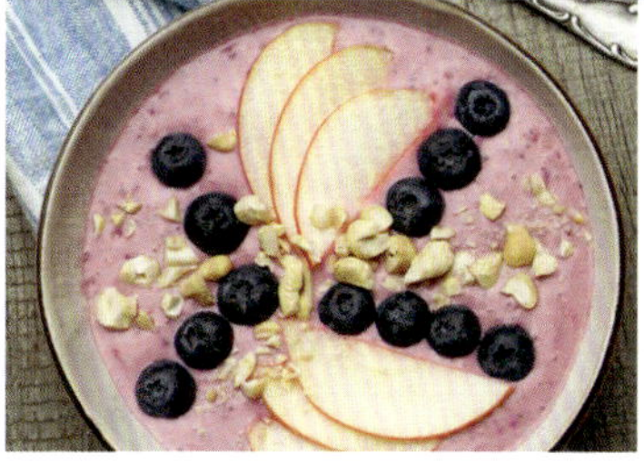

Beeren-Bowl mit Apfel und Cashewkernen
Seite: 34

Kalorien	Eiweiß	Kohlenhydrate	Fett
228 kcal	11 g	20 g	11 g

MITTAG

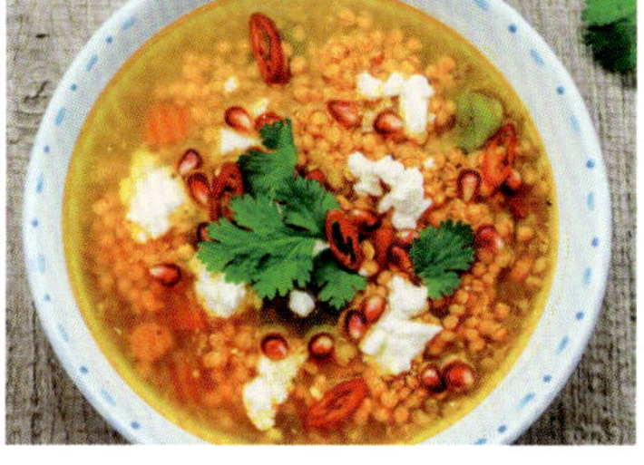

Linsensuppe mit Feta und Granatapfel
Seite: 88

Kalorien	Eiweiß	Kohlenhydrate	Fett
352 kcal	20 g	35 g	14 g

ABENDESSEN

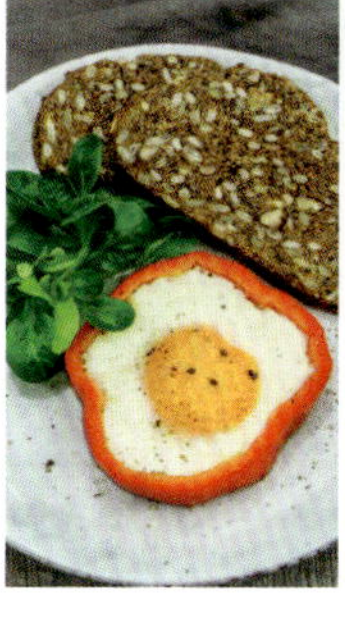

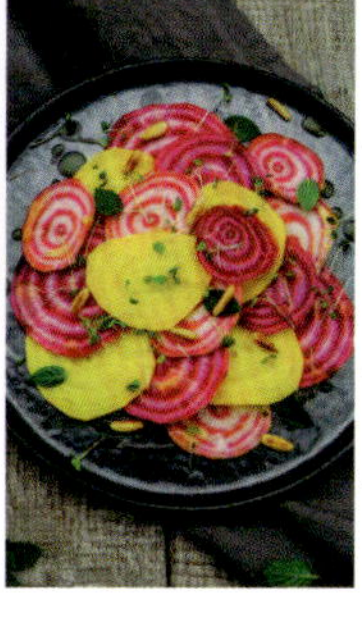

Spiegelei mit Salat & Brot
Seite: 138

Bunte Beete Salat
Seite: 70

Kalorien	Eiweiß	Kohlenhydrate	Fett
530 kcal	23 g	9 g	40 g
155 kcal	2 g	7 g	13 g

GESAMTWERT:	1265 kcal	56 g	71 g	78 g

WOCHE 2 • TAG 5

FRÜHSTÜCK

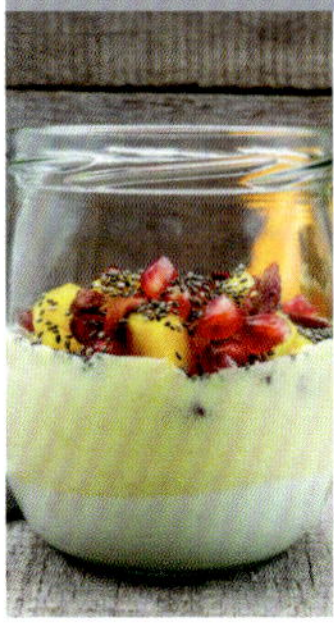

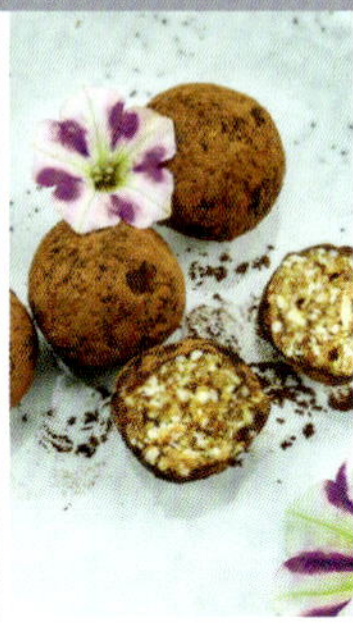

Kaki-Joghurt
Seite: 56

2 Schoko-Balls
Seite: 192

Kalorien	Eiweiß	Kohlenhydrate	Fett
192 kcal	9 g	26 g	5 g
152 kcal	4 g	12 g	10 g

MITTAG

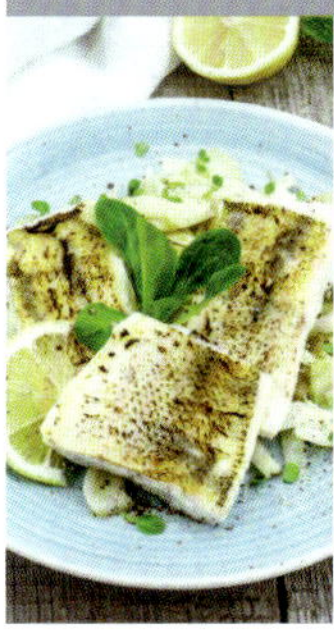

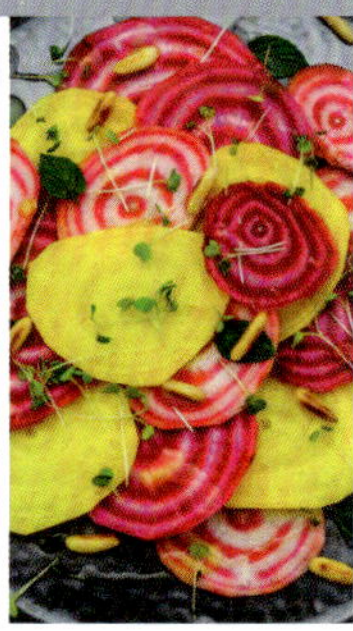

Zanderfilet auf Fenchel
Seite: 172

Bunte Beete Salat
Seite: 70

Kalorien	Eiweiß	Kohlenhydrate	Fett
262 kcal	16 g	10 g	15 g
155 kcal	2 g	7 g	13 g

ABENDESSEN

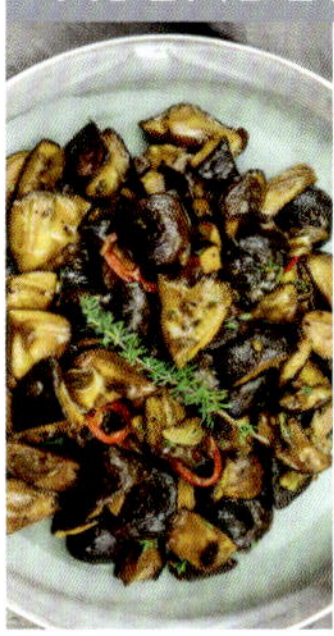

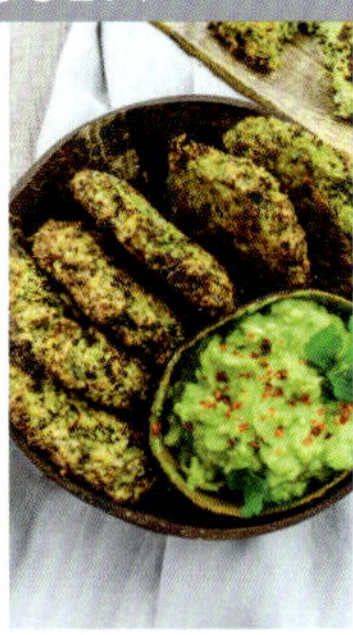

Pilzpfanne
Seite: 76

Brokkoli-Bratlinge
Seite: 86

Kalorien	Eiweiß	Kohlenhydrate	Fett
175 kcal	14 g	5 g	10 g
358 kcal	21 g	9 g	26 g

GESAMTWERT:	1294 kcal	66 g	69 g	79 g

TAG 6

FRÜHSTÜCK

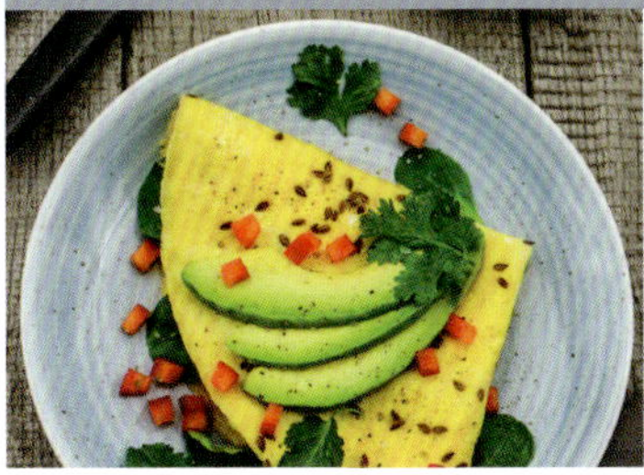

Omelett mit Leinsamen und Feldsalat
Seite: 134

Kalorien	Eiweiß	Kohlenhydrate	Fett
398 kcal	17 g	5 g	35 g

MITTAG

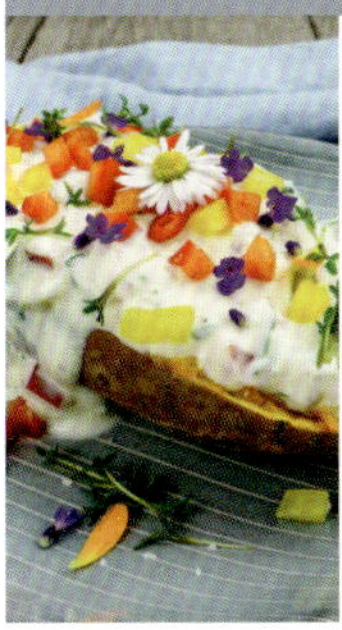

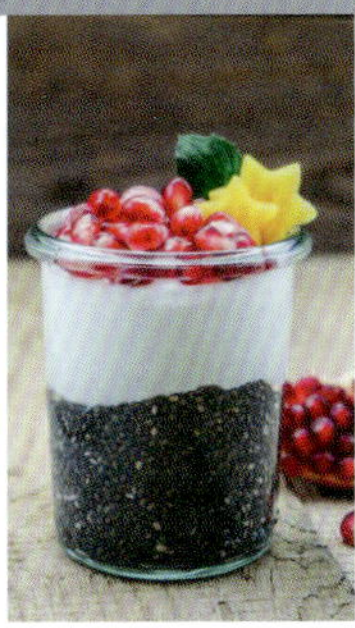

Gefüllte Süßkartoffel
Seite: 94

Chia-Joghurt
Seite: 22

Kalorien	Eiweiß	Kohlenhydrate	Fett
234 kcal	8 g	29 g	8 g
127 kcal	6 g	8 g	6 g

ABENDESSEN

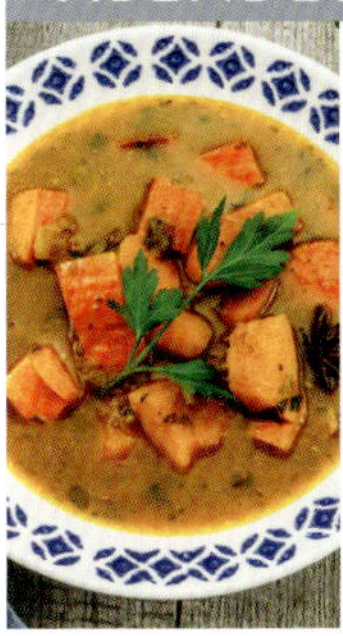

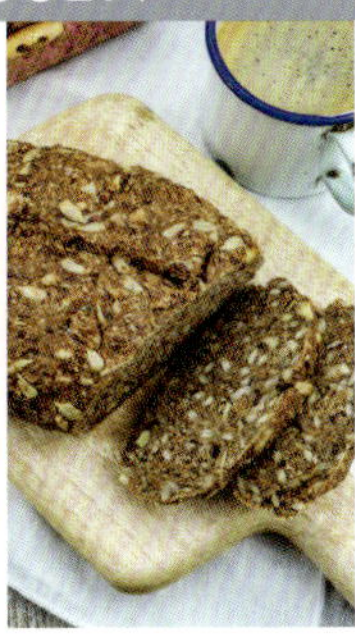

Kürbis-Gulasch
Seite: 100

Körniges Brot 2 Scheiben
Seite: 180

Kalorien	Eiweiß	Kohlenhydrate	Fett
161 kcal	3 g	18 g	6 g
354 kcal	16 g	6 g	26 g

GESAMTWERT:	**1274 kcal**	**50 g**	**66 g**	**81 g**

WOCHE 2 • TAG 7

FRÜHSTÜCK

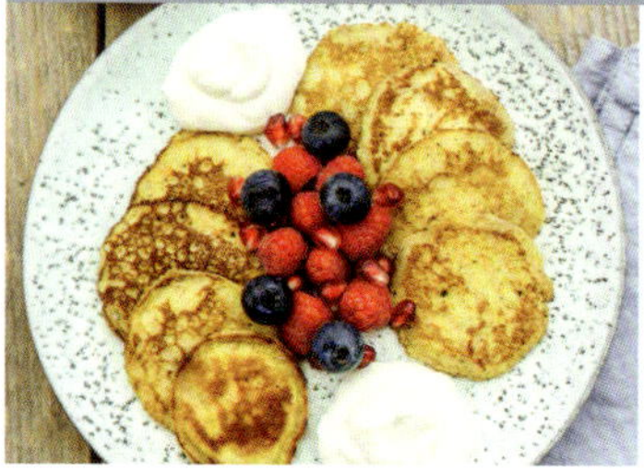

Low Carb Pancakes
Seite: 32

Kalorien	Eiweiß	Kohlenhydrate	Fett
556 kcal	19 g	14 g	42 g

MITTAG

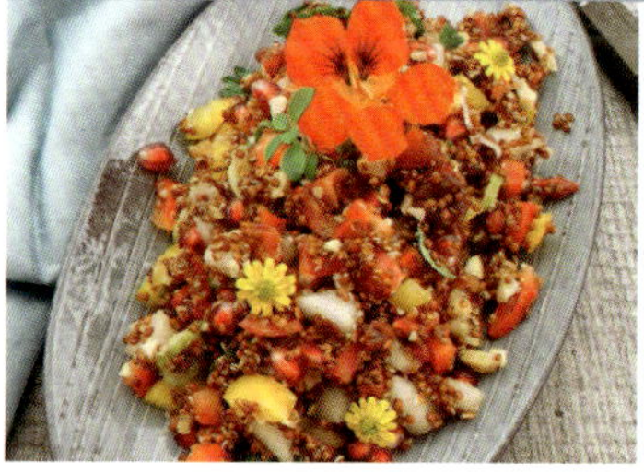

Roter Quinoa-Salat mit Birne und Paprika
Seite: 90

Kalorien	Eiweiß	Kohlenhydrate	Fett
343 kcal	8 g	36 g	17 g

ABENDESSEN

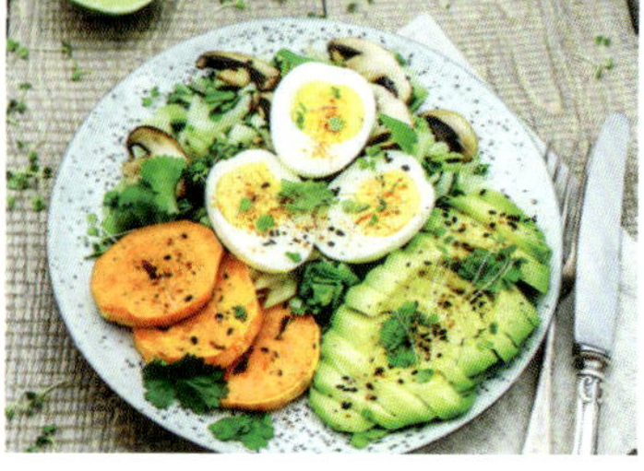

Ei mit gebackener Süßkartoffel
Seite: 126

Kalorien	Eiweiß	Kohlenhydrate	Fett
436 kcal	20 g	19 g	30 g

GESAMTWERT:	**1335 kcal**	**47 g**	**69 g**	**89 g**

Es sind nicht die äußeren
Umstände, die das Leben
verändern, sondern die inneren
Veränderungen, die sich
im Leben äußern.

WILMA THOMALLA

WOCHE 3 • TAG 1

FRÜHSTÜCK

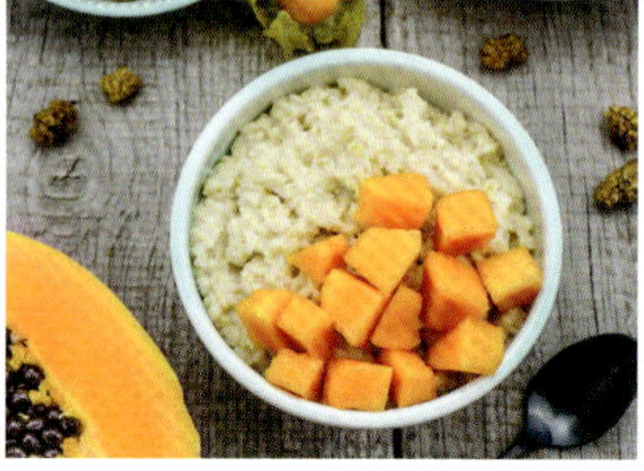

Overnight-Oats mit Papaya
Seite: 44

Kalorien	Eiweiß	Kohlenhydrate	Fett
231 kcal	8 g	35 g	6 g

MITTAG

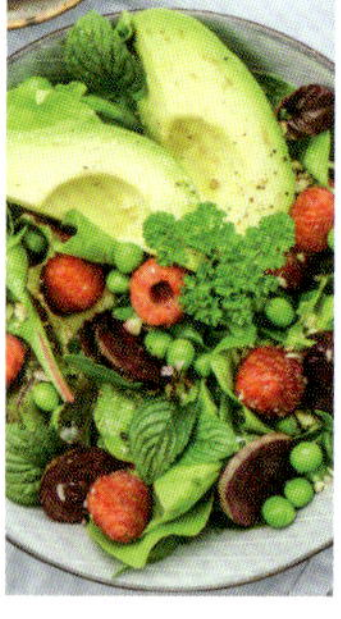

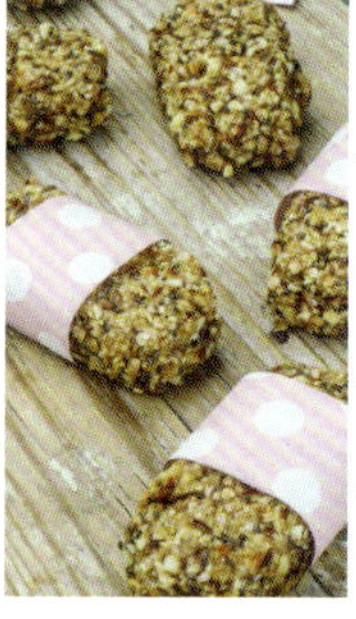

Grüner Vital Salat
Seite: 96

1 Power-Riegel
Seite: 194

Kalorien	Eiweiß	Kohlenhydrate	Fett
357 kcal	10 g	14 g	27 g
220 kcal	6 g	18 g	13 g

ABENDESSEN

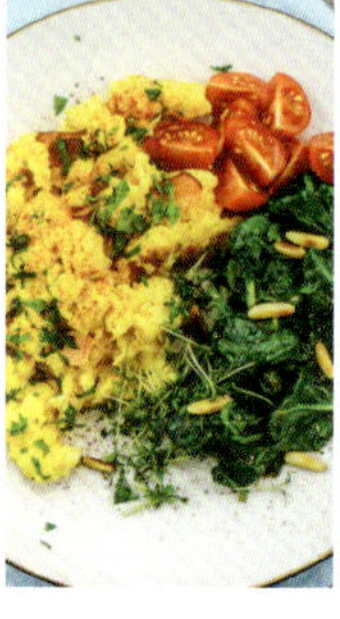

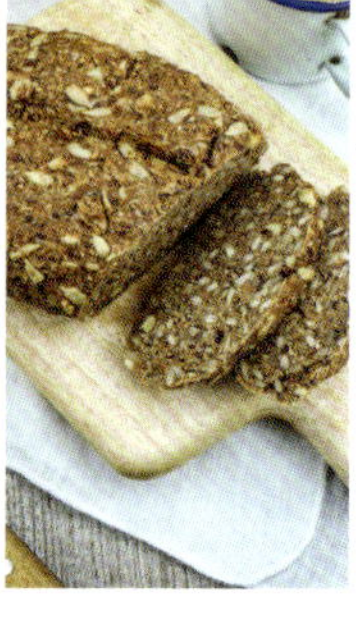

Rührei mit Spinat
Seite: 130

Körniges Brot 1 Scheibe
Seite: 180

Kalorien	Eiweiß	Kohlenhydrate	Fett
374 kcal	29 g	6 g	26 g
177 kcal	8 g	3 g	13 g

GESAMTWERT:	1359 kcal	61 g	76 g	85 g

TAG 2

FRÜHSTÜCK

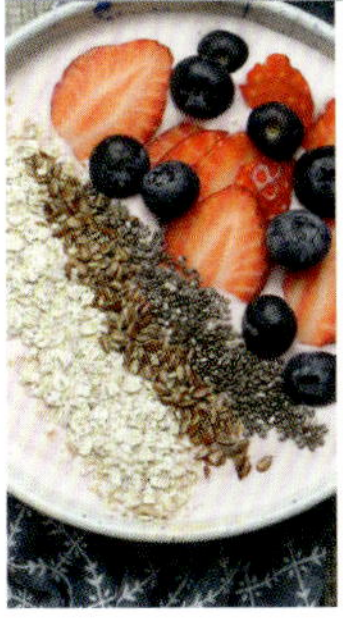

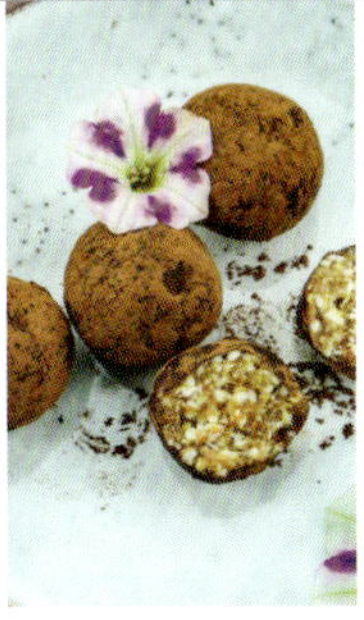

	Erdbeer-Quark Seite: 50	1 Schoko-Ball Seite: 192	
Kalorien	Eiweiß	Kohlenhydrate	Fett
425 kcal	23 g	23 g	26 g
76 kcal	2 g	6 g	5 g

MITTAG

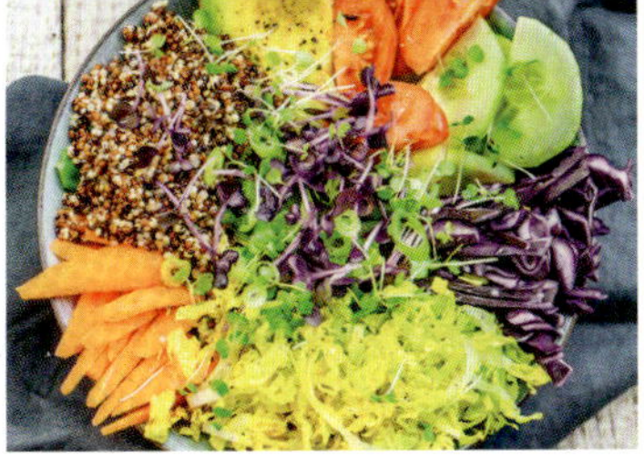

Gemüse-Bowl mit Quinoa
Seite: 118

Kalorien	Eiweiß	Kohlenhydrate	Fett
382 kcal	10 g	39 g	19 g

ABENDESSEN

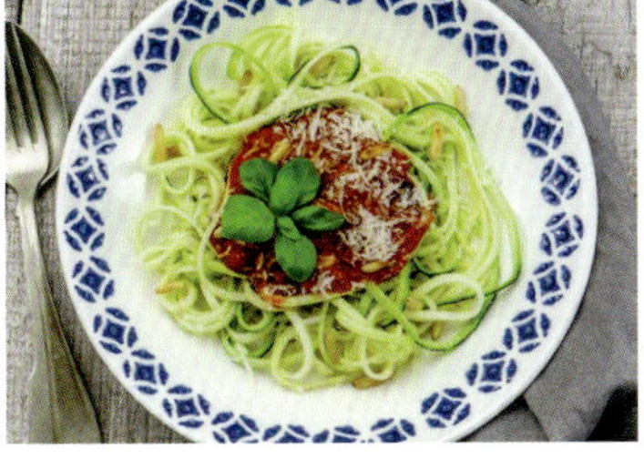

Zucchinispaghetti mit Tomatensauce
Seite: 72

Kalorien	Eiweiß	Kohlenhydrate	Fett
349 kcal	13 g	11 g	28 g

GESAMTWERT:	1232 kcal	48 g	79 g	78 g

WOCHE 3 • TAG 3

FRÜHSTÜCK

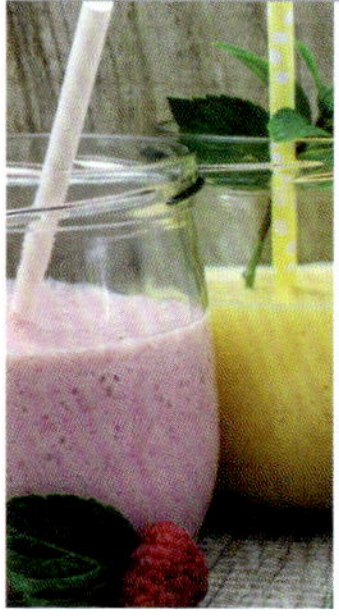

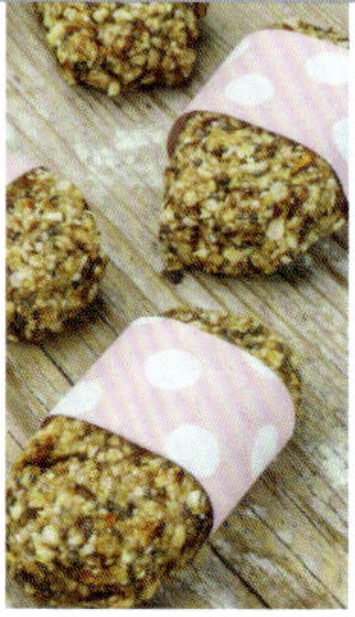

	Erdbeer Shake Seite: 26		1 Power-Riegel Seite: 194	
	Kalorien	Eiweiß	Kohlenhydrate	Fett
Erdbeer Shake	88 kcal	5 g	10 g	3 g
1 Power-Riegel	220 kcal	6 g	18 g	13 g

MITTAG

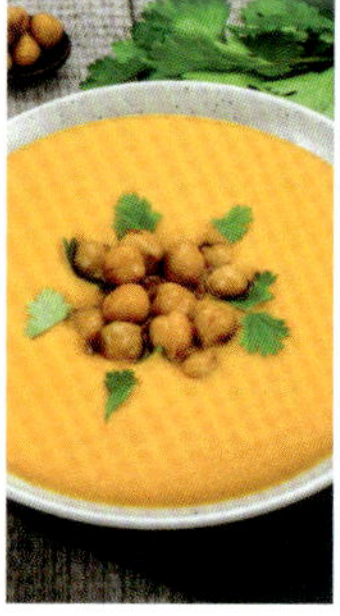

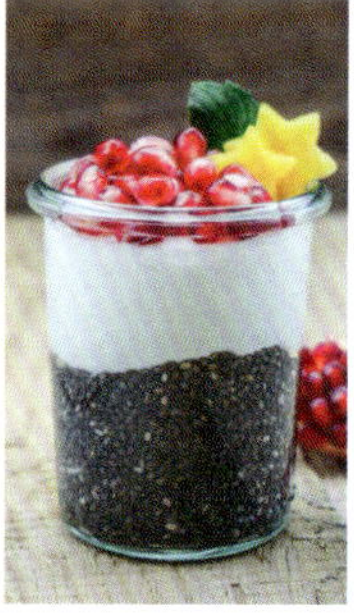

	Kürbissuppe Seite: 110		Chia-Joghurt Seite: 22	
	Kalorien	Eiweiß	Kohlenhydrate	Fett
Kürbissuppe	469 kcal	8 g	36 g	31 g
Chia-Joghurt	127 kcal	6 g	8 g	6 g

ABENDESSEN

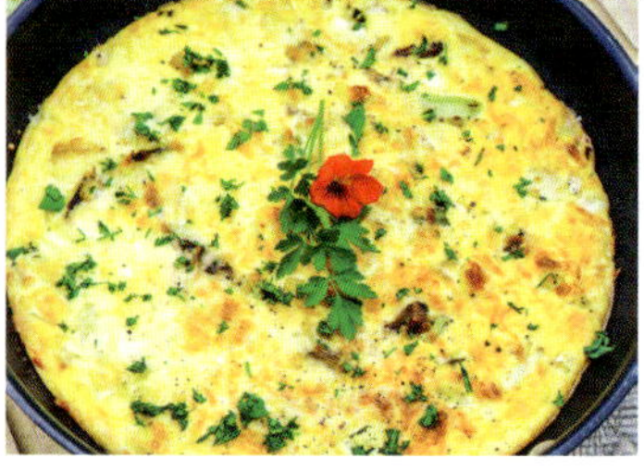

Frittata
Seite: 128

Kalorien	Eiweiß	Kohlenhydrate	Fett
422 kcal	26 g	7 g	32 g

GESAMTWERT:	1326 kcal	51 g	79 g	85 g

TAG 4

FRÜHSTÜCK

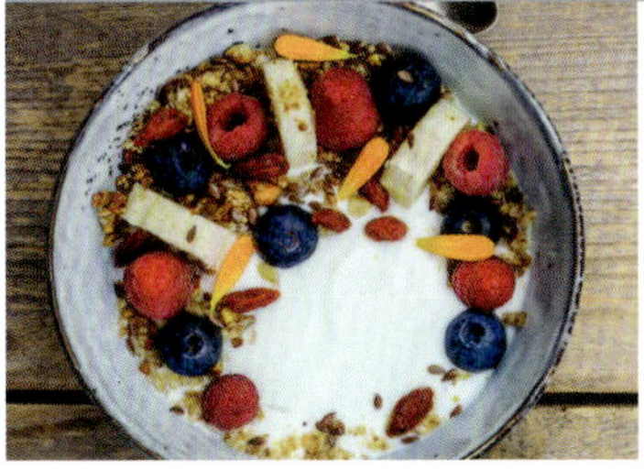

Müsli mit Joghurt und Früchten
Seite: 24

Kalorien	Eiweiß	Kohlenhydrate	Fett
145 kcal	7 g	12 g	7 g

MITTAG

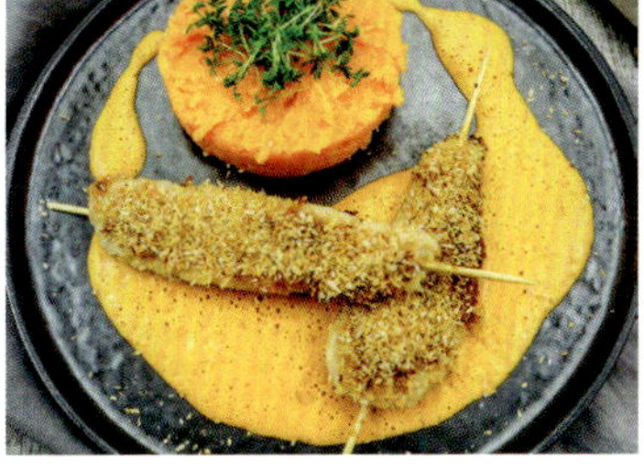

Hähnchen im Kokosmantel
Seite: 158

Kalorien	Eiweiß	Kohlenhydrate	Fett
874 kcal	48 g	34 g	60 g

ABENDESSEN

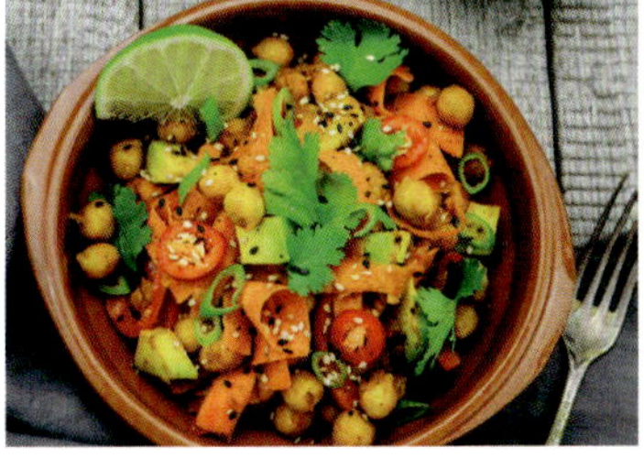

Orientalischer Kichererbsensalat
Seite: 84

Kalorien	Eiweiß	Kohlenhydrate	Fett
298 kcal	9 g	22 g	18 g

GESAMTWERT:	**1317 kcal**	**64 g**	**68 g**	**85 g**

WOCHE 3 • TAG 5

FRÜHSTÜCK

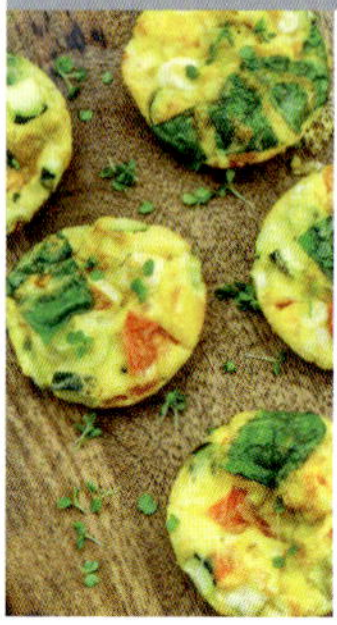

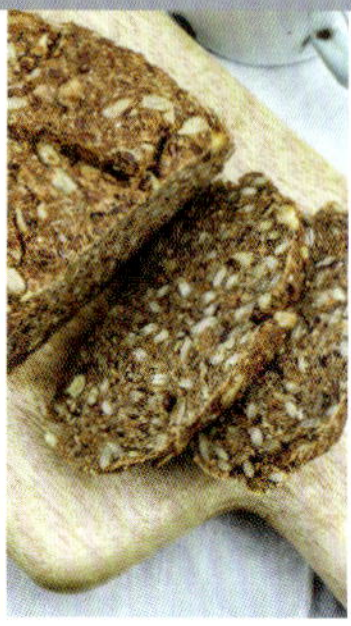

Ei-Muffins Seite: 132		Körniges Brot 1 Scheibe Seite: 180	
Kalorien	Eiweiß	Kohlenhydrate	Fett
216 kcal	16 g	2 g	17 g
177 kcal	8 g	3 g	13 g

MITTAG

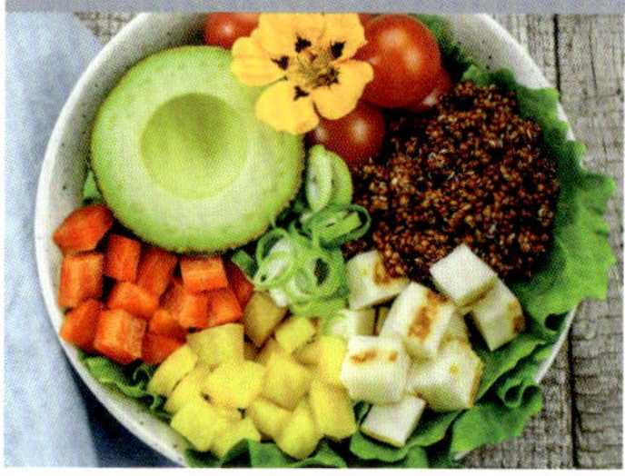

Lunch Bowl mit Halloumi und Quinoa
Seite: 112

Kalorien	Eiweiß	Kohlenhydrate	Fett
632 kcal	23 g	43 g	39 g

ABENDESSEN

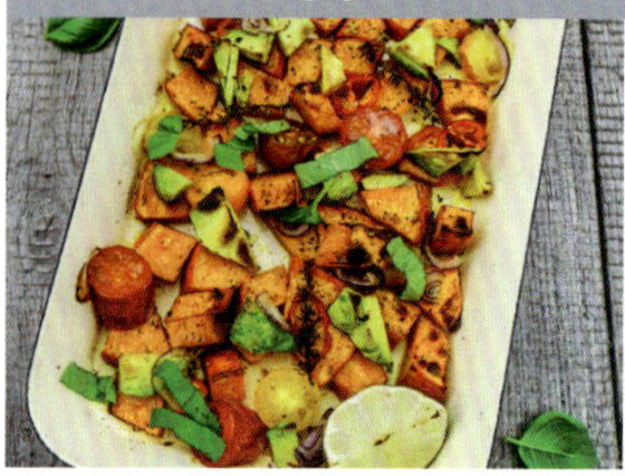

Gratinierter Kürbis mit Avocado
Seite: 74

Kalorien	Eiweiß	Kohlenhydrate	Fett
362 kcal	5 g	30 g	23 g

GESAMTWERT:	1387 kcal	52 g	78 g	92 g

TAG 6

FRÜHSTÜCK

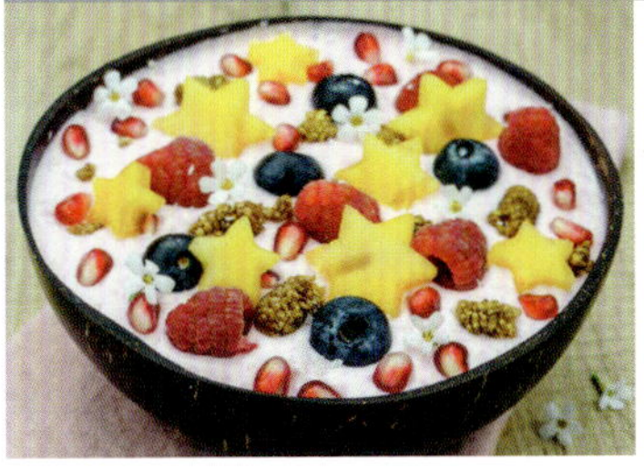

Himbeer-Quark mit Früchten
Seite: 54

Kalorien	Eiweiß	Kohlenhydrate	Fett
231 kcal	11 g	17 g	12 g

MITTAG

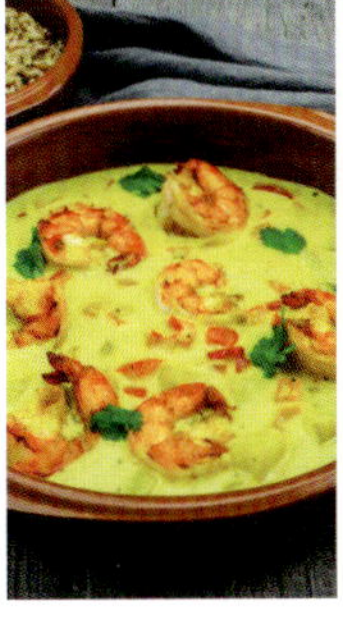

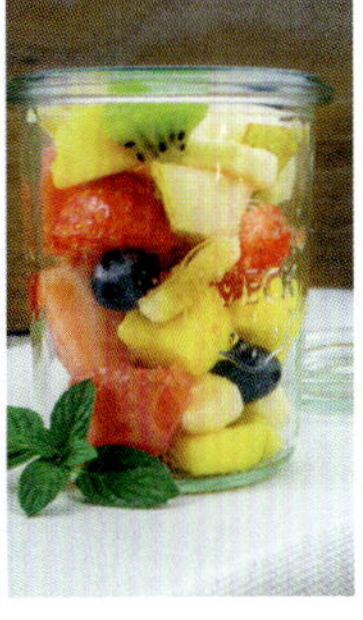

Garnelen-Curry-Pfanne
Seite: 174

Kleiner Obstsalat
Seite: 64

	Kalorien	Eiweiß	Kohlenhydrate	Fett
Garnelen-Curry-Pfanne	548 kcal	25 g	42 g	29 g
Kleiner Obstsalat	64 kcal	1 g	13 g	0 g

ABENDESSEN

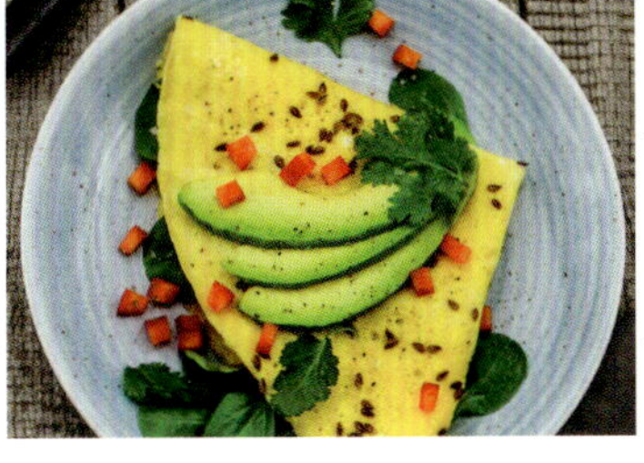

Omelett mit Leinsamen und Feldsalat
Seite: 134

Kalorien	Eiweiß	Kohlenhydrate	Fett
398 kcal	17 g	5 g	35 g

GESAMTWERT:	1241 kcal	54 g	77 g	76 g

WOCHE 3 • TAG 7

FRÜHSTÜCK

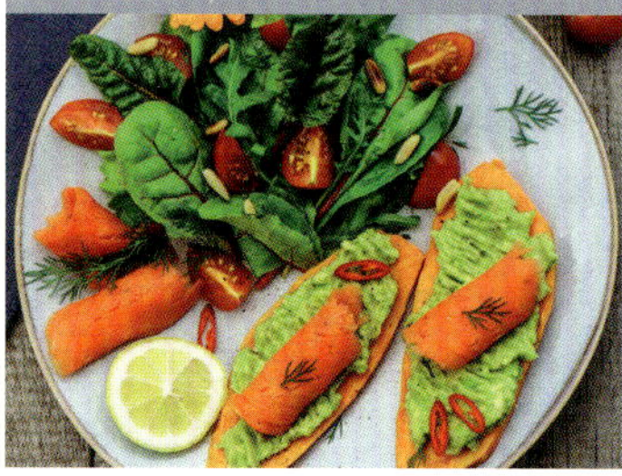

Räucherlachs mit Süßkartoffel
Seite: 168

Kalorien	Eiweiß	Kohlenhydrate	Fett
614 kcal	36 g	26 g	39 g

MITTAG

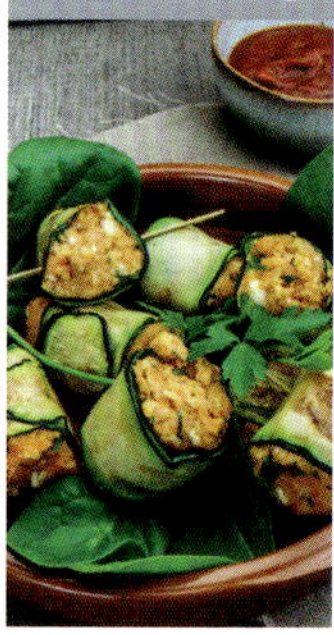

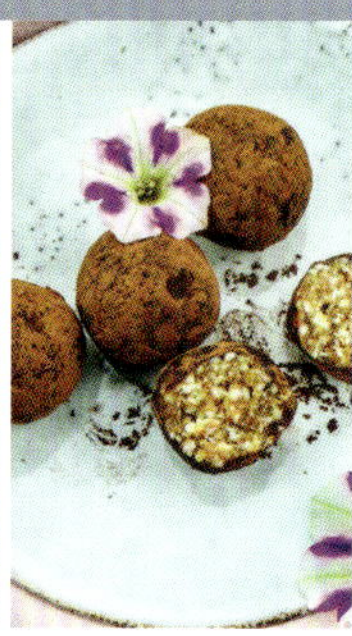

Gefüllte Zucchini-Röllchen
Seite: 122

2 Schoko-Balls
Seite: 192

Kalorien	Eiweiß	Kohlenhydrate	Fett
302 kcal	13 g	31 g	13 g
152 kcal	4 g	12 g	10 g

ABENDESSEN

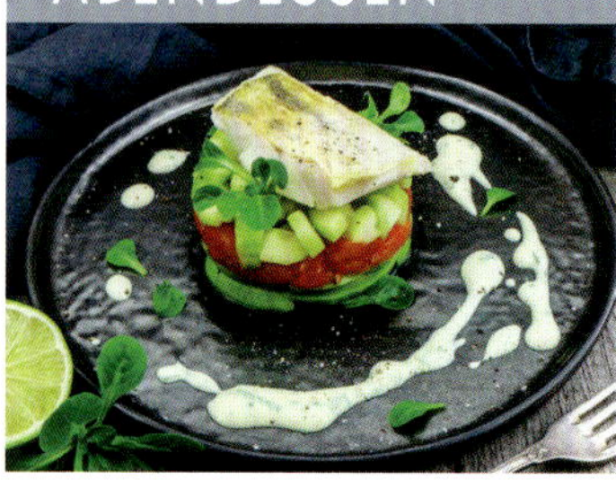

Zanderfilet auf Gemüse
Seite: 176

Kalorien	Eiweiß	Kohlenhydrate	Fett
198 kcal	13 g	9 g	12 g

GESAMTWERT:	1266 kcal	66 g	78 g	74 g

Unser Schicksal hängt
nicht von den Sternen ab,
sondern von unserem Handeln.

WILLIAM SHAKESPEARE

WOCHE 4 • TAG 1

FRÜHSTÜCK

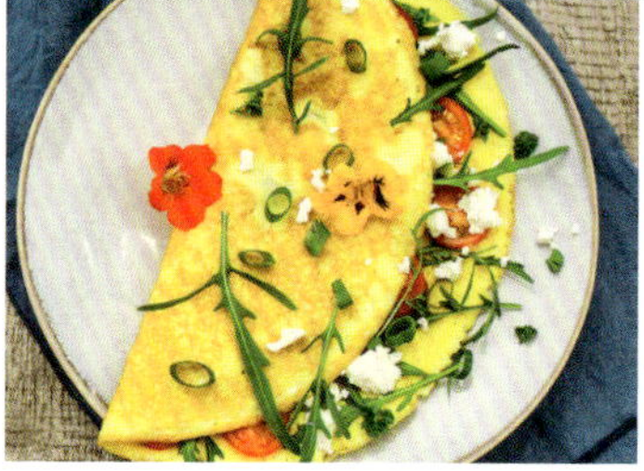

Omelett mit Feta, Tomaten und Frühlingszwiebeln

Seite: 140

Kalorien	Eiweiß	Kohlenhydrate	Fett
483 kcal	21 g	7 g	41 g

MITTAG

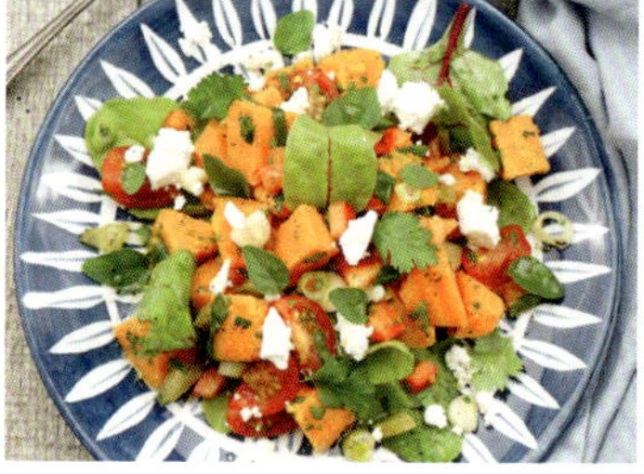

Süßkartoffelsalat mit Mangold

Seite: 82

Kalorien	Eiweiß	Kohlenhydrate	Fett
390 kcal	7 g	36 g	22 g

ABENDESSEN

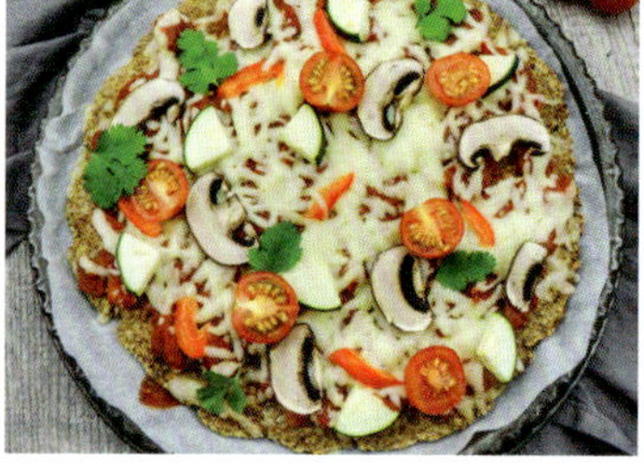

Blumenkohl-Pizza mit Champignons

Seite: 92

Kalorien	Eiweiß	Kohlenhydrate	Fett
403 kcal	18 g	25 g	25 g

GESAMTWERT:	**1276 kcal**	**46 g**	**68 g**	**88 g**

TAG 2

FRÜHSTÜCK

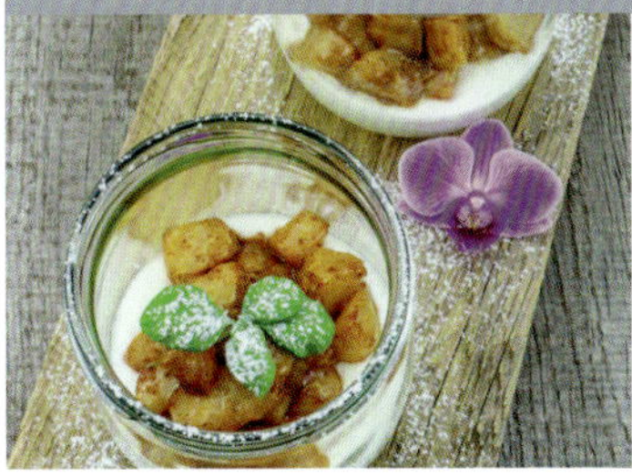

Birne auf Quark
Seite: 62

Kalorien	Eiweiß	Kohlenhydrate	Fett
268 kcal	8 g	18 g	18 g

MITTAG

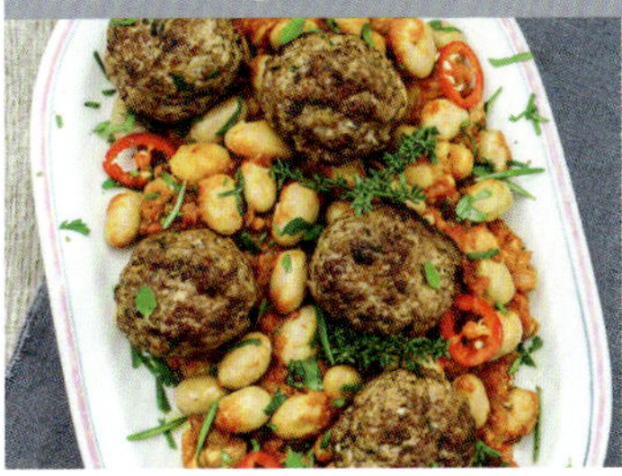

Hackbällchen mit Bohnen in Tomatensauce
Seite: 150

Kalorien	Eiweiß	Kohlenhydrate	Fett
604 kcal	45 g	22 g	35 g

ABENDESSEN

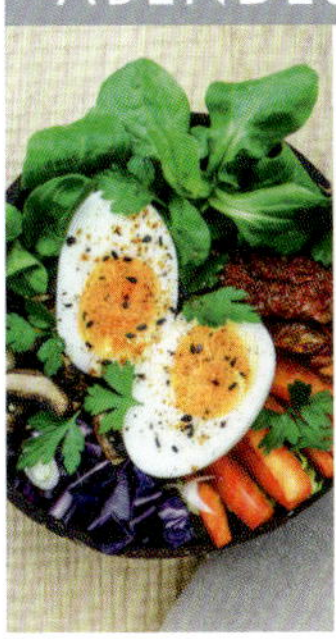

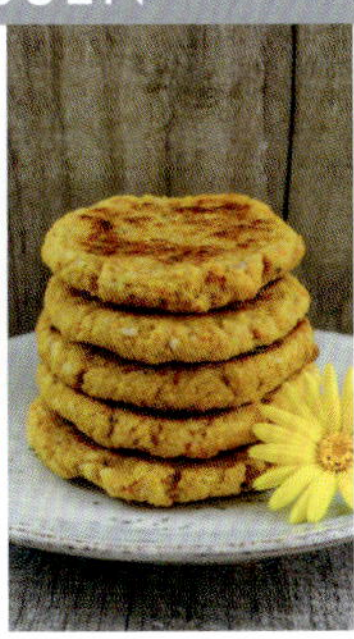

Buddha-Bowl mit Ei
Seite: 136

Süßkartoffel-Patties
Seite: 98

	Kalorien	Eiweiß	Kohlenhydrate	Fett
Buddha-Bowl mit Ei	239 kcal	12 g	8 g	16 g
Süßkartoffel-Patties	268 kcal	8 g	25 g	14 g

GESAMTWERT:	1379 kcal	73 g	73 g	83 g

WOCHE 4 • TAG 3

FRÜHSTÜCK

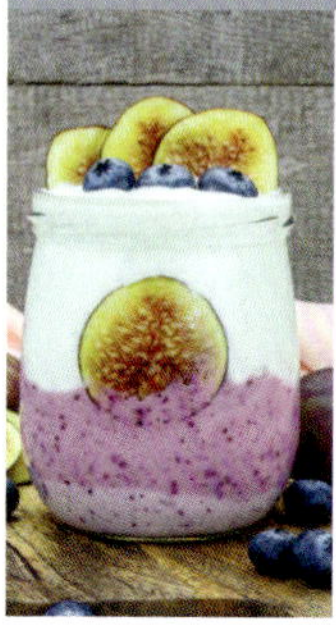

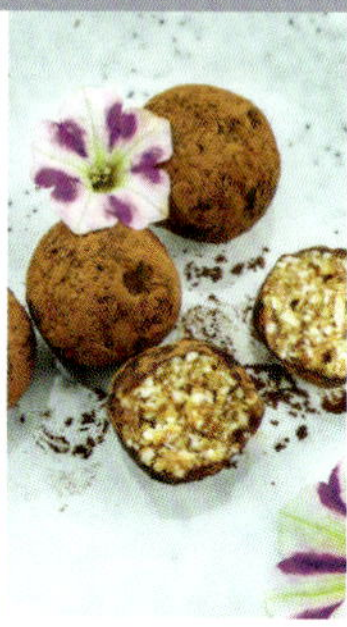

	Kalorien	Eiweiß	Kohlenhydrate	Fett
Joghurt mit Heidelbeeren (Seite: 40)	209 kcal	10 g	18 g	10 g
2 Schoko-Balls (Seite: 192)	152 kcal	4 g	12 g	10 g

MITTAG

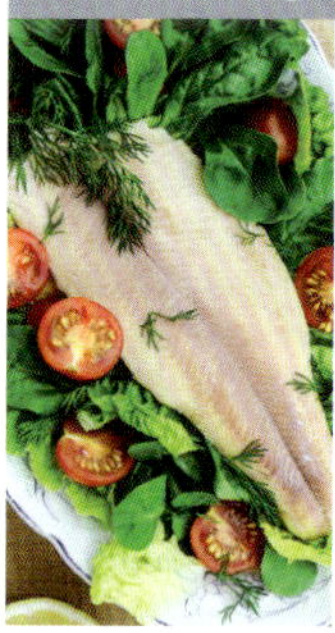

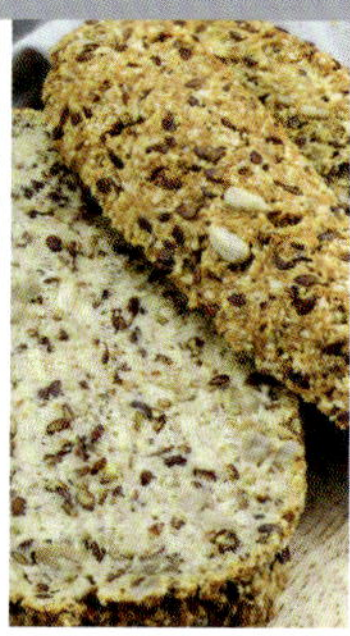

	Kalorien	Eiweiß	Kohlenhydrate	Fett
Räucherforelle auf Salat (Seite: 164)	135 kcal	17 g	11 g	3 g
½ Low Carb Baguette (Seite: 182)	486 kcal	20 g	10 g	38 g

ABENDESSEN

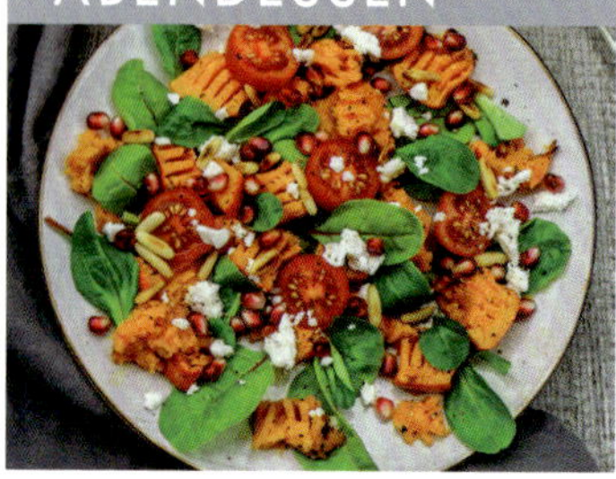

	Kalorien	Eiweiß	Kohlenhydrate	Fett
Kürbissalat mit Feta und Granatapfelkernen (Seite: 120)	308 kcal	9 g	17 g	22 g

GESAMTWERT:	**1290 kcal**	**60 g**	**68 g**	**83 g**

TAG 4

FRÜHSTÜCK

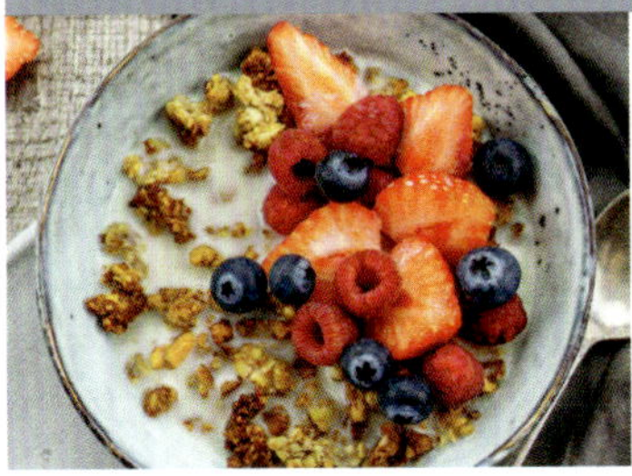

Müsli mit Beeren und Milch
Seite: 52

Kalorien	Eiweiß	Kohlenhydrate	Fett
374 kcal	15 g	21 g	25 g

MITTAG

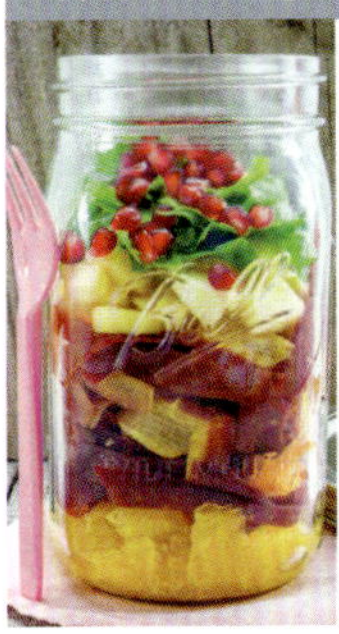

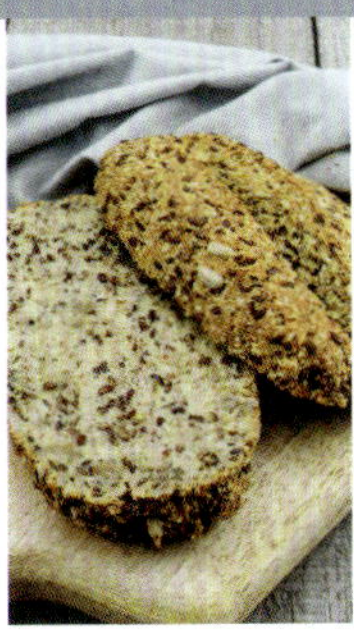

Möhren-Orangen-Salat
Seite: 104

½ Low Carb Baguette
Seite: 182

Kalorien	Eiweiß	Kohlenhydrate	Fett
216 kcal	2 g	26 g	10 g
486 kcal	20 g	10 g	38 g

ABENDESSEN

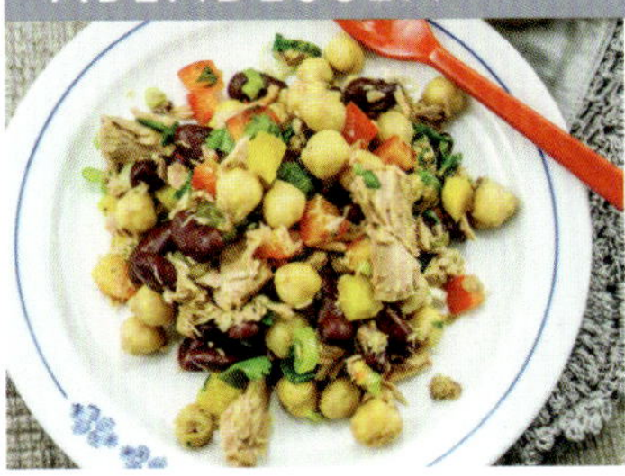

Thunfisch-Salat mit Kidneybohnen und Kichererbsen
Seite: 170

Kalorien	Eiweiß	Kohlenhydrate	Fett
206 kcal	18 g	9 g	10 g

GESAMTWERT:	1282 kcal	55 g	66 g	83 g

WOCHE 4 • TAG 5

FRÜHSTÜCK

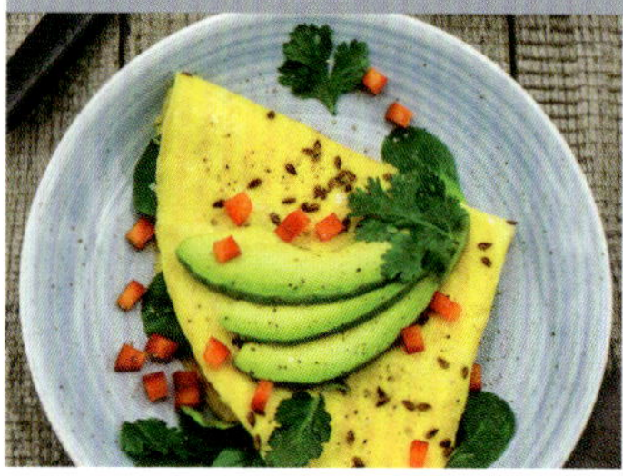

Omelett mit Leinsamen und Feldsalat
Seite: 134

Kalorien	Eiweiß	Kohlenhydrate	Fett
398 kcal	17 g	5 g	35 g

MITTAG

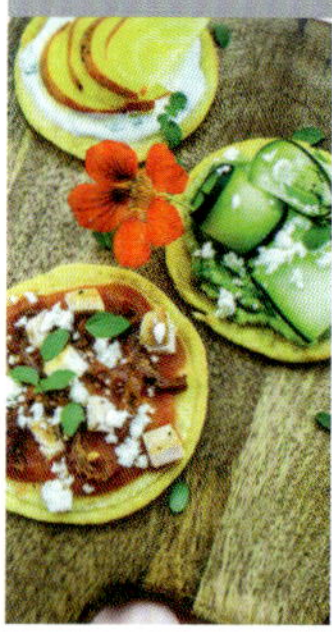

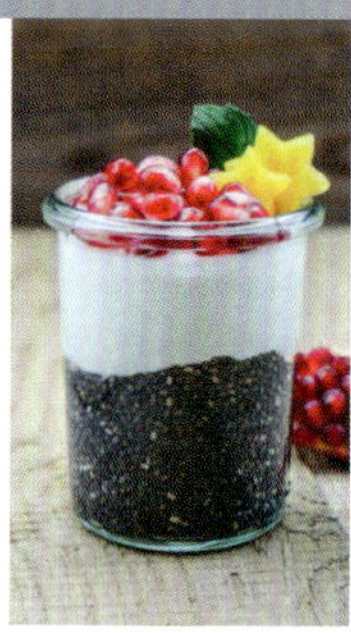

Mini-Socca
Seite: 106

Chia-Joghurt
Seite: 22

Kalorien	Eiweiß	Kohlenhydrate	Fett
289 kcal	17 g	26 g	11 g
127 kcal	6 g	8 g	6 g

ABENDESSEN

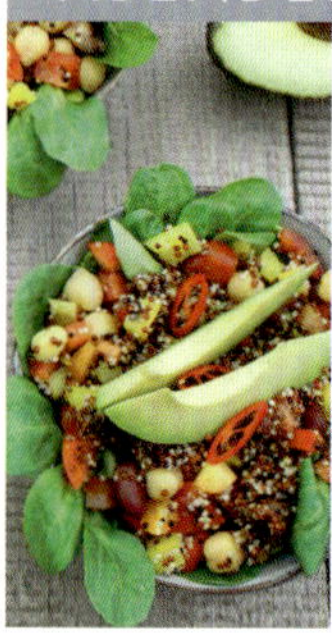

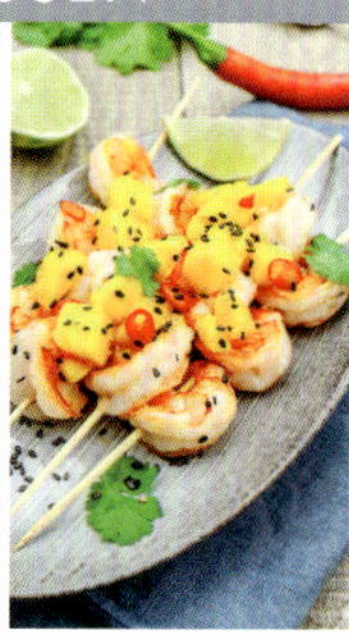

Mex. Quinoasalat
Seite: 68

Garnelenspieße
Seite: 166

Kalorien	Eiweiß	Kohlenhydrate	Fett
272 kcal	8 g	31 g	12 g
191 kcal	13 g	5 g	12 g

GESAMTWERT:	1277 kcal	61 g	75 g	76 g

TAG 6

FRÜHSTÜCK

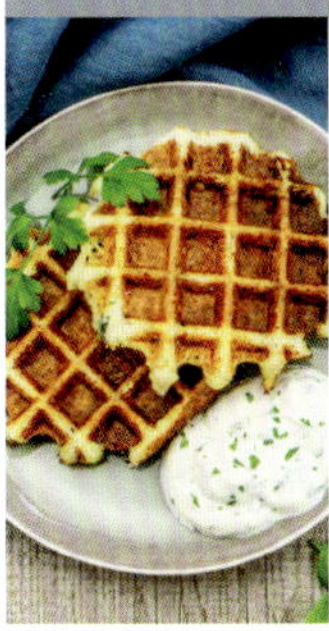
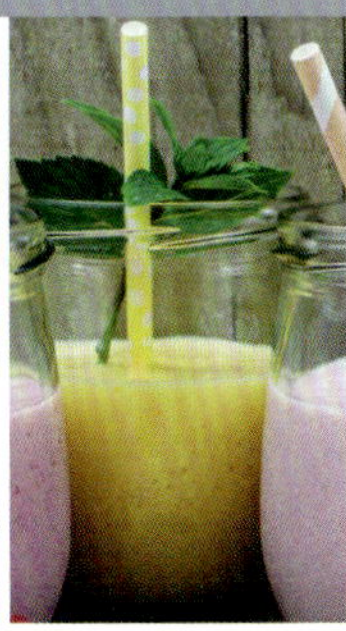

	Kalorien	Eiweiß	Kohlenhydrate	Fett
Herzafte Waffeln (Seite: 36)	299 kcal	20 g	8 g	19 g
Mango-Papaya-Shake (Seite: 26)	103 kcal	5 g	13 g	3 g

MITTAG

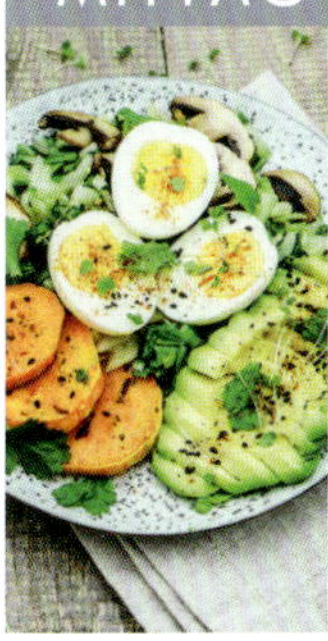
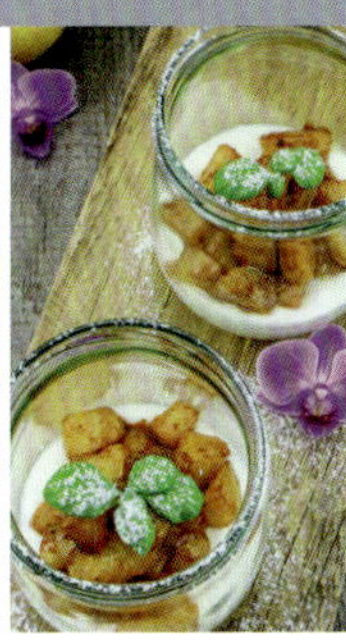

	Kalorien	Eiweiß	Kohlenhydrate	Fett
Ei mit Süßkartoffel (Seite: 126)	436 kcal	20 g	19 g	30 g
Birne auf Quark (Seite: 62)	268 kcal	8 g	18 g	18 g

ABENDESSEN

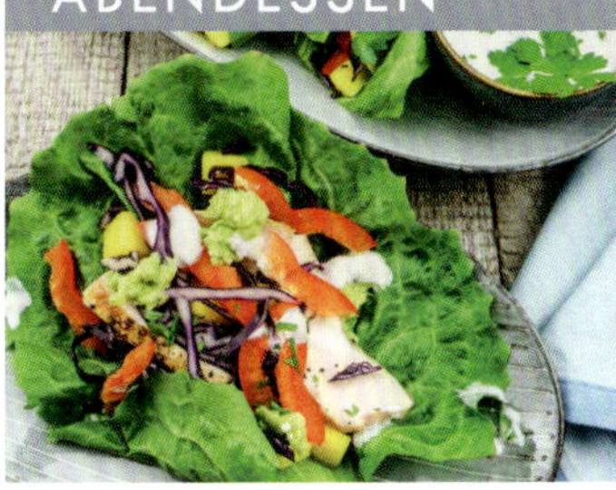

	Kalorien	Eiweiß	Kohlenhydrate	Fett
Hähnchen-Salat-Wraps (Seite: 156)	282 kcal	25 g	10 g	15 g

GESAMTWERT:	**1388 kcal**	**78 g**	**68 g**	**85 g**

WOCHE 4 • TAG 7

FRÜHSTÜCK

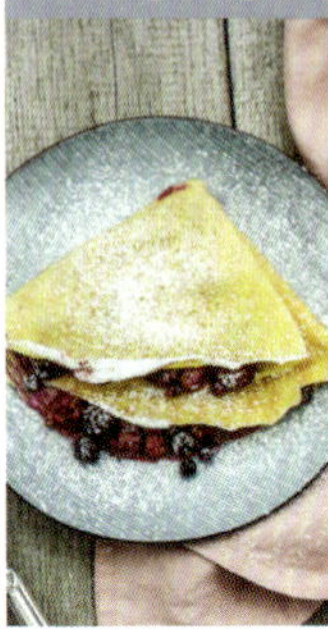

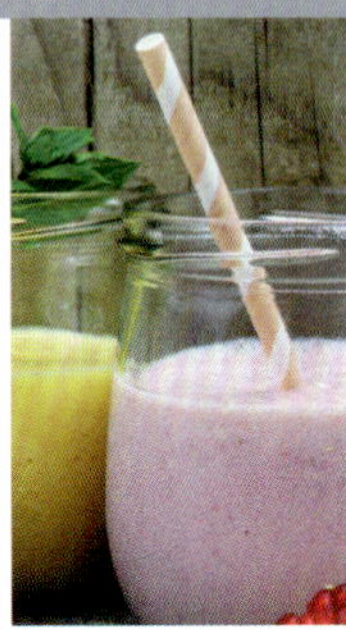

Low Carb Pfannkuchen
Seite: 48

Himbeer-Bananen-Shake
Seite: 26

Kalorien	Eiweiß	Kohlenhydrate	Fett
144 kcal	8 g	15 g	5 g
119 kcal	6 g	16 g	3 g

MITTAG

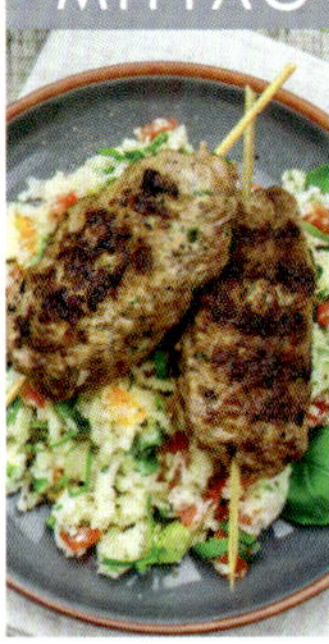

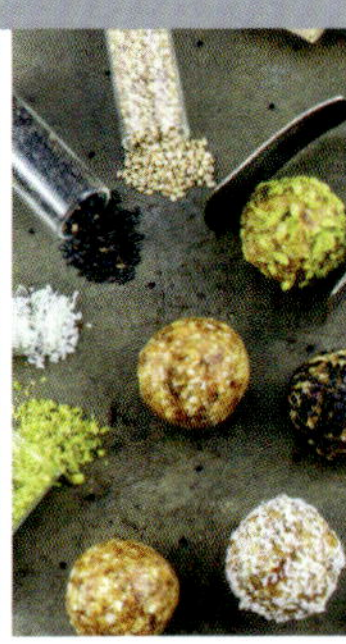

Blumenkohl-Taboulé
Seite: 146

2 Energie-Balls
Seite: 186

Kalorien	Eiweiß	Kohlenhydrate	Fett
638 kcal	37 g	4 g	51 g
182 kcal	4 g	14 g	12 g

ABENDESSEN

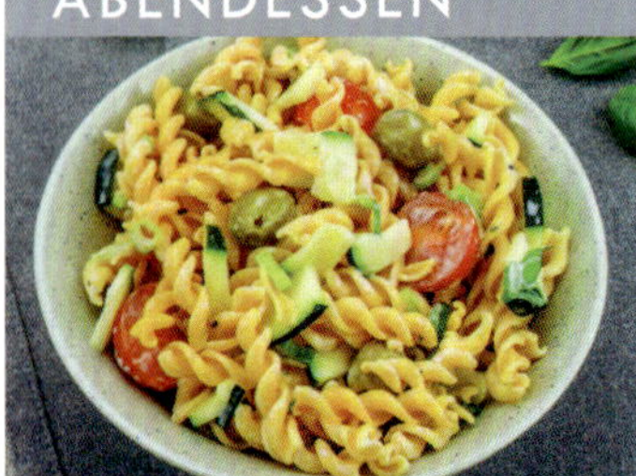

Nudelsalat mediterraner Art
Seite: 102

Kalorien	Eiweiß	Kohlenhydrate	Fett
170 kcal	9 g	22 g	5 g

GESAMTWERT:	1253 kcal	64 g	71 g	76 g

Du musst bereit sein,
die Dinge zu tun,
die andere niemals tun werden,
um Dinge zu haben,
die andere niemals haben werden.

LES BROWN

WIE BERECHNE ICH MEINEN KALORIENBEDARF?

Eine Kilokalorie entspricht 1000 Kalorien
1000 Kalorien (cal) = 1 Kilokalorie (kcal)

Joule oder Kilojoule sind die "neuere" Form der Energienangabe.
1000 Joule (J) = 1 Kilojule (KJ)

Dein Kalorienbedarf setzt sich aus dem Grundumsatz und dem Leistungsumsatz zusammen.

GRUNDUMSATZ

Der Grundumsatz ist die Energiemenge, die dein Körper im absoluten Ruhezustand benötigt, um die lebensnotwendigen Körperfunktionen aufrecht zu erhalten. Männer haben i.d.R. mehr Muskelmasse als Frauen, daher haben sie auch einen höheren Grundumsatz.

„Gesundheit ist nicht alles, aber ohne Gesundheit ist alles nichts."

Arthur Schopenhauer

EINFACHE BESTIMMUNG DES GRUNDUMSATZES

Grundumsatz eines Mannes = 1 x (Gewicht in kg) x 24

Grundumsatz einer Frau = 0,9 x (Gewicht in kg) x 24

Beispiel:

GRUNDUMSATZ MANN, 80 KG

1 x 80 kg x 24 = 1.920 kcal

GRUNDUMSATZ FRAU, 70 KG

0,9 x 70 kg x 24 = 1.512 kcal

(Sportler erhöhen den Faktor um 0,1 Punkte, wegen potentieller größerer Muskelmasse)

Die einfache Berechnung des Grundumsatzes berücksichtigt nicht die Körpergröße und das Alter. Für eine genauere Berechnung des Grundumsatzes ist daher die Benutzung der Formel nach Harris Benedict zu empfehlen.

GRUNDUMSATZ BERECHNEN NACH DER HARRIS-BENEDICT-FORMEL

Männer Grundumsatz (kcal/24 h)
66,47 + (13,7 x Körpergewicht [kg]) + (5 x Körpergrösse [cm]) - (6,8 x Alter [Jahre])

Beispiel:

GRUNDUMSATZ EINES MANNES 80 kg, 180 cm, 30 Jahre				
Grundumsatz (kcal/24 h)	66,47	+ (13,7 x 80 kg)	+ (5 x 180 cm)	- (6,8 x 30 Jahre)
Grundumsatz (kcal/24 h)	66,47	+ 1.096	+ 900	- 204
Grundumsatz (kcal/24 h)	1.859 kcal			

Frauen Grundumsatz (kcal/24 h)
655,1 + (9,6 x Körpergewicht [kg]) + (1,8 x Körpergrösse [cm]) - (4,7 x Alter [Jahre])

Beispiel:

GRUNDUMSATZ EINER FRAU 70 kg, 170 cm, 30 Jahre				
Grundumsatz (kcal/24 h)	655,1	+ (9,6 x 70 kg)	+ (1,8 x 170 cm)	- (4,7 x 30 Jahre)
Grundumsatz (kcal/24 h)	655,1	+ 672	+ 306	- 141
Grundumsatz (kcal/24 h)	1.492 kcal			

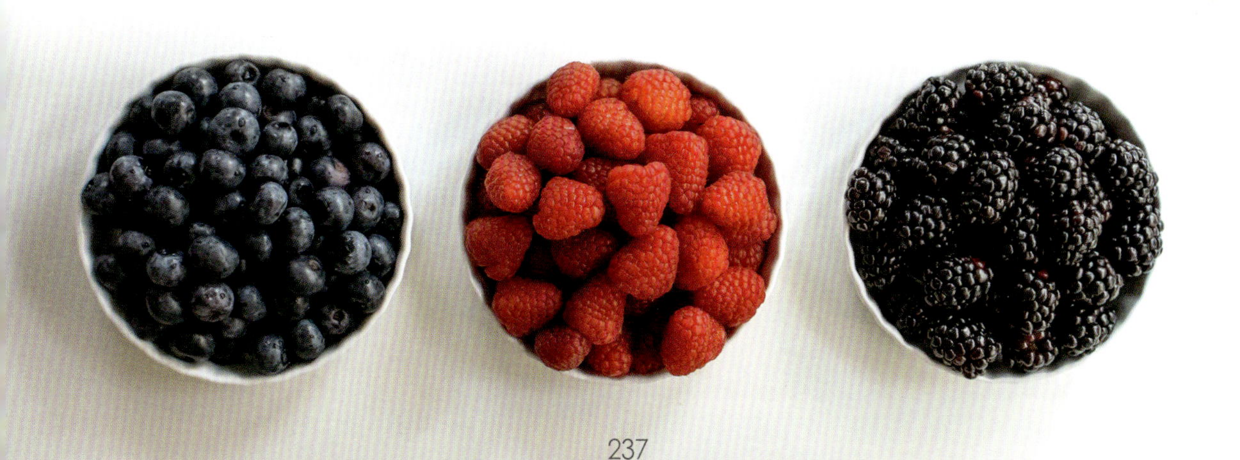

LEISTUNGSUMSATZ

Die zusätzliche Energie, die der Körper pro Tag für körperliche Aktivitäten benötigt, wird als Leistungsumsatz bezeichnet. Diese Energiemenge kann sich von Person zu Person sehr stark unterscheiden, je nachdem, was für eine Tätigkeit ausgeübt wird und wie aktiv die Person ist.

„Gesundheit kauft man nicht im Handel, denn sie liegt im Lebenswandel."

Karl Kötschau

EINFACHE BESTIMMUNG DES LEISTUNGSUMSATZES

• **sehr leichte Tätigkeit** (z.B. sitzende Tätigkeit)	+ 20 % des Grundumsatzes
• **mittlere Tätigkeit** (z.B. Hausarbeit, Montage, Garten)	+ 50 % des Grundumsatzes
• **schwere Tätigkeit** (z.B. Bauarbeiter, Möbelpacker)	+ 100 % des Grundumsatzes

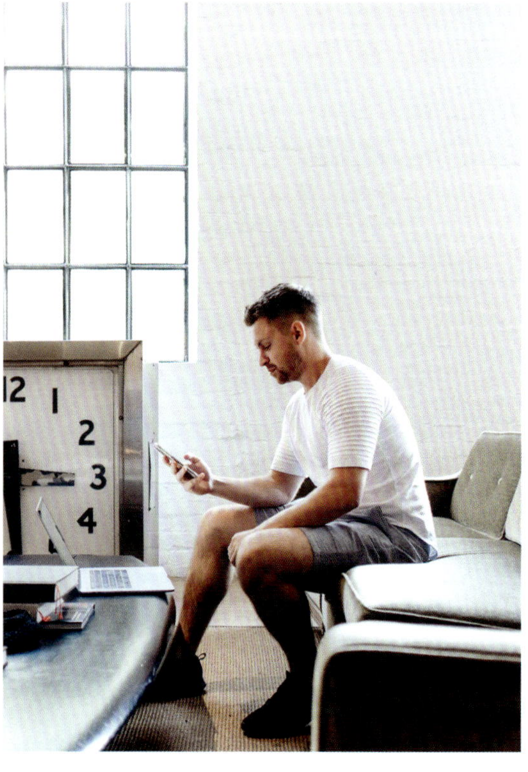

Beispiel:

MANN MIT LEICHTER TÄTIGKEIT:

1.920 kcal (Grundumsatz)
\+ 384 kcal (20 % des Grundumsatzes)

2.304 kcal Gesamtumsatz

FRAU MIT LEICHTER TÄTIGKEIT:

1.512 kcal (Grundumsatz)
\+ 302 kcal (20 % des Grundumsatzes)

1.814 kcal Gesamtumsatz

GENAUERE BESTIMMUNG DES LEISTUNGSUMSATZES

Mit Hilfe der PAL Werte lässt sich der Energiebedarf genauer ermitteln. **PAL** ist die englische Abkürzung für physical activity level und ist das Maß für die körperliche Aktivität.

Grund- und Leistungsumsatz unterliegen großen individuellen und tagesabhängigen Schwankungen. Deshalb handelt es sich bei Berechnungen des Energiebedarfs eines Menschen nur um grobe Schätzwerte.

0,95
schlafen, Nachtruhe

1,2-1,3
gebrechliche, immobile, bettlägerige Menschen (ausschließlich sitzende oder liegende Lebensweise)

1,4-1,5
Büroangestellte, Feinmechaniker (ausschließlich sitzende Tätigkeit mit wenig oder keiner anstrengenden Freizeitaktivität)

1,6-1,7
Laboranten, Studenten, Fließbandarbeiter (sitzende Tätigkeit, zeitweilig auch zusätzlicher Energieaufwand für gehende und stehende Tätigkeiten, wenig oder keine anstrengende Freizeitaktivität)

1,8-1,9
Verkäufer, Kellner, Mechaniker, Handwerker (überwiegend gehende und stehende Arbeit)

2,0-2,4
Bauarbeiter, Landwirte, Waldarbeiter, Bergarbeiter, Leistungssportler (körperlich anstrengende berufliche Arbeit oder sehr aktive Freizeittätigkeit)

!

Der PAL Wert kann sich im Laufe des Tages mehrmals verändern.

Beispiel:

BERECHUNG DES DURCHSCHNITTLICHEN PAL WERTES mit 8 Std. Schlaf, 8 Std. Bürotätigkeit (Arbeit), 8 Std. sitzende Tätigkeit, zeitweilig auch zusätzlicher Energieaufwand für gehende und stehende Tätigkeiten (Freizeit)				
Durchschnittlicher PAL Wert	((8 Std. x 0,95)	+ (8 Std. x 1,5)	+ (8 Std. x 1,6))	: 24 h
Durchschnittlicher PAL Wert	7,6	+ 12	+ 12,8	: 24 h
Durchschnittlicher PAL Wert	1,35			

BERECHNUNG GESAMTUMSATZ mit durchschnittlichem PAL Wert (Frau Grundumsatz 1.492 kcal)		
Gesamtumsatz	Grundumsatz	x Durchschnittlicher PAL Wert
Gesamtumsatz	1.492 kcal	x 1,35
Gesamtumsatz	2.014 kcal	

KALORIENVERBRAUCH

Natürlich beeinflussen auch Sport und andere Aktivitäten deinen täglichen Kalorienverbrauch. Hier findest du eine Übersicht an Sportarten und körperlichen Aktivitäten. Je höher das Gewicht ist, desto mehr Kalorien verbraucht der Körper für die Aktivität. In der Tabelle ist der Kalorienverbrauch für verschiedene Tätigkeiten aus dem Alltag und für sportliche Aktivitäten angegeben. Die Angaben sind für 15 Minuten in kcal berechnet. Tabelle herunterladen: www.lowcarbrezepte.org/4w-downloads

KALORIENVERBRAUCH AKTIVITÄTEN

	55-64 kg	65-74 kg	75-84 kg	85-94 kg	95-104 kg
Auto fahren	22	30	37	43	50
Blumen gießen	38	44	50	56	62
Betten machen	31	36	41	46	51
Bügeln	25	32	36	41	47
Fegen	50	58	66	74	82
Fernsehen	18	23	27	31	35
Klavier spielen	35	41	47	53	60
Kochen	31	38	45	52	59
Einkäufe tragen	94	112	130	148	164
Putzen	51	60	72	78	89
Rasenmähen	92	111	126	141	159
Sex	136	150	164	183	199
Shopping	51	60	71	78	90
Spielen mit Kindern	42	49	56	63	70
Staubsaugen	50	61	72	83	94
Treppensteigen	112	132	153	174	192

KALORIENVERBRAUCH SPORT

	55-64 kg	65-74 kg	75-84 kg	85-94 kg	95-104 kg
Aerobic	80	96	110	125	142
Aqua-Fitness	110	129	148	167	188
Badminton	80	94	110	123	138
Basketball	114	135	153	176	197
Beachvolleyball	106	115	124	131	140
Bowling	80	95	110	125	137
Crosstrainer	40	43	46	49	52
Fußball	114	134	154	176	195
Golf	71	83	96	109	122
Gymnastik	54	65	72	85	95
Inlineskaten	93	100	107	114	121
Jogging langsam	113	132	152	165	195
Jogging schnell	165	210	241	270	300
Mountain Biking	119	140	162	183	206
Pilates	40	43	46	49	52
Qigong	40	43	46	49	52
Radfahren 10 km/h	51	63	72	81	92
Radfahren 15 km/h	83	98	113	128	145
Schwimmen Brust	134	158	183	206	231
Schwimmen Kraul	128	152	174	199	222
Skaten	96	111	132	150	167
Ski fahren	93	100	107	114	121
Snowboarden	112	133	154	173	193
Segeln	45	56	66	76	87
Spazieren gehen	54	62	71	78	86
Spinning	140	165	191	216	242
Stepper	86	93	100	107	114
Squash	176	207	239	269	304
Tanzen	66	72	78	84	90
Tennis	90	107	124	140	156
Volleyball	42	50	56	64	72
Walken - Leicht	62	73	84	96	108
Walken - Power	80	95	111	126	139
Windsurfen	58	69	80	89	101
Yoga	52	60	71	78	90
Zumba	86	93	100	107	114

REGISTER

FRÜHSTÜCK

VEGETARISCH

VEGETARISCH

EI, OMELETT & CO.

FLEISCH

FISCH

BACKWAREN & CO.

HIER BEGINNT DEIN PLAN

HIER BEGINNT DEIN PLAN

IMPRESSUM

1. Auflage 2021

TEXT UND FOTOGRAFIE Sandra und Mirco Stupning

LEKTORAT Sandra Stupning

COVER & GESTALTUNG Ana Gudiño Aguilar

PROJEKTLEITUNG & REDAKTION Sandra und Mirco Stupning

REZEPTE Sandra und Mirco Stupning

ICONS iconfinder.com

BILDER IM TEXT istock.com, unsplash.com, pexels.com

ISBN 978-3-9822817-0-4

Die Informationen und Ratschläge in diesem Buch sind von den Autoren sorgfältig erwogen und geprüft, dennoch kann eine Garantie nicht übernommen werden. Insbesondere kann ein Abnehmerfolg mit dem Plan nicht garantiert werden, da dieser von unterschiedlichen Faktoren abhängig ist, vor allem ist die richtige Durchführung des Plans und die eigene Disziplin entscheidend.

Hinweis: Personen, die an Diabetes oder an einer Stoffwechselerkrankung erkrankt sind, oder schwanger sind, wird die Verwendung des Plans ohne vorherige Rücksprache mit ihrem Arzt nicht empfohlen. Auch zur Behandlung krankhaften Übergewichts (Adipositas) ist der Plan ohne vorherige Rücksprache mit ihrem Arzt nicht empfehlenswert.

Eine Haftung der Autoren für Personen-, Sach- und Vermögensschäden ist ausgeschlossen.